高等学校"十四五"医学规划新形态教材

(供临床、基础、预防、护理、检验、口腔、影像、药学等专业用)

医学机能学实验

(第2版)

主　编　黄德斌

副主编　刘可云　徐　露　吕慧芬　彭　璇
　　　　李春艳　万　星　胡泽华　周　静

编　委（按姓氏汉语拼音排序）

陈根林	江苏医药职业学院	陈晓丹	湖北民族大学
陈薛妃	黄冈职业技术学院	陈宗海	湖北民族大学
丁文文	荆楚理工学院	胡泽华	湖北民族大学
黄德斌	湖北民族大学	李春艳	吉首大学
李先辉	吉首大学	李玉山	湖北民族大学
李志斌	湖北民族大学	刘可云	湖北民族大学
刘　庆	湖北民族大学	吕慧芬	湖北民族大学
宁　檬	湖北恩施学院	彭　璇	湖北民族大学
彭英福	吉首大学	谭　娇	重庆医药高等专科学校
谭志鑫	湖北民族大学	万　星	湖北民族大学
徐　露	重庆医药高等专科学校	徐元翠	恩施州中心医院
阳　辉	湖北民族大学	杨　梦	荆楚理工学院
周　静	荆楚理工学院	周颖婷	江苏医药职业学院
朱祖成	湖北民族大学		

中国教育出版传媒集团

高等教育出版社·北京

内容提要

本教材是在《医学机能学实验》第1版基础上的修订再版。教材充分尊重"基础知识学习→基本技能掌握→实践应用能力具备→创新思维或科研思维启蒙→探索精神建立"的教学规律，根据新时代医学生的特点，融入了编委会多年的教学经验，整合了生理学、病理生理学、药理学三门课程的实验内容，设计了"三级三类"模式。

本教材分为医学机能学实验导论、基础实验部分、拓展实验部分和开放实验部分四篇。根据不同专业、不同学科方向、不同学历层次划定三个实验层次。采用"点－面－体"的实践操作模式，从现有不同难度实验逐渐过渡到学生自由组合、自由选择、自行设计、自行验证，达到启迪学生具备创新思维、引导学生勇于探索未知、促使学生建立科学斗志、激发学生开拓创新兴趣及让学生树立协作精神的目的。

本教材适合临床、基础、预防、护理、检验、口腔、影像、药学等专业本专科及硕士研究生学习使用，也可作为机能学实验教学和研究人员参考用书。

图书在版编目（CIP）数据

医学机能学实验/黄德斌主编. --2版. --北京：高等教育出版社，2023.2（2024.10重印）

供临床、基础、预防、护理、检验、口腔、影像、药学等专业用

ISBN 978-7-04-058899-6

Ⅰ. ①医… Ⅱ. ①黄… Ⅲ. ①实验医学－高等学校－教材 Ⅳ. ①R-33

中国版本图书馆 CIP 数据核字（2022）第 113974 号

Yixue Jinengxue Shiyan

| 策划编辑 | 瞿德竑 | 责任编辑 | 张映桥 | 封面设计 | 李卫青 | 责任印制 | 耿 轩 |

出版发行	高等教育出版社	网址 http://www.hep.edu.cn
社　址	北京市西城区德外大街4号	http://www.hep.com.cn
邮政编码	100120	网上订购 http://www.hepmall.com.cn
印　刷	北京市联华印刷厂	http://www.hepmall.com
开　本	787mm×1092mm　1/16	http://www.hepmall.cn
印　张	21	版次 2016年7月第1版 2023年2月第2版
字　数	498千字	印次 2024年10月第4次印刷
购书热线	010-58581118	定价 49.80元
咨询电话	400-810-0598	

本书如有缺页、倒页、脱页等质量问题，请到所购图书销售部门联系调换
版权所有　侵权必究
物　料　号　58899-00

数字课程（基础版）

医学机能学实验
（第 2 版）

主编　黄德斌

登录方法：

1. 电脑访问 http://abooks.hep.com.cn/58899，或手机微信扫描下方二维码、进入新形态教材小程序。
2. 注册并登录后，点击"开始学习"。
3. 输入封底数字课程账号（20 位密码，刮开涂层可见），或通过小程序扫描封底的数字课程账号二维码，完成防伪码绑定。
4. 绑定成功后，开始本数字课程的学习。

课程绑定后一年为数字课程使用有效期。如有使用问题，请点击页面下方的"有疑问"按钮。

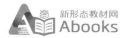

医学机能学实验
（第 2 版）

医学机能学实验（第 2 版）数字课程与纸质教材一体化设计，紧密配合。数字课程涵盖教学课件、拓展阅读等资源，充分运用多种形式的媒体资源，与纸质教材相互配合，丰富了知识呈现形式。在提升课程教学效果的同时，为学习者提供更多思考与探索的空间。

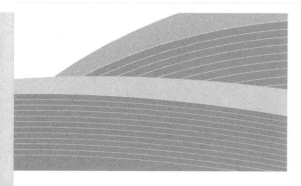

http://abooks.hep.com.cn/58899

扫描二维码，进入新形态教材小程序

前 言

教材科学合理的内容安排是教学中至关重要的环节，有利于学生学习积极性的调动和能力的培养，也有利于教学效果的评价和教学质量的提高。目前，我国高校医学机能学实验的教材内容多为验证性实验，较少涉及学生创新思维的启发。教材在个性化、多样化、实用化、灵活化和创新化等方面仍然存在不足，不能充分满足新时代医学发展的需要。

为有效提高医学生知识的运用能力、创新能力和探索精神，充分适应"5+3"为主体、应用型本专科医学教学改革，打破传统、因材施教、发挥特长、体现个性，在充分尊重"基础知识学习→基本技能掌握→实践应用能力具备→创新思维或科研思维启迪→探索精神建立"教学规律的基础上，本教材编委会根据多年的教学经验，针对新时代大学生特点，设计了"三级三类"式医学机能学实验教学模式。

"三级三类"教学模式的内涵是将医学机能学实验课程按学生的动手能力和创新思维的形成过程进行划分。基于此教学模式，本教材分为以下四篇。

第一篇"医学机能学实验导论"。包括医学机能学实验概述、医学机能学实验基础知识、实验手术操作基本技能、仪器设备应用、实验结果的处理及表示方法、科学研究思维与创新、实验设计和实验研究论文的书写、处方概述、医学机能学实验室安全。

第二篇"基础实验部分"。涉及单纯性生理学实验、病理生理学实验和药理学实验。按照实验难度或成功的风险性，又将相关实验分为三级，即Ⅰ级实验（低难度）、Ⅱ级实验（中等难度）、Ⅲ级实验（高难度或综合性）。

Ⅰ级实验　是直接操作性实验和观察结果的实验，如血型鉴定、实验性肺水肿、利尿药物对尿量的影响等。一般课内2学时完成。

Ⅱ级实验　是简单操作和针对信号采集的实验，如神经干动作电位测定、急性心力衰竭观察、药物对肌张力影响等。一般课内2~4学时完成。

Ⅲ级实验　复杂操作和针对信号采集的实验，如尿液生成因素观察、失血性休克治疗、药物对心肌收缩力的影响等。一般课内4学时完成。

第三篇"拓展实验部分（P实验）"。即综合性实验部分，按照机体八大系统进行设计，设计有标本、样品、模型制备，观察内容包括生理指标、病理生理指标和药物干预指标，以达到对学生基本技能掌握、实践应用能力检验及创新思维启迪、探索精神建立的目

I

的。一般课外2学时查资料和开展实验设计，课内4学时验证完成。

第四篇"开放实验部分（Ⅰ实验）"。又称指导性实验部分，为可选性实验。篇内只提供方向性实验内容，可由学生自由组合实验团队、自行设计。一般课外8学时实验设计，课内4~8学时完成。

根据不同专业、学科方向和学习层次，将实验者划定三个实验层次。如下表：

专业类别的不同层次表

专业类别	一层次	二层次	三层次
基础医学、临床医学本科	—	—	△
基础医学、临床医学专科	—	△	—
中药学类本科	—	△	—
中药学类专科	△	—	—
中医学类本科	—	△	—
中医学类专科	△	—	—
护理学类本科	—	△	—
护理学类专科	△	—	—
麻醉学本科	—	—	△
麻醉学专科	—	△	—
医学技术类本科	—	△	—
医学技术类专科	△	—	—
口腔医学类本科	—	△	—
口腔医学类专科	△	—	—
药学类本科	—	—	△
药学类专科	—	△	—
医学影像本科	—	△	—
医学影像专科	△	—	—

各实验层次占比如下：

一层次：100% Ⅰ级实验。

二层次：50% Ⅰ级实验 + 50% Ⅱ级实验。

三层次：10% Ⅰ级实验 + 30% Ⅱ级实验 + 50% Ⅲ级实验 + 10% P 实验或一个 Ⅰ 实验。

各个层次均可根据实际情况自由选择开放实验部分（Ⅰ实验）。所有开放实验由学生根据自己的专业类别，以班或实验小组为单位，按上述分配比例于本课程开设前自由预选确定相关实验。实验前以班为单位选定学生代表开展实验前仪器、设备、材料等的准备工作。

本版教材的编写由湖北民族大学、吉首大学、荆楚理工学院、湖北恩施学院、重庆医药高等专科学校、江苏医药职业学院、黄冈职业技术学院等单位的骨干教师组成编委会共同完成。

  由于时间较为仓促，教材中难免存在问题和不足，在此望广大同仁批评指正，以便今后进一步修订完善。

黄德斌

2022 年 10 月

目 录

第一篇　医学机能学实验导论

第一章　医学机能学实验概述
　　　　（Ⅰ级） ………………… 3
第二章　医学机能学实验
　　　　基础知识 ………………… 5
　第一节　医学机能学实验常用手术
　　　　　器械及用途（Ⅰ级）……… 5
　第二节　医学机能学实验常用生理
　　　　　溶液的制备 ……………… 8
　第三节　常用实验动物介绍（Ⅱ级）… 11
　第四节　实验动物的捉持固定及给药
　　　　　途径与技术 ……………… 22
　第五节　动物麻醉 ………………… 28
　第六节　实验动物的取血与
　　　　　处死（Ⅱ级）……………… 31

第三章　实验手术操作基本技能 … 34
　第一节　哺乳动物实验的基本操作
　　　　　技术 ……………………… 34
　第二节　常见离体标本的制备 …… 44

第四章　仪器设备应用 …………… 54
　第一节　BL-420E⁺生物机能实验系统生物
　　　　　信号处理系统（Ⅱ级）…… 54

　第二节　BL-420E⁺生物机能实验系统
　　　　　实验数据的提取（Ⅱ级）… 71
　第三节　BL-420N生物信号采集与分析
　　　　　系统（Ⅱ级）……………… 74
　第四节　BL-420I信息化集成化信号
　　　　　采集与处理系统（Ⅰ级）
　第五节　Pclab-530C生物医学信号
　　　　　采集处理系统（Ⅰ级）
　第六节　BI-2000医学图像分析系统
　第七节　HF系列超级抗干扰电生理
　　　　　实验系统（Ⅰ级）
　第八节　WebChart-400人体生理学实验
　　　　　系统（Ⅲ级）
　第九节　智能热板仪（Ⅱ级）……… 114
　第十节　常用换能器的类型及其
　　　　　使用（Ⅰ级）……………… 115
　第十一节　HV-4离体组织器官恒温
　　　　　　灌流仪（Ⅱ级）………… 117
　第十二节　心电图机（Ⅰ级）
　第十三节　血气分析仪（Ⅰ级）
　第十四节　膜片钳技术（Ⅲ级）
　第十五节　电子天平（Ⅰ级）……… 118

目录

第五章　实验结果的处理及其表示 …………… 120

第六章　科学研究思维与创新（Ⅱ级）

第七章　实验设计和实验研究论文的书写 …… 124
　第一节　实验设计 ………………… 124
　第二节　实验研究论文的书写 …… 128

第八章　处方概述（Ⅰ级）………… 133

第九章　医学机能学实验室安全（Ⅱ级）………………… 138
　第一节　实验室安全的现状与意义… 138
　第二节　医学机能学实验室安全概述 …………………… 141
　第三节　医学机能学实验室危化物品与用电安全细则 …… 143
　第四节　医学机能学实验室锐性器械使用安全 …………… 146
　第五节　医学机能学实验室生物安全 …………………… 147
　第六节　医学机能学实验室危险废弃物安全 …………… 150
　第七节　医学机能学实验室个体防护安全 ……………… 150
　第八节　医学机能学实验室网络信息软件安全 ………… 153

第二篇　基础实验部分（E实验）

第一章　Ⅰ级实验 ………………… 157
　实验一　红细胞渗透脆性实验 …… 157
　实验二　出血时间的测定 ………… 158
　实验三　凝血时间的测定 ………… 159
　实验四　红细胞沉降率的测定 …… 159
　实验五　血型的鉴定 ……………… 160
　实验六　蛙心起搏点的观察 ……… 162
　实验七　蛙肠系膜微循环的观察 … 164
　实验八　人体心音、血压、心电图测定 …………………… 165
　实验九　损伤小鼠一侧小脑对躯体运动的影响 ………… 171
　实验十　反射弧的分析 …………… 172
　实验十一　视敏度、视野、盲点的测定 ………………… 173
　实验十二　视觉调节和瞳孔对光反射 ………………… 177
　实验十三　地塞米松的抗炎作用… 178
　实验十四　不同给药途径对药物作用的影响 ……………… 179
　实验十五　苯巴比妥钠与苯妥英钠的抗惊厥作用 ………… 180
　实验十六　呋塞米对清醒小鼠的利尿作用 ……………… 181
　实验十七　药物的镇痛作用 ……… 182
　实验十八　药物对小鼠自发活动的影响 ………………… 184
　实验十九　氯丙嗪对小鼠激怒反应的影响 ……………… 185
　实验二十　传出神经药物对家兔眼瞳孔的作用 ………… 187
　实验二十一　声音传导的途径 …… 188
　实验二十二　胃肠运动的观察 …… 189
　实验二十三　实验性肺水肿（鼠）… 190
　实验二十四　几种类型的缺氧 …… 191
　实验二十五　秦艽与地塞米松对蛋清致大鼠足肿胀的作用比较 ……………… 193
　实验二十六　黄芪水提取物对小鼠游泳时间的影响（Ⅰ级）… 194

实验二十七	人参水提取物对小鼠耐常压缺氧的影响	195
实验二十八	不同给药剂量对药物作用的影响	196
实验二十九	联合用药引起的药物相互作用	197

第二章　Ⅱ级实验 … 199

实验一	神经干动作电位、传导速度和不应期的测定	199
实验二	电刺激与骨骼肌收缩活动的关系	203
实验三	负荷对肌肉收缩的影响	204
实验四	血液凝固及其影响因素	206
实验五	蛙心灌流	208
实验六	期前收缩与代偿性间歇	209
实验七	心血管活动的调节、降压神经和膈神经放电	211
实验八	苯海拉明对组胺的竞争性拮抗作用（PA_2值测定）	217
实验九	药物半数致死量的测定	218
实验十	胰岛素过量反应及解救	221
实验十一	药物的抗心律失常作用	222
实验十二	有机磷酸酯类农药急性中毒的解救（不测定AChE活性）	225
实验十三	强心苷对在体动物心收缩功能的影响	226
实验十四	药物对家兔离体肠平滑肌的作用	227
实验十五	吗啡中毒的呼吸抑制及尼可刹米的解救作用（家兔）	229
实验十六	药物对离体子宫的作用	229
实验十七	大鼠或豚鼠高钾血症的复制与观察	230
实验十八	实验性酸中毒（代谢性酸中毒）	231
实验十九	天门冬氨酸在小鼠缺氧耐受形成中的作用	233
实验二十	肝性脑病及其解救	234
实验二十一	急性肝功能不全小鼠对氨的耐受性	237
实验二十二	远志水提取物的祛痰作用	238
实验二十三	生附子和制附子的强心作用	239
实验二十四	清开灵注射液对小鼠的镇静作用	240
实验二十五	家兔发热模型的建立与阿司匹林的解热作用	241
实验二十六	氯丙嗪对体温的调节作用	243
实验二十七	链霉素毒性反应及钙剂的对抗作用	244

第三章　Ⅲ级实验 … 246

实验一	影响尿液生成的因素（家兔）	246
实验二	家兔大脑皮质运动功能定位及去大脑僵直	249
实验三	酚红血药浓度的测定	251
实验四	有机磷酸酯类农药急性中毒的解救（包括测定AChE活性）	253
实验五	神经系统药物对家兔血压的影响	254
实验六	拟肾上腺素和抗肾上腺素类药物对麻醉动物血压的影响	255
实验七	家兔实验性肺水肿	257
实验八	家兔高钾血症的复制与检测	258
实验九	家兔失血性休克及治疗	260
实验十	大鼠脑缺血再灌注损伤	262
实验十一	药物对在体心肌缺血－再灌注损伤的影响	263
实验十二	实验性急性右心衰竭	265
实验十三	实验性急性左心衰竭	266

实验十四 家兔呼吸运动的调节及膈神经
放电的同步记录 ……… 268
实验十五 正常泌尿功能的调节及急性
缺血性肾衰竭 ……… 271
实验十六 青皮和四逆散对家兔离体肠
平滑肌的影响 ……… 273
实验十七 复方丹参注射液对急性血瘀证
小鼠耳郭微循环的影响 … 274
实验十八 虚拟仿真实验
——磺胺嘧啶钠在正常与肾衰竭家兔体内的
药代动力学参数测定 ……… 276
实验十九 膜片钳实验技术
——基本原理与操作 ……… 279

第三篇 拓展实验部分（P实验）

实验一 不同因素对呼吸、心血管及
肾泌尿功能的影响 ……… 291
实验二 家兔肺水肿模型的制备及
利尿药物的作用 ……… 291
实验三 同一动物运动中枢疲劳、
神经-肌肉接头疲劳及
骨骼肌疲劳的观察 ……… 292
实验四 不同功能状态时人体体温、
呼吸、心率和血压的变化 … 292
实验五 家兔迷走神经传入和膈神经传出
放电及呼吸运动的分析 …… 293
实验六 心肾反射活动的现象观察与
分析 ……… 293
实验七 机体运动及平衡调节 ……… 294
实验八 抗菌药物体外和体内抑菌
试验 ……… 294
实验九 全血水杨酸二室模型药物代谢
动力学参数测定 ……… 295
实验十 不同因素对离体支气管平滑肌
张力的影响 ……… 295
实验十一 失血性休克的药物治疗 … 296
实验十二 家兔两肾二夹血管性高血压的
观察 ……… 297
实验十三 尼莫地平对大鼠脑缺血-再灌
注损伤的影响观察 ……… 298
实验十四 验证比较呋塞米和胰岛素
对家兔高钾血症血钾和
尿量的影响 ……… 299

第四篇 开放实验部分（I实验）

实验一 验证益母草水提取物对子宫平滑
肌的影响 ……… 303
实验二 附子水提取物强心作用
观察 ……… 303
实验三 莱菔子水提取物对家兔离体肠
平滑肌的影响 ……… 303
实验四 青霉素致大鼠癫痫模型的制备
与药物的抗癫痫作用 ……… 303
实验五 复方丹参注射液对家兔血压的
影响 ……… 303
实验六 独活与寄生水提取物与
地塞米松对蛋清致大鼠
足肿胀的作用比较 ……… 303
实验七 祖师麻醇提取物镇痛作用与
抗帕金森病作用观察 ……… 304
实验八 小剂量多巴胺对正常泌尿
功能的调节及急性缺血性
肾衰竭的影响 ……… 304
实验九 甘草水提取物对应激性
胃溃疡的影响 ……… 304

实验十　支气管哮喘模型的制备及
　　　　地塞米松的干预作用……… 304
实验十一　观察钩藤碱或异钩藤碱对
　　　　　急性肾性高血压的影响… 304
实验十二　百草枯诱发大鼠帕金森病
　　　　　模型的制备与厚朴酚抗
　　　　　帕金森病作用　………… 304
实验十三　咪康唑致心律失常作用与小檗
　　　　　碱的抗心律失常作用…… 305

实验十四　大鼠两肾二夹型肾血管性
　　　　　高血压模型的制备及比较
　　　　　普利类药物、地平类药物、
　　　　　沙坦类药物的干预作用… 305
实验十五　厚朴酚与和厚朴酚对尼可刹米
　　　　　致惊厥和电惊厥的影响及新斯
　　　　　的明的对抗作用　……… 305

附　录

附录一　病例讨论……………… 309
附录二　实验动物的生理常数和
　　　　临床值………………… 311
附录三　实验动物管理条例
附录四　动物实验伦理要求、医学伦理委
　　　　员会及医学伦理审查……… 314

附录五　实验动物伦理学审查
　　　　参考样表……………… 315
附录六　医学机能学实验室常见
　　　　安全警示标识

参考文献……………………… 318

第一篇
医学机能学实验导论

第一章 医学机能学实验概述（Ⅰ级）

医学机能学实验（functional experiment）是研究生物正常机能、疾病发生机制，以及疾病发展规律和药物作用机制的实验性学科。它包含并发展了生理学、病理生理学和药理学的实验教学内容，打破了三大学科的界限，将机体正常机能与形态、分子生物学理论与技术有机结合，从不同角度观察和分析同一类问题，充分体现了医学机能学实验的新方法、新技术、新趋势，不拘于学生理论基础知识与实际基本技能的培训，注重学生实践动手能力与操作能力的训练，兼顾学生科学创新思维与协作精神的培养。通过学生对动物机体的机能变化、病理生理发展过程及药物干预的连续动态观察与验证，使学生最大限度地掌握并巩固机能学实验的基本知识与操作技能，充分熟悉相关仪器装置和实验方法，多角度认识正常的生命活动过程与规律，全面掌握疾病的病理生理过程及药物干预的作用特点与原理，有效提高学生观察问题、提出问题、分析问题、解决问题和探究问题的能力。

1. 教学目的 ①通过实验教学让学生熟悉基本知识与基本操作技能，具备一定的动手能力、创新能力和探索能力；②建立学生实事求是、严谨求实、执着卓越、团结协作的科学研究精神；③培养严密的科学思维方法及观察问题、提出问题、分析问题、解决问题和探究问题的综合能力；④使学生了解相关领域的前沿技术与新方法，把握相关领域的新动向。

2. 实验要求

（1）实验前：①与实验老师充分沟通，做好相关课程（生理学、病理生理学、药理学）内容的理论预习与操作准备；②预习实验目的、实验原理、实验方法，并预测可能的实验结果、可能发生的问题和误差，可能失败的关键步骤，并制订预防补救措施。

（2）实验中：①要严格遵守实验室规章制度，保持室内整洁、安静，不得迟到早退；②细致阅读教材中的相关实验内容，包括实验目的、实验原理、操作步骤及注意事项；③认真听取老师关于实验内容、实验方法、实验步骤及实验中注意事项的讲解；④做好小组分工和成员分工，按实验步骤循序操作、轮流操作，相互配合，力求学习机会均等，不进行与实验无关的活动；⑤正确使用实验仪器和各类器械，爱护公物，防止事故，节约水、电、实验器材和药品；⑥仔细观察并如实记录实验过程中出现的各种现象；⑦有机结合相关理论知识，客观分析实验结果。

（3）实验后：①要按规则逐步关闭实验仪器，仔细清点并归还实验器械、用具及药品（特别是有毒有害药品必须专人专管专还）；②若仪器或器材有损坏、药品有丢失，应立即查明原因及去路，及时报告，不得擅自拆修和调换；③若实验中被动物抓伤、咬伤，应立即报告老师，以便尽快妥善处理；④使用过的实验动物必须处死，动物尸体、实验废物必须按要求送到指定位置；⑤认真做好实验器械、器具、实验台、桌凳及教室内的清洁卫生；⑥认真整理实验记录，对实验结果进行客观分析讨论，并完成实验报告。

数字课程学习

⬇ 教学PPT　　　◆ 拓展阅读

第二章　医学机能学实验基础知识

第一节　医学机能学实验常用手术器械及用途（Ⅰ级）

医学机能学实验常用手术器械主要有以下几种（图1-2-1）。

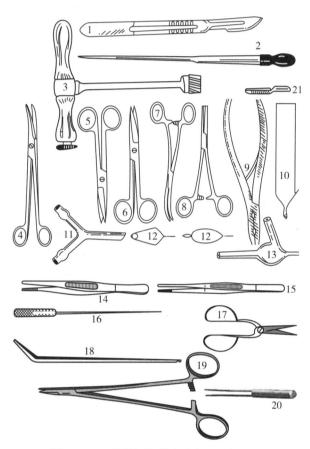

图1-2-1　医学机能学实验常用手术器械

1. 手术刀；2. 滴管；3. 颅骨钻；4. 弯剪；5. 组织剪；6. 线剪；7. 弯止血钳；8. 直止血钳；9. 咬骨钳；10. 蛙心插管；11. 气管插管；12. 蛙心夹；13. 动脉插管；14. 普通镊；15. 眼科镊；16. 金属探针；17. 粗剪；18. 玻璃分针；19. 持针器；20. 锌铜弓；21. 动脉夹

1. 手术刀　由刀柄和可装卸的刀片两部分组成。装载刀片时，用持针器斜夹持刀片前端背部（与持针器夹角约60°），使刀片的缺口对准刀柄前部的刀楞，稍用力向后拉动即可装上。使用后，用持针器夹持刀片尾端背部，稍用力提取刀片向前推即可卸下（图 1-2-2）。手术刀主要用于切开和分离组织，其握持方法如图 1-2-3 所示。

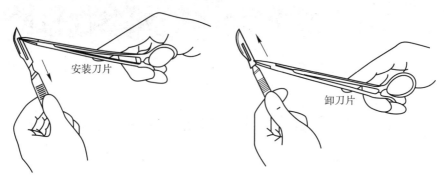

图 1-2-2　手术刀片的装卸

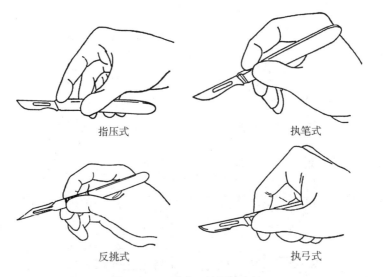

图 1-2-3　手术刀的握持方法

2. 滴管　分胖肚滴管和常用滴管。由橡皮乳头和尖嘴玻璃管构成，用于吸取或加少量试剂，或吸取上层清液及分离出沉淀。使用时，要保持滴管垂直于容器正上方，避免倾斜，切忌倒立，切不可伸入容器内部和触碰到容器壁。除吸取溶液外，管尖不能接触其他器物，以免被杂质沾污，也不可一管二用。普通滴管用完后需要清洗；而专用滴管可不清洗，需专管专用，用完就放回原试剂瓶即可。使用时，不要只用拇指和示指捏，要用中指和环指夹住。

3. 颅骨钻　用于给动物开颅钻孔。

4. 线剪　用于剪线和剪毛。握持方法如图 1-2-4 所示。

5. 组织剪　用于剪皮肤和肌肉等软组织，使用时用剪刀尖部插入组织间隙，撑开、分离疏松组织。通常浅部手术操作用直组织剪，深部手术操作用弯组织剪（医学机能学实验中也用弯组织剪来剪动物的被毛）。正确的执剪姿势

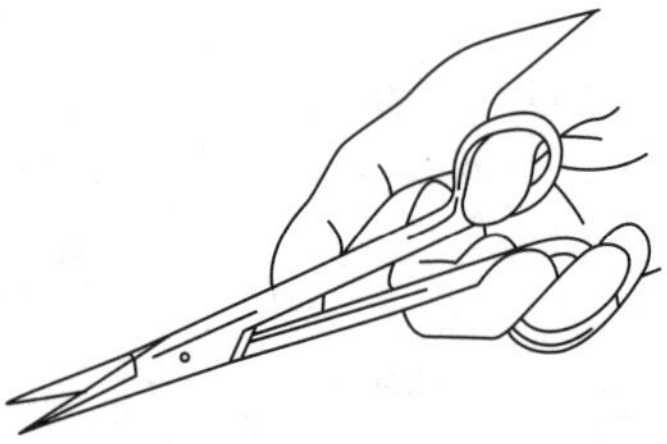

图 1-2-4　手术剪的握持方法

为拇指和环指分别扣入剪刀柄的两环,中指放在环指环的剪刀柄上,示指压在轴节处起稳定和导向作用(图1-2-4)。眼科剪刀用于剪断神经、剪破血管、输尿管等。

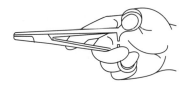

图1-2-5 止血钳的握持方法

6. 线剪 多为直剪,用于剪断缝线、敷料、引流物等。握持方法如图1-2-4所示。

7. 弯止血钳 用于手术深部组织或内脏的止血,有齿止血钳不宜夹持血管、神经等组织。蚊式止血钳较细小,适于分离小血管及神经周围的结缔组织,用于小血管的止血,不适宜夹持大块或较硬的组织。握持方法如图1-2-5所示。

8. 直止血钳 直止血钳和无齿止血钳用于手术部位的浅部止血和组织分离,有齿止血钳主要用于强韧组织的止血、提拉切口处的部分等。握持方法如图1-2-5所示。

9. 咬骨钳 用于打开颅腔和骨髓腔时咬切骨质。

10. 蛙心插管 用于蛙心灌流术。

11. 气管插管 为"Y"形管,急性动物实验时插入气管,以保证呼吸道通畅。

12. 蛙心夹 用于对蛙心脏舒缩活动的描记,使用时一端夹住心尖部,另一端用丝线连于张力换能器的应变梁上,即可记录蛙心的收缩活动。

13. 动脉插管 用于动脉插管观察血压等。

14. 普通镊子 中号无齿镊子用于夹捏皮下组织、内脏等组织,有齿镊用于牵提切口处的皮肤。镊子的握持方法如图1-2-6所示。

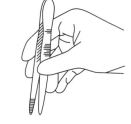

图1-2-6 镊子的握持方法

15. 眼科镊 有直、弯两种,用于夹捏和分离血管、神经等细软组织。镊子的握持方法如图1-2-6所示。

16. 金属探针 用于破坏蛙或蟾蜍的脑和脊髓。

17. 粗剪(普通剪) 用于剪断蛙和蟾蜍的脊柱或四肢骨骼。

18. 玻璃分针 用于分离血管和神经等组织。

19. 持针器 也称持针钳。主要用于夹持缝针,缝合各种组织。有时也用于器械打结。用持针器的尖夹住缝针的中、后1/3交界处为宜,多数情况下夹持的针尖应向左,特殊情况可向右,缝线应重叠1/3,且将绕线重叠部分也放于针嘴内,以利于操作。若将针夹在持针器中间,则容易将针折断。持针器有三种握法。①掌握法:也称一把抓或满把握,即用手掌握拿持针钳(图1-2-7)。钳环紧贴大鱼际肌上,拇指、中指、环指和小指分别压在钳柄上,后三指并拢起固定作用,示指压在持针钳前部近轴节处。利用拇指及大鱼肌和掌指关节活动推展,张开持针钳柄环上的齿扣,松开齿扣及控制持针钳的张口大小来持针;合拢时,拇指及大鱼际肌与其余掌指部分对握,即将扣锁住。②指套法,为传统执法,方法与止血钳握持法相同。用拇指、环指套入钳环内,以手指活动力量来控制持针钳的开闭,并控制其张开与合拢时的动作范围拇指可以上下开闭活动,控制持针钳的张开与合拢(图1-2-5)。③掌指法:拇指套入钳环内,示指压在钳的前半部做支撑引导,余三指压钳环固定于掌中。

20. 锌铜弓 在生理学实验中,锌铜弓是检验标本机能

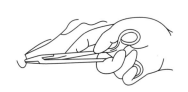

图1-2-7 持针器的握持方法

活性最常用而简易的刺激器。由铜片和锌片两种金属制成。最早由 Calvani 所创造,故称 Calvani 镊子。锌铜弓具有刺激作用,是因为金属与溶液之间产生电位差,即电极电位。

21. 其他　如蛙板(普通小方木板,用于固定蛙或蟾蜍)、塑料插管(用粗细不同的塑料管制成,用于动脉、静脉和输尿管插管)、三通阀(可按实验需要改变液体流通的方向,以便于静脉给药、输液和描记动脉血压)、缝线、缝针、注射器和针头等,也是常用物品。

第二节　医学机能学实验常用生理溶液的制备

机体细胞的生命活动受到其所处的内环境液体中各种理化因素的影响,如各种离子、渗透压、pH、温度等。内环境稳态有利于细胞维持正常的活动,因此在离体组织实验中,浸泡离体标本的液体或机体补液时输入体内的液体,均须与生物内环境液体中各种理化因素近似。生理盐水(normal saline,NS),又称生理溶液,是与动物机体体液近似的溶液,其有适当的离子组成、渗透压和 pH。若再添加 K^+、Ca^{2+}、Mg^{2+} 等成分,或者辅以 $NaHCO_3$、NaH_2PO_4 等缓冲剂调节 pH,或者添加葡萄糖以补充能量,可配制成林格液(Ringer's solution)、洛克液(Locke's solution)、台氏液(Tyrode's solution)等。

一、常见生理溶液(Ⅰ级)

1. 生理盐水　0.9% NaCl 溶液为哺乳动物组织和细胞的等渗溶液;0.65% NaCl 溶液为两栖类动物组织和细胞的等渗溶液。
2. 林格液　适用于两栖类动物。
3. 洛克液　适用于哺乳类动物。
4. 台氏液　亦用于哺乳类动物的组织,特别是小肠。
5. 纳氏改良蒂罗德液　用于哺乳动物离体心肌标本。
6. 克-亨液(即 K-H 溶液)　用于血管标本。

二、常用生理溶液成分与含量(Ⅲ级)

常用生理溶液成分与含量见表1-2-1。

表 1-2-1　常用生理溶液成分与含量

药品名称	林格液	洛克液	蒂罗德液	克氏液	克-亨液
	用于两栖类	用于哺乳类	用于哺乳类小肠	用于内脏	用于血管
NaCl(g/L)	6.5	9.0	8.0	5.54	6.9
KCL(g/L)	0.41	0.42	0.2	0.35	0.35
$CaCl_2$(g/L)	0.12	0.24	0.2	0.28	0.28
$NaHCO_3$(g/L)	0.20	0.1~3	1.0	2.09	2.09
NaH_2PO_4(g/L)	0.01	—	0.05	—	—
$MgCl_2$(g/L)	—	—	0.1	—	—

续表

药品名称	林格液	洛克液	蒂罗德液	克氏液	克-亨液
	用于两栖类	用于哺乳类	用于哺乳类小肠	用于内脏	用于血管
$MgSO_4$（g/L）	—	—	—	0.29	0.29
KH_2PO_4（g/L）	—	—	—	0.16	—
丙酮酸钠（g/L）	—	—	—	0.43	0.22
葡萄糖（g/L）	2.0（可不加）	1.0	1.1	2.0	2.0

三、配制生理溶液的常用试剂及配制方法（Ⅲ级）

1. 常用药品与试剂　医学机能学实验中，不论教学和科研，都必须采用甲类试剂（CP：化学纯，AR：分析试剂，GR：特级试剂等）配制生理溶液，最好采用AR。选用试剂时应注意是否含结晶水。有些强吸湿性试剂（如氯化钙和氯化镁），尽管标明"无水"，但也不可靠，应在临用前几天取出置于烤箱内，加温120℃烤干，待冷后称取。配制生理溶液的常用药品见表1-2-2。

表1-2-2　配制生理溶液的常用药品

药品名称	分子式	相对分子质量
氯化钠（sodium chloride）	$NaCl$	58.44
氯化钾（potassium chloride）	KCl	74.50
氯化钙（calcium chloride）	$CaCl_2$	110.99
	$CaCl_2 \cdot 2H_2O$	146.99
氯化镁（magnesium chloride）	$MgCl_2$	95.21
硫酸镁（magnesium sulfate）	$MgSO_4 \cdot 7H_2O$	246.37
磷酸二氢钾（potassium acid phosphate）	KH_2PO_4	136.09
碳酸二氢钠（sodium acid phosphate）	$NaH_2PO_4 \cdot 2H_2O$	156.01
碳酸氢钠（sodium bicarbonate）	$NaHCO_3$	84.01
葡萄糖（glucose）	$C_6H_{12}O_6 \cdot H_2O$	198.17
三氢甲基氨基甲烷（trihydroxymethyl aminomethane）	$C_4H_{12}NO_3$	121.14
乙二胺四乙酸（EDTA）	$C_{10}H_{16}N_2O_8$	292.24

2. 配制方法　生理溶液不宜久置，故一般现配现用，有时为了配制方便，最好事先配成一定浓度的基础溶液，使用时按所需量抽取基础溶液于量瓶中，加蒸馏水到定量刻度即可配成。应当注意，氯化钙溶液需在其他基础溶液混合并加蒸馏水稀释后，方可一面搅拌一面逐滴加入，否则将会生成钙盐沉淀。葡萄糖应在临用时加入，已加入了葡萄糖的溶液不能久置（表1-2-3）。

表 1-2-3 常用基础溶液的成分及浓度

成分	质量百分浓度（%）	林格液	洛克液	蒂罗德液
氯化钠（NaCl）	20	32.5 mL	45.0 mL	40.0 mL
氯化钾（KCl）	10	1.4 mL	4.2 mL	2.0 mL
氯化钙（$CaCl_2$）	10	1.2 mL	2.4 mL	2.0 mL
碳酸二氢钠（NaH_2PO_4）	1	1.0 mL	—	5.0 mL
氯化镁（$MgCl_2$）	5	—	—	2.0 mL
碳酸氢钠（$NaHCO_3$）	5	4.0 mL	2.0 mL	20.0 mL
葡萄糖（glucose）	—	2.0 g（可不加）	1.0~2.5 mL	1.0 g
蒸馏水	—	加至 1 000 mL	加至 1 000 mL	加至 1 000 mL

四、药物浓度与剂量的计算（Ⅲ级）

1. 浓度和溶液配制的计算

（1）溶液浓度的表示方法：单位容积的溶液中所含溶质的量即为浓度，医学机能学实验中常用的浓度表示方法有质量百分浓度、比例浓度和摩尔浓度三种。

1）质量百分浓度：是指每 100 mL 溶液中所含溶质的克数或毫升数，用符号 %（g/mL）或 %（mL/mL）表示。如 5% NaCl 溶液，即指 100 mL 溶液中含 5 g NaCl。95% 乙醇，即指 100 mL 溶液中含无水乙醇 95 mL。质量百分浓度 =（某溶质的量 / 溶液的量）× 100%。

例 1：如何用 95% 乙醇溶液配制成 100 mL 75% 的消毒乙醇。

根据稀释前后溶液中溶质的量不变的原则，应用公式 $c_1V_1=c_2V_2$（c_1、c_2 为溶液稀释前后溶质的浓度，V_1、V_2 为溶液稀释前后溶液的体积），得：

$95\% \times V_1 = 75\% \times 100$，即 $V_1 = 78.9$（mL）。准确量取 95% 乙醇 78.9 mL，加蒸馏水稀释至 100 mL，即成 75% 的消毒乙醇。

2）比例浓度：是指 1 g（或 1 mL）的溶质，配制成 X mL 溶液，用 1：X 比例式表示。如 1：10 000 肾上腺素溶液，即指 1 g 肾上腺素配制成 10 000 mL 溶液。

3）摩尔浓度：即克分子浓度，是指 1 L 溶液中所含溶质的物质的量，用 mol/L 表示。如 1 mol/L KCl 溶液，即表示在 1 L 溶液中含有 1 mol KCl，而 KCl 的相对分子质量为 74.55，也就是含有 74.55 g KCl。

（2）溶液配制：溶液配制时的换算方法无论用哪种方法，溶液的配制都应遵循一条原则，即"配制前后溶质的量不变"。其方法如下。

1）用纯药配制溶液时，求所需要的药质量。所需药量 = 所需溶液量 × 所需浓度。

例 2：配 1：5 000 的高锰酸钾溶液 1 000 mL，需要多少高锰酸钾？

将其代入公式：高锰酸钾质量 = 1 000 ×（1/5 000）= 0.2（g）。

2）用浓溶液配制稀释溶液时，求所需的浓溶液体积。浓溶液体积 =（稀溶液浓度 / 浓溶液浓度）× 稀溶液量。

例 3：配制 75% 的乙醇 500 mL，应该用多少 95% 的乙醇？

代入公式：95% 的乙醇体积 =（75%/95%）× 500 = 395（mL）。

3）含结晶水化合物与不含结晶水化合物的换算。
$$W:X = M:M \cdot H_2O; \quad X = (W \times M \cdot H_2O)/M$$
式中，W 为无水物质的重量；X 为结晶水物质的重量；M 为无水物质的摩尔质量；$M \cdot H_2O$ 为含结晶水物质的摩尔质量。

例4：配制溶液需无水 $CaCl_2$（相对分子质量为110.99）2.0 g，而需含结晶水 $CaCl_2 \cdot 2H_2O$（相对分子质量为146.99）多少？

将其代入公式：$(2 \times 146.99)/110.99 = 2.65$（g），需用含2个结晶水的 $CaCl_2$ 2.65 g。

2. 动物用药量的计算　　动物实验所用的药物剂量，一般按 mg/kg 或 g/kg 体重计算，使用时需要将已知药液的浓度换算成相当于每千克体重应注射的药液量（mL），以便于实验给药。

例5：家兔体重1.7 kg，耳缘静脉注射戊巴比妥钠 30 mg/kg，药物浓度为3%，应注射多少毫升？

家兔按每千克体重需注射戊巴比妥钠的量为30 mg，注射的浓度为3%，则戊巴比妥钠溶液的注射量应为 1 mL/kg。现在家兔体重为 1.7 kg，应注射戊巴比妥钠溶液的量 = 1（mL/kg）× 1.7（kg）=1.7（mL）。

第三节　常用实验动物介绍（Ⅱ级）

一、实验动物的作用和意义

实验动物（experimental animal）是根据科学研究的需要，在特定的人工环境下饲养、繁殖，特定控制了其携带的微生物，可用于替代人类生命现象研究的一类遗传背景明确、来源清楚的动物。这类动物在生物医学研究中，仅用少量动物就能充分保证实验的准确性、敏感性和重复性，以及实验结果的科学性、精确性和可靠性。主要用于科研、教学、生产、检测、鉴定及其他科学实验。

二、实验动物的分级

可根据实验动物微生物学控制原理或遗传学原理对实验动物进行分级。

1. 清洁级实验动物分级　　清洁级实验动物是我国自行设立的一种实验动物等级，在实验中可免受疾病的干扰，敏感性和重复性好。按微生物学控制原理分为4级。

（1）无菌动物（germ-free animal，GF）：指机体内外几乎无其他生物（包括微生物、寄生虫及绝大部分病毒）的动物。

（2）悉生动物（gnotobiotic animal，GN）：指机体内带着已知微生物的动物，又称已知菌动物，有单菌动物、双菌动物和多菌动物3种。

GF 和 GN 均为四级实验动物。该类动物用于病原研究、微生物研究、营养代谢研究、抗肿瘤研究。

（3）无特定病原体动物（specific pathogen free animal，SPF）：指机体内无特定的微生物和寄生虫存在的动物，简称 SPF 动物。其实际上就是无传染性疾病的健康动物。SPF 级动物为三级实验动物，必须对其饲养环境、饮用水、饲料、垫料、笼具等进行灭菌处理，处理过程应严格按操作程序进行。

（4）清洁动物（clean animal，CL）：亦称最低限度疾病动物（MOA）。为二级实验动物，必须饲养于半封闭环境中。

附：普通动物（conventional animal，CV），又称常规动物。为一级实验动物，是指未经微生物学控制，普遍饲养在开放卫生环境里的动物，不允许带有人畜共患病和寄生虫。此类动物只能供教学和一般性实验，不适用于研究性实验。

2. 按遗传学控制原理分类　按遗传学控制方法，根据基因纯合的程度，可把实验动物分为以下4类。

（1）近交系动物（inbred strain animal）：一般称之纯系动物。是采用兄妹或亲子交配，连续繁殖20代以上而培育出来的纯品系动物（多以小鼠为代表）。其特点是：①动物个体之间有相同的遗传组成、遗传特性，对实验反应具有一致性，实验数据的一致性也高；②动物个体之间组织相容性、抗原一致性强，异体移植不产生排斥反应，是组织细胞和肿瘤移植实验中的理想动物；③各近交系都有各自明显的生物学特点，如先天性畸形、高肿瘤发病率等，可广泛应用于这些医学研究领域。同时，使用各近交系不仅可以分析不同遗传组成对某项实验的不同反应与影响，还可以观察实验结果是否具有普遍性。

（2）突变系动物（mutant strain animal）：指保持有特殊突变基因的品系动物，即正常染色体的基因发生变异、具有各种遗传缺陷的品系动物。在小鼠和大鼠中，通过自然突变和人工定向突变，已培育出很多突变系动物。尤其像无毛、无胸腺的裸鼠已成为生物医学研究领域中重要的实验动物，广泛应用于肿瘤等研究。

（3）杂交群动物（hybrid colony animal）：也称杂交一代动物或系统杂交动物，指两个近交品系动物之间进行有计划交配所获得的第一代动物，简称F1动物。F1动物具有遗传和表型上的一致性，具有杂交优势和杂合遗传组成等。某些F1动物可作为疾病研究的模型（如C3HXIF1为肥胖病和糖尿病的模型）。

（4）封闭群动物（closed colony animal）：又称远交系动物，指一个动物种群在5年以上不从外部引进其他任何品种的新血缘，由同一血缘品种的动物进行随意交配、繁殖的动物群。其遗传组成具有很高的杂合性、较强的繁殖力和生存力，突变种所携带的突变基因通常导致动物在某方面的异常，从而可成为医学研究的模型。

三、实验动物伦理学（Ⅰ级）

实验动物科学发展的最终目的，是要通过对动物本身生命现象的研究，进而外推到人类，探索人类的生命奥秘，控制人类的疾病。伴随人类社会的文明进步与生命科学技术的快速发展，作为医药研发、生命科学及医学研究重要支撑条件的实验动物也日益受到广泛关注，许多研究（如药物研发、基础医学研究、医疗器械评价等）都要涉及实验动物和动物实验。实验动物科技是生命科学和健康中国建设的重要组成和基础支撑。实验动物是生命科学研究中的"活的试剂"，是食品、药品评价中的"活的天平"，是医学、药学、航空航天研究中的"人类替难者"，是人类健康与安全的"活的屏障"，是应用于人体之前的"最后一道防线"。因此，应充分考虑动物的利益，坚决制止针对动物的野蛮行为，善待动物，防止或减少动物的应激、痛苦和伤害，尊重动物生命，采取痛苦最少的方法处置动物。生命科学的研究离不开动物实验，作为研究对象的实验动物，是生命科学研究中获取可靠、精确结果的实验基础。

善待实验动物既是实验动物福利的需要，也是培养医学人才人道主义和"医者仁心"的需要，还是科学研究的需要。尽管各国对实验动物管理与立法不同，但所有共识都集中在保障动物福利和保证实验动物质量两方面。其中，实验动物的福利伦理应贯穿于科学研究的全部过程和各个环节（实验动物的实验设计、饲养、检疫、运输、实验过程及实验后处理等），确保科学研究结果的可靠性与真实性的前提条件和核心问题就是保持动物的健康与快乐状态。目前，绝大多数国家、地区均在此方面给予了相应的法律规制。例如，美国、欧盟各国、澳大利亚、新西兰、加拿大等国家均颁布了《动物福利法》。1935年，我国香港制定了《防止残酷对待动物条例》，1999年对该条例进行了补充修改，并颁布了新的《防止残酷对待动物条例》。此外还形成了一系列的国际公约，如《保护屠宰用动物欧洲公约》《用于实验和其他科学价值理念的脊椎动物保护欧洲公约》《人道诱捕标准国际协定》等。除了立法，还形成了诸多涉及动物保护的协会，如美国动物保护组织国际人道协会（HIS）、美国爱护动物协会（ASPCA）、英国防止虐待动物协会（RSPCA）、农场动物福利协会（FAWC）、动物福利欧洲集团（EU）等，这些机构也都参与实验动物管理。

1. 实验动物福利要求　实验动物用健康和生命为人类的健康事业做出了极大贡献，科技人员应时刻考虑到实验动物的福利需要，尤其心理需要。因此，实验动物福利应贯穿于实验动物整个生命过程和尸体处理过程。人类在取得文明进步和科技发展的同时也不能忽视实验动物的福利，而是必须予以重视、尊重和维护。实验动物的福利体现在实验动物的饲养、运输、实验条件、动物实验过程等多方面，在符合科学目的的前提下，必须采用更为合理的手段来充分满足实验动物的福利。因此，科技人员应善待实验动物，要充分满足实验动物福利的各种需求，不断探索更多、更加完善的实验动物福利方法，努力改善实验动物的各种条件。实验动物的福利贯穿于实验动物的饲养、运输、检疫、实验设计、实验过程及实验后处理等各个环节，包括适宜的居所、管理、营养、人道对待、人道屠宰、尸体人道处理。动物实验过程中有关实验动物福利的基本内涵如下。

（1）实验动物福利的概念及内涵：实验动物福利就是让实验动物在康乐（well-being）状态下生存和接受实验，其标准包括：①实验动物的饮食与生活环境舒适、无行为异常、无任何疾病、无心理紧张压抑、无痛苦、实验姿势舒适等；②在整个实验动物生命及动物尸体处置过程中，对其实施保护，保证实验动物的康乐与尊重。人类在进行实验动物生产活动和动物实验时，不可避免地会使实验动物感到一定程度的恐惧和疼痛，实验动物同人类一样是血肉之躯，同样有感知、恐惧和情感的需要。而且实验动物是经人工培育的，相对人来说是一个"弱势群体"。因此，人类进行实验动物科学研究时应顾及实验动物福利问题。

从人类科学研究看，所谓实验动物福利，一方面，就是动物实验人员在进行与实验动物相关的科学研究活动时，要本着为科学服务的目的，尽可能地减少给实验动物带来的伤害、痛苦、焦虑及抑郁。国际上通常普遍认可的实验动物福利分为"享受不受饥渴的自由，享受生活舒适的自由，享受不受痛苦伤害和疾病威胁的自由，享受生活无恐惧和悲伤感的自由，享受表达天性的自由"五大自由。但是，另一方面，实验动物福利并不意味着就绝对地保护实验动物不受到任何伤害，而是在兼顾科学问题探索的基础上，最大限度地维持实验动物的生命健康并提高其舒适程度。

（2）实验动物饲养过程中的福利

1）设备福利：饲养设备福利包括舒适的动物笼架、笼具、层流架等。饲养设备作为实验动物生活居住的地方，对其产生极大的影响。饲养设备就好比人类的住房，其材质、结构、大小、颜色和内环境设置都是重要因素。因此，饲养设备设计要合理，要如同对待人类居住环境一样，符合实验动物的生活习性，使其生活得安全、舒适和自然。

2）环境福利：为满足实验动物的饲养环境福利，必须为其提供环境优良的栖息场所，让其能够舒适地休息和睡眠，使实验动物不受困顿、不适、疼痛和伤病之苦。只有适合实验动物的饲养环境福利条件，才能使实验动物感到舒适，其"心情"也自然平静，"精神"也舒朗，这是基本福利。良好的居住环境对实验动物的生长发育有很直接影响，对实验结果的可靠性也十分重要。影响环境的因素包括温度、湿度、换气次数、气流强度、空气洁净度、压强梯度、落下菌数、氨浓度、噪声、照明度、昼夜明暗交替时间等。这些因素直接影响着实验动物的新陈代谢、健康状况、精神状态，自然对科学研究结果有直接影响。

3）管理福利：其目的是保障实验动物福利，同时确保科学研究结果的准确性与可靠性。此项福利包括以下4个方面。

A. 密度福利：饲养密度直接影响实验动物的舒适度和实验动物健康水平。饲养密度过高会导致拥挤踩踏、抢食抢水、饲养环境空气质量下降、微生物滋生等，直接影响实验动物的健康状况。另外，对实验动物设施和设备也会造成巨大的耗损。饲养密度过低则会造成实验动物对同伴的心理需要未得到较好地满足，对空间资源也是一定的浪费。因此，饲养密度合理就会让实验动物在生理需要和心理需要上都能得到满足，实验动物的状态也会更好，从而使动物实验也能得以顺利进行。

B. 饮食福利：根据我国《实验动物管理条例》第十三条之规定"实验动物必须饲喂质量合格的全价饲料。霉变、变质、虫蛀、污染的饲料，不得用于饲喂实验动物。直接用作饲料的蔬菜、水果等，要经过清洗消毒，并保持新鲜。"应为实验动物提供卫生、营养全面、适口、量足的饲料，满足实验动物不同的营养需要，降低食物中有害物质残留量，可以保证实验动物免受饥饿、疾病之苦，其各方面生理条件也会达到最佳状态，实验结果也才能贴近真实。此外，饮水也是一个重要的因素，必须得到充分保障，其卫生条件也要符合国家标准，才能满足实验动物生存需要。

C. 垫料福利：垫料材料的选择尤其重要，应选择松软、吸湿性强、无异味，不含重金属及芳香类物质、挥发性物质，未被有毒有害物质、微生物、寄生虫污染，无变质、腐烂和霉变的原材料。饲料、饮水和垫料都要进行严格的微生物、寄生虫控制，保证实验动物不受疾病之苦。

D. 尊严福利：我国《实验动物管理条例》第二十九条规定"从事实验动物工作的人员对实验动物必须爱护并尊重，不得戏弄或虐待。"

（3）动物实验之前的福利

1）科技人员素质要求：向科技人员普及实验动物科学知识和伦理教育，加强其人文素养培养和加快其技术水平提高，注重医学科研与实验动物福利协调发展。科技人员应能了解实验动物的生理、生态和习性，能秉持爱惜动物、善待动物的理念来进行动物实验。科技人员只有在意识、知识和技术上对实验动物福利足够重视，实验动物才能减少一些不必要的恐惧和疼痛。

2）动物实验设备要求：设计研制内环境符合国家标准的 SPF 级大鼠、小鼠实验（手术）台，以及大动物手术台。手术台设计应科学、合理，符合动物体型及解剖特性，使用方便。设计时应考虑手术台是否冰冷，有无容易造成动物外伤的锐边、尖角、毛刺等，充分为实验动物着想。

3）实验设计要求：在动物实验之前一定要本着"3R"原则（replacement，替代；reduction，减少；refinement，优化），合理设计动物实验方案。实验设计的原则是：①尽可能用没有知觉的实验材料"替代"活体动物，或使用低等动物替代高等动物；②尽量"减少"非人道程序对动物的影响范围和程度，在条件允许的情况下，使用较少量的动物获取同样多的实验数据或使用一定数量的动物获取更多的实验数据；③在符合科学原则的基础上，通过"优化"条件，善待实验动物，或完善实验程序和改进实验技术，避免（或减轻）给动物造成与实验目的无关的疼痛和紧张不安。

（4）动物实验过程中的福利

1）实验动物无痛无恐惧福利：把握好麻醉的合适程度是对实验动物科技人员的基本要求，也是对实验动物的关爱。科技人员要合理选择麻醉药物，合理选择麻醉途径，掌握好麻醉深度。在动物实验中，实验动物的麻醉深度是保证实验顺利进行、得到预期结果的重要环节之一，也是实验动物福利的重要保证。科技人员要在认真掌握麻醉理论和技术的基础上，不断总结经验和教训，并借鉴人类医学麻醉技术，结合其新进展，探索出对实验动物更加安全、有效、科学的麻醉方法，高质量地保障动物实验的顺利进行，保证实验动物尽可能轻地受到伤害。

2）实验人员的心理安慰福利：在实验过程中，科技人员要时刻观察实验动物的变化，这是满足实验动物心理需要的表现。就像对人进行心理安慰一样对实验动物进行"心理安慰"，如对实验动物进行抚摸，用温暖舒软的物品包裹实验动物，给实验动物播放柔和动听的音乐，设置合适的照明度等。当实验动物得到了很好的爱护，它也就会更好地配合完成相关实验，使研究结果更加科学精准。

3）实验人员的实验技术福利：科技人员拥有良好的实验技术也是有效保证实验动物福利的重要条件。科技人员在抓取、固定实验动物时，一定要做到动作温和，不得粗暴对待实验动物，更不能虐待动物；在手术时，一定要减小创伤面，减少动物出血，快速、简洁、准确地完成实验。年轻人员一定要练好基本功，在经验丰富人员带领下，先多看、多思考，然后再自己开展实验。

（5）动物实验结束后的福利：一方面，是对实验动物的护理福利。实验动物在实验后，还得忍受实验给它造成的疼痛折磨，甚至被感染致死。这就要求科技人员一定要有爱心，一定注意观察实验动物的反应，出现问题要及时处理，要像护理人类患者一样护理实验动物。另一方面，是实验结束后对实验动物的处理福利。实验动物为实验做出了贡献，实验结束后应该得到妥善处置。应对实验动物尽量采用安乐死术，减少实验动物死亡时因疼痛而造成的伤害，并将其尸体送至焚烧炉烧毁。实验动物为科研牺牲了生命，可以建造实验动物纪念碑，设计制作以实验动物对人类贡献为内容的大型喷绘展板，选取生命科学发展史上实验动物"参与"的一些具有里程碑式的成果进行展示。

2. 实验人员要求　从科学的角度看，实验动物在实验过程中的福利伦理问题，关系着科学家在公众心目中的形象，也影响着公众对科学研究的认可度。因此，善待实验动物既是人道主义的需要，也是科学研究的需要。因为实验动物的精神状态和生理状态，与动物实验人员的专业素质、科学理念、技术操作等因素密切相关，直接关系到实验结果的准确性和可靠性。也就是说，实验动物为人类健康做出了巨大的牺牲，从人道关怀角度看理应享有其应得的福利，得到人们的善待；良好状态的实验动物可以使实验结果更具真实性、准确性和可靠性，从学术研究角度看也应被善待。如果科研成果发表后，被指责有违背动物福利伦理问题，会直接影响其在本领域的学术地位与声誉，同时也会严重影响到科学家自身的身心。

实验人员应满足实验动物的仁慈终点福利。如果无法以其他方式解除实验动物的疼痛，实验人员应在动物呈现垂死、死后组织自体溶解，或死后被笼内其他同类相食前，以人道的方式实施安乐死。这个处死时的时间点即是仁慈终点。处死动物由兽医在充分考虑动物生命的尊严而又无其他解决办法时决定。如果为了获得最大的利益，希望最大限度地使用动物，即使动物处于严重消瘦、肿瘤等疾病状态，仍要从其血液中获取抗体，即使动物到了仁慈终点仍不实施安乐死，这是不人道的行为，应坚决禁止。培训医学生很多实验（尤其是手术操作练习）只有先在动物身上完成，才有可能在给人做手术时不出差错。按照通常做法，动物实验结束后，如果不需要动物存活，则应采取仁慈终点（安乐死）措施，事后由专业人员确认动物死亡，并将动物尸体恢复原貌（皮肤缝合等），尸体必须统一集中规范保存或处理（由经过环保部门认可的机构进行焚烧等无害化处理），不得随意丢弃摆放。如果没有给动物实施完整的安乐死，导致部分动物从麻醉中苏醒，增加了动物额外的痛苦，这就是违背实验动物伦理学，也可能是给人类传播疾病的犯罪，甚至是践踏科学。

3. 医学伦理委员会及医学伦理审查　所有涉及人和实验动物的科学研究，凡是不符合实验伦理学要求、未经医学伦理委员会批准及医学伦理审查的，其一切科学研究成果均不属于合法研究成果，均会被撤销，甚至受到同行的谴责。按照动物福利的要求，任何使用动物进行实验，均应通过所在机构的动物使用和管理委员会（IACUC）的批准，并接受伦理学委员会的检查、监督、管理和引导。IACUC会对相关研究使用实验动物的目的、种类、数量、试验操作方法、仁慈终点的判断、安乐死方法等内容进行审核。实验只有在不违反动物福利伦理的情况下才能获得批准，如果没有获得IACUC的许可，该实验在此机构中将不属于合法实验。

如果没有伦理学委员会的检查、监督、管理和引导，事前评估、事中监督、事后跟踪，可能导致：①随意丢弃动物尸体（既不符合实验动物伦理学要求，还可能导致环境污染和传播疾病）、实验动物逃逸或随意放生实验动物（白化动物自然适应能力差、易被天敌捕杀、与野生动物杂交物种变异、传播疾病、携带微生物变异、影响生态等）等严重事件；②研究人员为节约成本，对实验动物的饲养条件、遗传学、微生物、寄生虫等方面要求降低，为实验动物提供不适的生活条件和生存条件，满足不了实验动物的福利要求；③不能科学、合理、人道地使用实验动物，给实验动物带来不同程度的应激、疼痛、痛苦、悲伤、抑郁等，甚至导致实验动物的持续损害，动物福利得不到保障。这就需要伦理学委员会在科学研究和动物福利伦理之间找到利益平衡点，以当代社会公认的道德伦理价值观，兼顾动物福利和人类利益，在全面、客观评估动物所受的伤害和应用者由此可能获取的利益基础上，进行相关实验研究。

4. 实验动物伦理委员会（ethics committee） 是由专业人员、法律专家及非医务人员组成的独立组织，是独立的咨询性和审查性组织。其职责为核查实验方案及相关附件材料是否合乎动物伦理学要求，并确保实验动物福利、生物安全。该委员会的组成和一切伦理学活动不应受任何行政组织和实施者的干扰或影响。

（1）人员组成：伦理委员会的委员应当从生物医学领域和伦理学、法学、社会学等领域的专家，以及非本机构的社会人士中遴选产生，人数不得少于7人，并且应当有不同性别的委员，少数民族地区应当考虑少数民族委员。伦理委员会设主任委员一人，副主任委员若干人，由伦理委员会委员协商推举产生。必要时，伦理委员会可以聘请独立顾问。独立顾问对所审查项目的特定问题提供咨询意见，不参与表决。

（2）设立程序：伦理委员会的设立应当报本机构的法定登记机关备案，并在医学研究登记备案信息系统登记，受本行政区域和国家卫生行政部门的监督和管理。伦理委员会委员任期5年，可以连任。

（3）主要职责：对使用实验动物的目的、种类、数量、实验操作方法、仁慈终点判断、安乐死方法等内容进行审核。伦理委员会委员应当具备相应的伦理审查能力，并定期接受生物医学研究伦理知识及相关法律法规知识培训。对涉及实验动物的生物医学研究项目的科学性、伦理合理性进行审查，包括初始审查、跟踪审查和复审等，旨在保护实验动物福利、尊严和生物安全，促进生物医学研究规范开展，并在本机构组织开展相关伦理审查培训。

（4）审查标准：①坚持生命伦理的科学价值和社会价值；②研究实验动物方案的伦理性；③尊重实验动物福利；④平衡研究方案合理的风险与科研受益比例；⑤审查并跟踪实验过程；⑥遵守科研诚信规范。实验动物伦理学审查样表见附录5。

四、常用医学实验动物及特点（Ⅰ级）

1. 蛙类（frog） 主要有青蛙和蟾蜍（frog and toad）。因青蛙和蟾蜍容易获得，离体组织器官实验条件也容易达到，所以蛙类是医学实验中常用的动物。例如，在生理、药理实验中，蛙类的心脏在离体情况下可长时间、有节律地搏动，所以常用来研究心脏的生理功能、药物对心脏的作用等；蛙类的腓肠肌和坐骨神经可以用来观察外周神经的生理功能，蛙还常用来做脊髓反射弧的分析等实验；蛙的坐骨神经-腓肠肌标本用于观察药物对神经-骨骼肌接头的影响研究；腹直肌用于乙酰胆碱与筒箭毒碱的鉴定。

2. 鼠类

（1）小鼠（mouse）：性情温顺，对外来刺激极为敏感，易于大量繁殖且价廉，故应用较为广泛，特别是需要大量动物的实验研究，如药物筛选、半数致死量的测定、药理效价比较，以及疟疾、血吸虫病和细菌性疾病的研究。

（2）大鼠（rat）：特点与小鼠相似，但体型较小鼠大，大鼠的血压和人类相近，且较稳定，故常选用大鼠进行心血管功能的研究。在抗高血压药的研究开发中，自发性高血压大鼠（SHR）品系是最常采用的动物。其垂体、肾上腺系统发达，应激反应灵敏，适用于内分泌研究。

（3）豚鼠（guinea pig）：对组胺很敏感，易致敏。常用于平喘药和抗组胺药的实验，对结核分枝杆菌亦敏感，故也用于抗结核药的研究。此外，还用于离体心脏及肠平滑肌实验，其乳头状肌和心房肌常用于心肌电生理特性及细胞动作电位实验，以及抗心律失常药物作用机制的研究。豚鼠耳壳大，药物易于进入中耳和内耳，常用于内耳迷路等实验研究。

（4）仓鼠（hamster）：又称地鼠，有黄金地鼠和中国地鼠两种。黄金地鼠用于狂犬病毒、乙型脑炎病毒、小儿麻疹病毒的研究，以及相关疫苗的研究与鉴定。黄金地鼠性成熟早、性周期明显、繁殖期短，常用于生殖生理、计划生育研究，还可用于内分泌研究及维生素A、维生素E、维生素B_2缺乏研究，口腔龋齿研究。中国地鼠染色体数量少而形态大，且易自发糖尿病，常用做细胞遗传、染色体畸变、辐射遗传、生物遗传进化及糖尿病研究的动物模型。

（5）裸鼠（nude mouse）：是一种独特的近交动物，全体无被毛，胸腺发育不良，T淋巴细胞缺乏，细胞免疫缺陷。其带有等位基因 *nu/nu*（裸体小鼠第11对染色体的裸体位点上的一对隐性基因的标记）。用于肿瘤移植、病因学、免疫学、癌病毒学、化学致癌研究。

3. 家兔（rabbit） 温顺、易饲养，体型大，体温恒定，耳缘静脉注射和采血容易，常用于观察药物对心脏、呼吸的影响，如有机磷农药中毒与解救实验；亦用于研究药物对中枢神经系统的作用、体温实验、热原检查及避孕药实验等。兔可产生较多的血清，可制备高效价和特异性强的免疫血清。家兔离体耳和肠常用于药物对血管和肠平滑肌作用的研究。

4. 猫（cat） 对外科手术的耐受性较强，血压较稳定，故常被用于血压实验。猫对神经-骨骼肌接头阻断药的反应性与人类相似，可用于骨骼肌松弛药物的研究。此外，猫也常被用于心血管药物的研究。猫的大脑和小脑发达，其头盖骨和脑的形态有固定的对应关系，可在脑内插入电极观察其脑电活动。猫还被用于去大脑僵直、姿势反射等神经生理学实验。此外，猫对强心苷很敏感，是强心苷研究理想的动物。

5. 犬（dog） 在解剖和生理特点上，犬与人类很接近，其嗅觉、听觉特别灵敏，嗅觉能力是人的1 200倍，听觉比人灵敏16倍，同时具有发达的血液循环和神经系统。犬可作为人类疾病自发和诱发研究的动物模型，广泛用于生理、遗传、营养、病理、药理、毒理（特别是长期毒性实验）及外科研究，是目前教学和基础医学研究中最常用的动物之一。尤其是在条件反射、高血压、血液循环、消化（胃肠造瘘术等）和神经活动的实验研究中，犬的应用更具有重要意义。用于实验的最常见犬是比格犬（Beagle），又称猎兔犬、米格鲁猎兔犬，是世界有名犬种之一，在分类上属于狩猎犬。头部呈大圆顶的形状，大而榛色的眼睛，广阔的长垂耳，肌肉结实的躯体，尾更粗像鳅鱼状。生长有短硬毛，毛质密、色浓，毛色有白、黑色、肝色，也有白茶色、白柠檬色。

6. 鸽子（pigeon） 其小脑、三个半规管、听觉和视觉都很发达，对姿势的平衡反应敏感，常用来观察迷路与姿势的关系；也可用于观察大脑半球的一般功能。

7. 小型猪（mini-pig） 其体型大小适宜实验研究，便于饲养和实验处理，解剖和生理特点上与人类相近，其营养需要、消化系统、牙齿结构、心血管系统、皮肤结构、眼球、物质代谢及骨髓发育与人类相似度高，可广泛用于生理、遗传、营养、病理、药理、毒理（特别是长期毒性实验）及外科研究。

8. 猕猴（又称恒河猴, rhesus monkey） 在动物分类学上其与人类最为接近，有月经周期，有发达的神经系统。由于价格昂贵，难以获得，一般只用于高级神经活动（镇静催眠、精神病、帕金森病、药物依赖与药物耐受等）、生殖生理、新药临床前研究。

五、常用实验动物生理常数（Ⅲ级）

常用实验动物生理常数见表1-2-4。

表1-2-4　常用实验动物生理常数参考表

指标	小鼠	大鼠	豚鼠	家兔	猫	犬
适用体重（kg）	0.018~0.025	0.12~0.20	0.3~0.5	1.5~2.5	2~3	5~12
寿命（年）	1.5~2.0	2.0~2.5	5~7	5~7	6~10	10~15
性成熟年龄（月）	1.2~1.7	2~8	4~6	5~6	10~12	10~12
孕期（日）	20~22	21~24	65~72	30~35	60~70	58~65
平均体温（℃）	37.4	38	39.5	39	38.5	38.5
呼吸（次/min）	136~216	100~150	100~150	55~90	25~50	20~30
心率（次/min）	400~600	250~400	180~250	150~220	120~180	100~180
血压（mmHg）	115	110	80	105/75	130/75	125/70
血量（mL/g）	0.078	0.06	0.058	0.072	0.072	0.078
红细胞（10^{12}/L）	7.7~12.5	7.2~9.6	4.5~7.0	4.5~7.0	6.5~9.5	4.5~7.0
血红蛋白（g/L）	100~190	120~175	110~165	80~150	70~155	110~180
血小板（10^9/L）	500~1 000	500~1 000	680~870	380~520	100~500	100~600
白细胞总数（10^9/L）	6.0~10.0	5.0~15.0	3.0~12.0	7.0~11.3	14.0~18.6	9.0~13.0
中心粒细胞	0.12~0.14	0.09~0.34	0.22~0.50	0.26~0.52	0.44~0.82	0.62~0.80
嗜酸性粒细胞	0~0.05	0.01~0.06	0.05~0.12	0.01~0.04	0.02~0.11	0.02~0.24
嗜碱性粒细胞	0~0.01	0~0.015	0~0.02	0.01~0.03	0~0.005	0~0.02
淋巴细胞	0.54~0.85	0.65~0.84	0.36~0.64	0.30~0.82	0.15~0.44	0.10~0.28
单核细胞	0~0.15	0~0.05	0.03~0.13	0.01~0.04	0.005~0.007	0.03~0.09

六、动物给药量的确定方法（Ⅱ级）

医学机能学实验中观察一个药物作用时，确定动物的给药剂量是实验开始阶段的一个重要问题。剂量太小，作用不明显；剂量太大，可能引起动物中毒致死。通常可以按下述方法确定给药剂量。

（1）先用小鼠粗略地探索某药的中毒剂量或致死剂量，然后选用小于中毒量的剂量为应用剂量，或取致死量的1/10~1/5为初始剂量（initial dose）。

（2）根据参考文献提供的相同药物剂量确定应用剂量，或参考化学结构和作用都相似的药物的剂量确定初始剂量。

（3）选用几个剂量作药物的剂量效应曲线（dose-effect curve），以获得药物作用的较完整资料，并从中选择适当的剂量为初始剂量。

（4）根据动物或人的应用剂量进行动物之间及动物与人之间的剂量进行换算，以确定初始剂量。

剂量确定后，可通过预实验对药物作用进行观察，根据实验情况做相应调整，最终确定应用剂量。如果在预实验中初始剂量的作用不明显，也没有中毒的表现（体重下降、精神不振、活动减少或其他症状），可以加大剂量再次试验；如出现中毒现象，作用也明显，则应降低剂量再次试验。

七、药物剂量的换算（Ⅲ级）

人与动物对同一药物的耐受性是相差很大的。一般来说，动物的耐受性要比人大，也就是动物单位体重的用药量比人大。关于动物用药量，可查的资料较少，而且动物用的药物种类远不如人用的那么多。因此，在确定动物用药量时，常常要将人的用药量换算成动物的用药量。一般可按下列比例换算：假设人的用药量为1，则小鼠、大鼠为25～50，家兔、豚鼠为15～20，犬、猫为5～10。此外，根据不同种属动物体内的血药浓度和作用与动物体表面积成平行关系，可以采用人与动物的体表面积计算法来换算。

1. **人体体表面积计算法** 计算我国人的体表面积，一般认为许文生氏（Stevenson）公式较适用，即：

体表面积（m^2）= 0.006 1 × 身高（cm）+ 0.012 8 × 体重（kg）- 0.152 9。

2. **动物体表面积计算法** 有许多种计算法，在需要由体重推算体表面积时，一般认为 Meeh-Rubner 公式较适用，即：

$$A = K \times \frac{W^{\frac{2}{3}}}{10\,000}$$

式中，A 为体表面积，以平方米（m^2）计算；W 为体重，以克（g）计算；K 为常数，其数值随动物种类而不同：小鼠和大鼠为9.1、豚鼠为9.8、家兔为10.1、猫为9.8、犬为11.2、猴为11.8、人为10.6。应当指出，这样计算出来的体表面积还是一种粗略的估计值，不完全符合每个动物的实测数值。

例1：用某利尿药给大鼠灌胃，给药时的剂量为 250 mg/kg，试粗略估计犬灌胃给药时可以试用的剂量。

计算：实验用大鼠的体重一般在 200 g 左右，其体表面积为：

$A = 9.1 \times \dfrac{200^{\frac{2}{3}}}{10\,000} = 0.031\,1$（$m^2$）。250 mg/kg 的剂量如改以 mg/$m^2$ 表示，即为：250 × 0.2/0.031 1 = 1 608（mg/m^2）。

实验用犬的体重若为 10 kg，则其体表面积为：

$$A = 11.2 \times \frac{10\,000^{\frac{2}{3}}}{10\,000} = 0.519\,8\ (m^2)$$

于是犬的试用剂量为：1 608 × 0.519 8/10 = 84（mg/kg）。

有时为了简便，人与动物及各类动物间药物剂量的换算也可按体重进行简单折算。如已知 A 种动物每千克体重用药剂量，欲估算 B 种动物每千克体重用药剂量时，可先查"动物与人体的每千克体重等效剂量折算系数表"（表1-2-5），找出折算系数，再按下面公式计算。

B 种动物剂量（mg/kg）＝折算系数 ×A 种动物剂量（mg/kg）。

表 1-2-5　动物与人体的每千克体重等效剂量折算系数表

		A 种动物或成人						
	对象 （体重）	小鼠 （20 g）	大鼠 （200 g）	豚鼠 （400 g）	家兔 （1.5 kg）	猫 （2 kg）	犬 （12 kg）	人 （60 kg）
B 种动物或成人	小鼠（20 g）	1.00	1.40	1.60	2.70	2.20	4.80	9.01
	大鼠（200 g）	0.70	1.00	1.14	1.88	2.30	3.60	6.25
	豚鼠（400 g）	0.61	0.87	1.00	1.65	2.05	3.00	5.55
	家兔（1.5 kg）	0.37	0.52	0.60	1.00	1.23	1.76	3.30
	猫（2 kg）	0.30	0.42	0.48	0.81	1.00	1.44	2.70
	犬（12 kg）	0.21	0.28	0.34	0.56	0.68	1.00	1.80
	人（60 kg）	0.11	0.16	0.18	0.30	0.37	0.53	1.00

例 2：已知某药对小鼠的最大耐受量为 20 mg/kg（20 g 小鼠用 0.4 mg），需折算为家兔用药量。查表，A 种动物为小鼠，B 种动物为兔，交叉点折算系数为 0.37，故家兔用药量为 0.37×20（mg/kg）=7.4（mg/kg），2.0 kg 家兔用药量为 14.8 mg。按体表面积进行简单折算比按体重进行简单折算稍精确一些，表 1-2-6 为人与动物及各类动物间体表面积的比例关系，可供计算时参考。

表 1-2-6　常用动物与人体表面积比值表

对象 （体重）	小鼠 （20 g）	大鼠 （200 g）	豚鼠 （400 g）	家兔 （1.5 kg）	猫 （2 kg）	犬 （12 kg）	人 （50 kg）
小鼠（20 g）	1.00	7.00	12.25	27.80	29.70	124.20	332.40
大鼠（200 g）	0.14	1.00	1.74	3.90	4.20	17.30	48.00
豚鼠（400 g）	0.08	0.57	1.00	2.25	2.40	10.20	27.00
家兔（1.5 kg）	0.04	0.25	0.44	1.00	1.08	4.50	12.20
猫（2.0 kg）	0.03	0.23	0.41	0.92	1.00	4.10	11.10
犬（12.0 kg）	0.01	0.06	0.10	0.22	0.24	1.00	2.70
人（60.0 kg）	0.003	0.02	0.036	0.08	0.09	0.37	1.00

例 3：由动物用量推算人的用量。家兔静脉注射某药的最大耐受量为 4 mg/kg，请推算人的最大耐受量是多少？

查表 1-2-6，先竖后横，家兔体重 1.5 kg，与人体面积比值为 12.20，家兔最大耐受量为 4×1.5＝6（mg），那么人的最大耐受量为 6×12.2＝73.2（mg），取其 1/3～1/10 作为初始剂量。

例 4：由人用量推算动物用量。已知某中药成人每次口服 10 g 有效，拟用犬研究其作用机制，请问应用多少量？

查表 1-2-6，人与犬的体表面积比值为 0.37，那么犬用量为 10×0.37＝3.7（g），取其 1/3 作为初始剂量。

第四节　实验动物的捉持固定及给药途径与技术

一、医学实验动物的选择原则（Ⅰ级）

根据实验目的和要求，可选用不同的实验动物。其选择原则如下：

（1）与人类生理机能近似的原则。即选择进化高、结构和机能代谢复杂的动物。

（2）动物标准化的原则。即指选用遗传背景明确、饲养环境及体内微生物得以控制、符合一定标准的实验动物。

（3）解剖生理特点符合实验目的和要求的原则。

（4）选择不同种系要满足实验研究需要的原则。

（5）符合经济节约的原则。

二、实验动物编号标记及性别鉴别（Ⅰ级）

1. 动物编号标记　实验前常常需要将动物做适当的分组，慢性实验及某些药理毒理实验中常用批量动物同时进行实验。为避免混乱，应将动物进行编号，将其标记使各组加以区别。

（1）小型动物编号标记方法：少量小型动物编号可以直接采用剪被毛编号法，即用剪刀在动物背部剪毛标记。如小型动物较多，常用背部被毛涂色标记方法标记。该方法使用的颜料一般有 3%~5% 苦味酸（黄色）溶液、2% 硝酸银（咖啡色）溶液、0.5% 品红溶液（红色）等。标记时，用毛笔或棉签蘸取上述溶液，涂在动物身体不同部位上，以示不同号码。编号的原则是：从上到下，先左后右。一般涂标左前腿上的斑点标识为 1 号，左侧腰部为 2 号，左后腿为 3 号，头顶部为 4 号，腰背部为 5 号，尾基部为 6 号，右前腿为 7 号，右侧腰部为 8 号，右后腿为 9 号。若动物编号超过 10 或更大数字时，可使用上述两种不同颜色的溶液，即把一种颜色作为个位数，另一种颜色作为十位数，这种交互使用可编到 99 号。如把红色的记为十位数，黄色的记为个位数，那么右后腿黄斑，头顶红斑，则表示是 49 号，其余类推（图 1-2-8）。

也可以尾部划痕编号，即以 5 只为单位进行笼养，在鼠笼初级编号基础之上，再用记号笔按每只"一""二""三""≡""≡"以不同颜色划痕编号（图 1-2-9）。

（2）动物编号标记方法：动物（如犬、猫、猪、家兔等）可以用挂牌法编号，可将铝制号码牌固定在耳、腿、颈部等处。

2. 实验动物的性别鉴别

（1）小鼠和大鼠的性别鉴定：鉴别要点为：①雄鼠可见阴囊内睾丸下垂，夏天尤为明显；②雄鼠的尿道口与肛门距离较远，雌鼠则较靠

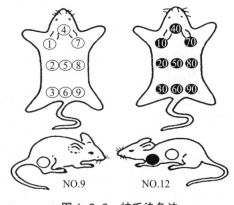

图 1-2-8　被毛染色法

近；③成熟雌鼠的腹部可见乳头。

（2）豚鼠的性别鉴定：用一手抓住动物颈部，另一手抓开靠近生殖器的皮肤，雄性动物在圆孔处露出性器官的突起，而雌性动物则为三角形间隙。另外，成年雌性有两个乳头。

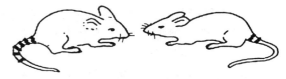

图 1-2-9　尾部划痕法

（3）家兔的性别鉴定：雄兔可见阴囊，两侧各有一个睾丸，用拇指和示指按压生殖器部位，雄兔可露出阴茎。雌兔的腹部可见乳头。

（4）青蛙和蟾蜍的性别鉴定：用拇指及示指捏住动物躯干两侧提起时，雄性的通常会发出叫声，雌性的不会叫。在雄性蛙的前肢拇指和示指蹼上有棕色或黑色小突起，雌性蛙则无。将动物提起时，前肢做怀抱状的是雄性，呈伸直状的为雌性。

三、实验动物的捉持与固定方法（Ⅰ级）

1. 小鼠的捉持与固定　先用右手抓住鼠尾部将鼠提起，放在粗糙的台面或鼠笼盖上，向后轻拉鼠尾，在其向前爬行时，用左手拇指和示指沿其背部向前迅速捏住小鼠的两耳和颈后部皮肤，使其不能转头，然后将鼠体置于左手掌心中，翻转左手，右手拉住小鼠尾部，将后肢拉直，并以左手环指和小指压紧尾部和后肢，使小鼠呈一条直线（图1-2-10A、B）。熟练者也可采用左手一手抓取法，先用拇指、示指抓住小鼠的尾巴，将其放在粗糙的台面或鼠笼盖上，改用环指和小指夹住鼠尾并向后轻拉，再迅速用拇指和示指，沿其背部向前迅速捏住小鼠的两耳和颈后部皮肤，将其固定。抓取时须注意，用力过轻则小鼠头部能够反转咬伤实验者的手，过分用力则会使小鼠窒息或颈椎脱臼。进行手术时，可使用固定板固定。将麻醉后的小鼠仰卧或俯卧于固定板上，用棉线绳缚住小鼠的四肢，线绳另一端系于固定板左右两侧的钉子上；在上颚切齿上栓一线绳，将其系在前方边缘的钉子上，以达到完全固定。

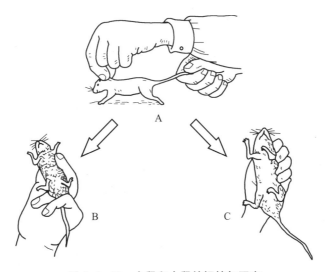

图 1-2-10　小鼠和大鼠的捉持与固定

A. 拉尾抓颈示意图；B. 小鼠抓持示意图；C. 大鼠抓持示意图

2. 大鼠的捉持与固定　离乳大鼠（或体型较小的大鼠）的抓取方法基本与小鼠相同，但最好带防护手套进行。对体型较大的大鼠，应以右手抓住鼠尾，左手戴防护手套，手掌轻靠于鼠背，突然从背部前肢部位向胸部捏住，使其前肢呈交叉状。固定其头部防止被咬伤，但也不要用力过大，勿握其颈部，以免窒息死亡。若大鼠被抓多次没有成功，性情会变得异常凶猛，可待其安静后再抓。手术时的固定方法同小鼠，或用特制的固定盒固定。如图 1-2-10A、C。

3. 豚鼠的捉持与固定　先用右手掌轻轻扣住豚鼠背部，抓住其肩胛下方，以拇指和示指抓住颈部将其轻轻提起。体重较大或怀孕的豚鼠，可用左手托其臀部。豚鼠生性胆小，受惊时会在笼子内急转，易造成自伤。故抓取时要稳、准、快，不能太粗野；不能抓其腰腹部，防止造成肝破裂而死亡。固定方法基本同大鼠、小鼠（图 1-2-11）。

4. 青蛙、蟾蜍的捉持与固定　对于蟾蜍，先用纱布包住两侧耳部的毒腺，挤压一下，放出分泌物，以免捉持时喷射到眼睛。左手握蟾蜍或青蛙，使其俯卧于手掌中，以示指与中指夹住其两前肢，环指与小指夹住两后肢，拇指按压头部前端（图 1-2-12）。在麻醉或破坏脑脊髓后仰卧于蛙板上，用大头针或蛙腿夹固定四肢。

5. 家兔的捉持与固定　右手抓住家兔的颈背部皮肤，将其轻轻提起，用左手托住其臀部，使家兔的身体重量承托于手中，然后按实验要求加以固定。因家兔的耳朵非常敏感，不要用抓兔耳的方法来抓取家兔，也不要抓取家兔的四肢，因兔脚爪锐利，其挣扎时可能会抓伤实验者。做各种手术时，可将家兔麻醉后用粗棉绳拴紧其上门齿，然后绑在实验台铁栓上。该法适于仰卧位固定头部。实验取俯卧位固定动物时，可选用兔头夹固定。四肢固定方法是：用粗棉绳或布带打好扣结，将活结端缚扎于踝关节上部，前后肢平

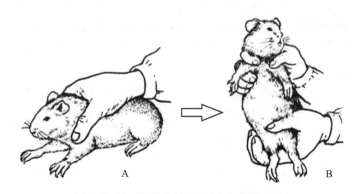

图 1-2-11　豚鼠的捉持（A）与固定（B）

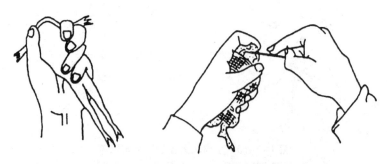

图 1-2-12　青蛙、蟾蜍的捉持与固定

直置于躯干两侧，将绑扎四肢的粗棉绳或布带分别缚于手术台两侧铁栓上（图1-2-13）。

6. 犬的捉持与固定　先用特制的长柄钳夹住犬的颈部，将其按压在地，然后再按实验要求固定。先将棉绳打一空结圈，将绳圈套住犬嘴后，在其嘴上方拉紧绳结，然后绕到嘴下方打第二个结，最后绕至颈后打第三个结固定。捆绑犬嘴的目的只是防止咬人，故打结时切勿过紧，以免激怒或损伤动物。当动物进入麻醉状态后应立即松绑。因此时动物只能依靠鼻子呼吸，鼻腔积存的黏液可能导致动物窒息，甚至死亡。使用易引起呕吐的麻醉药物时尤应注意。头部的固定姿势视实验要求而定，一般做颈、胸、腹、股部实验时，多采用仰卧位；做脑、脊髓部实验时，多采取俯卧位。常用犬头夹固定犬头。四肢固定在头部固定前、后进行均可。方法基本同家兔。

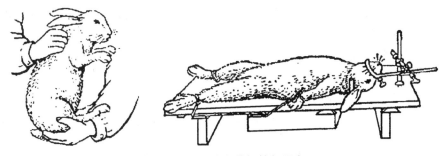

图1-2-13　家兔的捉持与固定

四、实验动物的给药途径与技术（Ⅰ级）

1. 经口给药　多用灌胃法，此法剂量准确，适用于小鼠、大鼠、家兔等动物。

（1）小鼠、大鼠（或豚鼠）：灌胃时将灌胃针接在注射器上，吸入药液。左手抓好动物，右手持注射器，将灌胃针插入动物口中，沿咽后壁徐徐插入食管。动物应固定成垂直体位，针插入时应无阻力。若感到阻力或动物挣扎时，应立即停止进针或将针拔出，以免损伤或穿破食管及误入气管。一般当灌胃针插入小鼠3 cm、大鼠或豚鼠5 cm后，可将药物注入。常用的灌胃量小鼠为0.2～0.5 mL，大鼠为1～4 mL，豚鼠为1～5 mL。

（2）犬、家兔和猫：给此等动物灌胃时，先将动物固定，再将特制的扩口器放入动物口中。灌胃时将扩口器放于上述动物上、下门牙之后，并用绳将它固定于嘴部，将带有弹性的橡皮导管（如导尿管）经扩口器上的小圆孔插入，沿咽后壁而进入食管，此时应检查导管是否正确插入食管，可将导管外口置于一盛水的烧杯中，如不发生气泡，即认为此导管是在食管中，即可将药液灌入。给家兔灌胃时，将兔固定在木制固定盒内，左手虎口卡住并固定好兔嘴，右手取14号细导管，由右侧唇裂避开门齿，将导管慢慢插入，如插管顺利，动物不挣扎，插入约15 cm时，即表示插入胃内，将药液注入。各种动物一次灌胃能耐受的最大容积：小鼠为0.5～1.0 mL，大鼠为4～7 mL，豚鼠为4～7 mL，家兔为80～150 mL，犬为200～500 mL。

2. 注射给药

（1）蟾蜍淋巴囊注射：蟾蜍皮下淋巴囊有数个，注入药物易吸收。一般注射部位为胸、腹或股淋巴囊。由于其皮肤很薄、缺乏弹性，注射后药物易从针孔溢出，所以一般采用远距离注射，如胸部淋巴囊注射时应将针头插入口腔，由口腔底部穿过下颌肌层进入淋巴囊，将药物注入。注射量一般为 0.25～0.5 mL。

（2）皮下注射：注射时用左手拇指和示指提起皮肤，形成褶皱，将连有针头的注射器刺入皮下，将针头轻轻左右摆动，如摆动容易，表示确已刺入皮下，再轻轻抽吸注射器，确定没有刺入血管后，将药物注入。皮下注射部位一般犬、猫多在大腿外侧，豚鼠在后大腿的内侧或小腹部；大鼠可在下腹部；家兔在背部或耳根部注射。

（3）肌内注射：常用肌内注射麻醉鸟类，注射部位多为胸肌或腓肠肌等肌肉较发达的部位。猴、犬、猫、兔等肌肉较发达的动物，也可以选择肌内注射，一般多选用两侧臀部或股部肌肉进行注射。固定动物后，右手持注射器，使之与肌肉呈 60° 夹角，一次刺入肌肉，回抽无血，即可将药物注入。注射完毕后用手轻轻按摩注射部位，帮助药物吸收。

（4）皮内注射：注射时需将注射的局部脱去被毛，消毒后，用左手拇指和示指按住皮肤并使之绷紧，在两指之间，用 1 mL 注射器连细针头，紧贴皮肤表层刺入皮内，然后再向上挑起并再稍刺入，即可注射药液，此时可见皮肤表面鼓起一白色小皮丘。

（5）腹腔注射：用大鼠、小鼠做实验时，以左手抓住动物，使其腹部向上，右手将注射针头于左（或右）下腹部向头部方向刺入皮下，使针头向前推 0.5～1.0 cm，再以 45° 穿过腹肌，固定针头，缓缓注入药液。为避免伤及内脏，可使动物处于头低位，使内脏移向上腹。若实验动物为家兔，进针部位为下腹部近腹白线两侧 1 cm 处。

（6）静脉注射：此法是将药物通过静脉通路直接注入，是医学机能学实验中最常用的给药方法。静脉给药时，不同种类的动物由于其解剖结构的不同，应选择不同的静脉血管。

1）家兔耳缘静脉注射：将家兔置于兔固定盒内，没有固定盒时可由助手将家兔固定在实验台上，特别注意使兔头不能随意活动。兔耳部血管分布清晰，兔耳中央为动脉，耳外缘为静脉。由于内缘静脉深不易固定，故一般不用。常采用外缘静脉，因为外缘静脉表浅、易固定。先拔去注射部位的被毛，用手指弹动或轻揉兔耳，使静脉充盈，用左手示指和中指夹住静脉的近端，拇指绷紧静脉的远端，环指及小指垫在下面，右手持注射器将针头尽量从静脉的远端刺入，再顺血管腔推进约 1 cm，回抽针栓，如有回血表示确已刺入静脉血管内，如感觉推注阻力很大，且局部肿胀，表示针头刺到血管外，须重新穿刺。然后移动拇指于针头上以固定针头，放开示指和中指，将药液注入；注射完后拔出针头，用手压迫针眼片刻。耳缘静脉注射应尽量从远心端（耳尖部）开始，以便重复注射，必要时可仅将注射器取下，将针头留置于静脉内，并在针头内插入一个针芯，防止出血。下次注射时将针芯取出，即可装上注射器推注药物。

2）小鼠和大鼠的静脉注射：一般采用尾静脉注射。尾部有三根静脉（尾部两侧和背部各一根），两侧的尾静脉更容易注射。操作时先将动物固定在鼠筒内或扣在烧杯中，使尾巴露出，尾部用 45～50℃的温水浸润 30 s 或用乙醇反复擦拭使血管扩张，并可使表皮角质软化，术者用左手拇指和示指捏住鼠尾两侧，使静脉充盈，用中指从下面托起尾巴，以环指和小指夹住尾巴的末梢进行固定，右手持注射器连细针头，使针头与静脉平行（针头与尾部成 3°～5° 夹角），从尾下 1/3 处进针，因为此处皮薄易于刺入。先缓注少量药液，如无阻力，表示针头已进入静脉，可继续注入；如推注阻力很大，局部皮肤变白，表示针头未刺入血管中或滑脱出血管，应重新穿刺。注射完毕后把尾部向注射侧弯曲以止血。如需反复注射，应尽可能从末端开始，以后向尾根部方向移动注射。幼年大鼠和小鼠可以采用这种方法给药，但成年大鼠尾静脉穿刺困难，不宜采用此法。此外，大鼠还可采用舌下静脉注射给药，注射时，先麻醉好动物，然后将动物固定，再拉出舌头，找到舌下静脉，直接注入药物。

3）犬静脉注射：多选前肢内侧皮下头静脉或后肢小隐静脉注射。注射前由助手将动物侧卧并固定好，剪去注射部位的被毛，用胶皮带扎紧（或用手抓紧）静脉近心端，使血管充盈，然后于静脉的远心端将注射针头平行刺入血管，待有回血后，松开胶皮带（或两手），缓缓注入药液。

4）蛙类静脉注射：将蛙脑和脊髓破坏后仰卧位固定于蛙板上，沿腹中线稍左剪开腹肌并翻转，可见腹静脉紧贴腹壁肌肉走行，将针头平行刺入即可注射药物。

3. 其他给药途径

（1）呼吸道给药：呈粉尘、气体及蒸汽（或雾状）存在的药物或毒气，均需要通过动物呼吸道给药。如一般实验时给动物乙醚作吸入麻醉；给动物吸一定量的氨气、二氧化碳来观察呼吸、循环变化等。

（2）皮肤给药：为了鉴定药物或毒物经皮肤的吸收作用、局部作用、致敏作用和光感作用等，均需采用经皮肤给药方法。如家兔和豚鼠常采用背部一定面积的皮肤脱毛后，将药物涂在皮肤上，药物可经皮肤吸收或起屏障保护作用。

（3）脊髓腔内给药：主要用于椎管麻醉或抽取脑脊液。家兔椎管内注射方法是将家兔作自然俯卧式，尽量使其尾向腹侧弯曲，将第7腰椎周围背毛剪去，用3%碘酒消毒，干后再用75%乙醇将碘酒擦去。在兔背部摸到第7腰椎间隙（第7腰椎与第1骶椎之间），插入腰椎穿刺针头。当针到达椎管内时（蛛网膜下隙），可见到兔的后肢跳动，即证明穿刺针头已进入椎管。这时不要再向下刺，以免损伤脊髓。固定好针头，即可将药物注入。

（4）小脑延髓池给药：一般在动物麻醉情况下进行，而且常用于大动物（如犬等），小动物很少采用。将犬麻醉后，使犬头尽量向胸部弯曲，用左手摸到其第一颈椎上方的凹陷（枕骨大孔），右手取7号钝针头（将针头尖端磨钝），由此凹陷的正中顺平行犬的方向小心刺入小脑延髓池。当针头正确刺入小脑延髓池时，注射者会感到针头再向前穿时无阻力，同时可以听到很轻的"咔嚓"声，即表示针头已穿过硬脑膜进入小脑延髓池，而且可抽出清亮的脑脊液。注射药物前，先抽出一些脑脊液，抽取量根据实验需要注入多少药物决定，即注入多少抽取多少，以保持原来脑脊髓腔里的压力。

（5）脑内给药：小鼠脑内给药时，选套有塑料管、针尖露出2 mm深的针头，由鼠正中额部刺入脑内，注入药物或接种物。给豚鼠、家兔、犬等进行脑内注射时，须先用穿颅钢针穿透颅骨，再用注射器针头刺入脑部，之后再徐徐注入药物。注射速度一定要慢，避免引起颅内压急骤升高。

（6）直肠内给药：家兔直肠内给药时，取灌肠用的胶皮管或用14号导尿管代替。在胶皮管或导尿管头上涂上凡士林，由助手使兔蹲卧于桌上，以左臂及左腋轻轻按住兔头及前肢，以左手拉住兔尾，露出肛门，并用右手抓住后肢，实验者将橡皮管插入家兔肛门内，深度为7~9 cm。橡皮管插好后，将注射器与橡皮管套紧，即可灌注药物。

（7）关节腔内给药：此种方法常用于关节炎的动物模型复制。兔关节腔内给药时，将兔仰卧固定于兔台上，剪去关节部被毛，用碘酒或乙醇消毒后，用手从下方和两旁将关节固定，把皮肤稍移向一侧，在髌韧带附着点处上方约 0.5 cm 处进针。针头从上前方向下后方倾斜刺进，直至针头遇阻力变小，然后将针头稍后退，以垂直方向推到关节腔中。针头进入关节腔时，通常有似刺破薄膜感，表示针头已进入膝关节腔内，即可注入药物。

第五节　动　物　麻　醉

在给动物进行手术或创伤处理时，动物不安定，需要对动物进行麻醉，麻醉的方法有全身麻醉和局部麻醉。

一、全身麻醉（Ⅱ级）

吸入或注射麻醉药，使动物中枢神经呈抑制状态，动物全身肌肉呈现松弛，对外界刺激反应暂时消失或减弱，但生命中枢（呼吸和心搏）保持正常状态，称为全身麻醉。动物在全身麻醉时，会形成特有的麻醉状态，表现为镇静、无痛、肌肉松弛、意识丧失等。动物在全身麻醉条件下，可以施行比较复杂和难度较大的手术。动物的意识丧失、无痛和肌肉松弛成为全身麻醉的三大要素，现代全身麻醉就是这些要素的利用与实现。

（一）吸入麻醉

吸入麻醉（inhalation anesthesia）是用气态或挥发性液态的麻醉药，使药物经过呼吸由肺泡毛细血管进入循环，并到达中枢，使中枢神经系统产生麻醉效应。医学机能学实验中最常用的吸入麻醉剂是乙醚，此外还有氟烷（三氟乙烷，三氟溴氯乙烷）、恩氟烷、异氟醚等。乙醚为无色易挥发的液体，有特殊的刺激性气味，易燃易爆，使用时应远离火源。乙醚可用于多种动物的麻醉。麻醉时对动物的呼吸、血压无明显影响。麻醉速度快，维持时间短，更适合于时间短的手术和实验。如去大脑僵直、小脑损毁实验等，也可用于凶猛动物的诱导麻醉。给犬吸入乙醚麻醉时可用特制的铁丝犬嘴套套住犬嘴，由助手将犬固定于手术台上。术者用 2～3 层纱布覆盖犬嘴套，然后将乙醚不断滴于纱布上，使犬吸入乙醚。犬吸入乙醚后，往往由于中枢抑制解除而首先有一个兴奋期。动物挣扎，呼吸快而不规则，甚至出现呼吸暂停。如呼吸暂停，应将纱布取下，等动物呼吸恢复后再继续吸入乙醚，以防呼吸暂停后呼吸过度，吸入过多乙醚。之后动物逐渐进入外科麻醉期，呼吸逐渐平稳均匀，角膜反射消失或迟钝，对疼痛反应消失，即可进行手术。

麻醉猫、大鼠、小鼠时可将动物置于适当大小的玻璃罩中，再将浸有乙醚的棉球或纱布放入罩内，并密切注意动物的反应，特别是呼吸变化，直到动物麻醉。给家兔麻醉时，可将浸有乙醚的棉球置于一个大烧杯中，术者左手持烧杯，右手抓兔双耳，使其口鼻伸入烧杯吸入乙醚，直到动物麻醉。

吸入麻醉由浅入深的过程是一个连续性过程。连续给予吸入麻醉药，随着脑组织内麻醉药分压的升高，产生不规则的下行性中枢神经系统抑制。抑制的顺序是大脑皮质（或间接由于脑干网状结构的抑制）、皮质下中枢、小脑和脊髓。脊髓的感觉功能比运动功能先被抑制。最后，延脑的呼吸中枢和血管运动中枢被抑制。此过程被人为地分成 4 期。习惯上将乙醚麻醉的典型分期作为代表。

1. 镇痛期　亦称定向力障碍期。此期从麻醉开始至意识完全消失止。主要为大脑皮质和网状结构上行激活系统开始受到抑制。随着麻醉的加深，动物意识逐渐模糊，感觉迟钝，然后逐渐消失。对感觉抑制的顺序为温觉先消失，痛觉逐渐减退，触觉消失较晚，听觉最后消失或仍有部分保留。本期内呼吸、循环无明显改变。由于麻醉药本身的刺激，可使呼吸不规则和增快，脉搏也可稍快。各种反射均存在。本期末睫毛反射消失，可视为1期的终结和2期的开始。

2. 兴奋期或谵妄期 亦称失控制反应期。从意识消失至眼睑反射消失和呼吸转为规则止。大脑皮质功能进一步受到抑制，减弱了对运动中枢和皮质下中枢的控制和调节。主要特点是对一切外来刺激表现出过度和失常的反应。肌肉张力增强、反射亢进；呼吸不规则，分泌物增多（乙醚蒸气对口腔和呼吸道黏膜的刺激），呛咳、屏气、吞咽、呕吐等。又因儿茶酚胺分泌增多，促使血压升高、脉搏增快，甚至心律失常。此外可见瞳孔扩大，眼球转动。此期对动物不利，不宜进行任何手术，应避免任何不必要的刺激。

3. 手术麻醉期 此期内动物的呼吸由不规则转为规则直至呼吸濒于停止为止。呼吸从不规则转为规则是进入此期最显著的标志。此期间脑、中脑、脑桥自上而下逐渐受到抑制，脊髓则从下而上受到抑制。

乙醚麻醉的注意事项：①乙醚吸入麻醉中常刺激呼吸道黏膜而产生大量分泌物，易造成呼吸道阻塞，可在麻醉前30 s皮下注射阿托品（0.1 mg/kg），以减少呼吸道分泌物。②乙醚吸入过程中动物挣扎，呼吸变化较大，乙醚吸入的量及速度不易掌握，应密切注意动物的反应，以防吸入过多，麻醉过度而使动物死亡。

4. 延髓麻醉期 呼吸、循环先后相继停止，应立即心肺复苏抢救。

（二）注射麻醉

注射麻醉一般采用静脉注射或腹腔注射，注射方法与前述注射给药相同。静脉注射适合家兔、犬等静脉穿刺较方便的动物。静脉注射麻醉速度快，兴奋期短而不明显。可根据动物反应随时调整注射速度和用药剂量，易于准确达到所需麻醉深度，是医学机能学实验中最常用的麻醉方法之一。注射麻醉时应注意密切观察动物呼吸，根据呼吸随时改变注药速度，绝不能当动物已经出现呼吸过慢，甚至停止，术者还未发现。如用药量已达到参考剂量而动物仍呼吸急促，对夹捏末端肢体的挣扎反应明显，可适当缓慢加注麻醉药（但氯醛糖例外，需等候一段时间），直到麻醉满意，但腹腔注射一次加用剂量不能超过计算总量的1/5。在寒冷条件下麻醉动物往往体温逐渐下降，应注意保温；如动物呼吸暂停应立即抢救。

1. 静脉注射麻醉 一般应将计算用药总量的1/3，以较快速度注入（但不宜过快），这样可使动物迅速度过兴奋期，而且节省时间。其余2/3应缓慢注射，以防麻醉过度。静脉注射过程中，术者应密切注视动物的呼吸频率和节律（不时由术者或助手用手触摸呼吸运动），如呼吸过度减慢或不规则，应暂停或减慢注射，并且随时检查动物肌张力和对夹捏肢体皮肤或尾根部的反应，以判断麻醉深度，直至达到所需麻醉状态。

2. 腹腔注射麻醉 常用于大鼠、豚鼠和猫的麻醉，一般将计算麻醉剂量一次性注入。操作较为简便，但麻醉作用慢，兴奋期表现较明显。麻醉深度不易掌握。

3. 常用注射麻醉剂

（1）氨基甲酸乙酯（Ⅰ级）：又称乌拉坦，与氯醛糖类似，可导致较持久的浅麻醉，对呼吸无明显影响。常用于家兔、猫、犬、蛙、鼠等动物。氨基甲酸乙酯对家兔的麻醉作用较强，是家兔急性实验常用的麻醉药。对猫和犬则奏效较慢。可诱发大鼠和兔产生肿瘤，故需长期存活的慢性实验动物最好不用它麻醉。该药易溶于水，使用时可配成20%～25%的溶液，进行腹腔注射或静脉注射。优点是价廉，使用简便，安全范围大，一次给药可维持4～6 h，且麻醉过程较平稳，动物无明显挣扎现象；缺点是苏醒慢，麻醉深度和使用剂量较难掌握。

（2）戊巴比妥钠：巴比妥类药物根据药物作用速度和持续时间，可划分为长时作用、中时作用、短时作用和超短时作用4种。前两种不用于麻醉，多用于镇静、催眠、抗惊厥等；后两种适用于小动物的全身麻醉。戊巴比妥钠为短时作用巴比妥类药物。其主要作用是抑制中枢神经系统；由于有抑制脑运动区域的作用，故常用来抗惊厥。本品止痛作用弱，催眠作用强，深麻醉时对呼吸、循环系统抑制明显。在苏醒期，静脉注射葡萄糖或肾上腺素会延长恢复期，称"葡萄糖反应"。该药易溶于水，水溶液较稳定，但久置后易析出结晶，稍加碱性溶液则可防止析出结晶。根据实验动物不同，可配制成1%～3%水溶液，由静脉或腹腔注射给药，一次给药后麻醉维持时间3～4 h，一次补充量不宜超过原给药量的1/5。由于该药苏醒期长，并在诱导期和苏醒期表现兴奋现象，故小动物临床不以此药作为常用麻醉药。

（3）硫喷妥钠：为超短时作用巴比妥类药物，脂溶性高，易透过血脑屏障，注射后迅速产生麻醉作用，故本品多用于诱导麻醉。该药为黄色粉末，味苦，有洋葱样气味，易潮解，溶液不稳定，需临时配制成2%～4%的水溶液静脉注射。麻醉时间短为其特点。一次注射后麻醉维持时间仅0.5～1 h，实验中常需补充给药。在给予肌肉松弛剂的清醒动物实验中，可用该药做气管插管、接通呼吸机前的麻醉给药。硫喷妥钠的主要毒性作用是抑制呼吸中枢，使呼吸变慢，变浅，还能抑制心脏，使血压下降、脉搏变慢。但对心脏的影响远不如对呼吸中枢，因心脏停搏的剂量比呼吸高16倍。

（4）氯胺酮：是一种非巴比妥类作用迅速的麻醉药，能选择性抑制大脑联络经路和丘脑-新皮质系统，呈现全麻醉状态，故镇痛作用较强；但由于其对中枢的某些部位则产生兴奋作用，注射后虽然显示镇静作用，但受到惊扰仍能觉醒并表现出有意识的反应，这种特殊的麻醉状态称"分离麻醉"。静脉注射用1%的溶液，肌内注射用5%的溶液。一般采用肌内注射，剂量为15 mg/kg；肌内注射后，3～5 min呈现麻醉状态，持续30 min。特点是痛觉完全消失，吞咽、咽喉、眼睑、角膜反射仍未消失，保持呼吸道畅通。小动物使用较多。由于氯胺酮对循环系统具有兴奋作用，心率增快38%，心排血量增加74%，血压增高26%，中心静脉压升高66%，外周阻力降低26%，因此静脉注射时要慢。本品对呼吸只有轻微的影响（抑制），对唾液分泌有增强现象，可先注入阿托品加以抑制。氯胺酮静脉注射总量一般不超过10 mg/kg。

二、局部麻醉（Ⅱ级）

用局部麻醉药暂时阻断某些周围神经的冲动传导，使受这些神经支配的相应区域失去痛觉，称局部麻醉（local anesthesia）。

1. 局部麻醉方法

（1）表面麻醉：利用麻醉药的渗透作用，使其透过黏膜而阻滞浅在的神经末梢功能，称表面麻醉，如口鼻、直肠黏膜麻醉。

（2）浸润麻醉：沿手术切口线皮下注射或部分分层注射局部麻醉药，阻滞神经末梢的功能，称为浸润麻醉。常用 0.25%～1% 普鲁卡因，麻醉方式有直线浸润、菱形与扇形浸润、分层浸润麻醉等。注射方法是先将针头插至所需深度，然后边退边推药液。

（3）传导麻醉：在神经干周围注射麻醉药，使神经干所支配的区域失去痛觉，称为传导麻醉。特点是使用少量麻醉药，产生较大区域的麻醉，常用 2% 利多卡因或 2%～5% 普鲁卡因，麻醉药的浓度和用量与麻醉效果成正比。

（4）脊髓麻醉：将局部麻醉药注射到脊髓椎管内，阻滞脊神经的传导，使脊神经所支配的区域无痛，称之为脊髓麻醉。如硬膜外腔麻醉、蛛网膜下隙麻醉。

2. 常用的局部麻醉药

（1）盐酸普鲁卡因：为临床上常用的局部麻醉药，其毒性小，对感觉神经亲和力强，特点是使用安全，药效迅速，注入组织后 1～3 min 即可呈现麻醉作用，但维持时间短，一般在 45～60 min；其渗透组织的能力弱。

（2）盐酸利多卡因：麻醉强度和毒性在 1% 浓度以下时与普鲁卡因相似；在 2% 浓度时，麻醉强度提高 2 倍，具有较强的穿透性和扩散性，作用时间快而持久，维持 1 h 以上，对组织无刺激性，但毒性较普鲁卡因稍大。

（3）盐酸丁卡因：局部麻醉作用强、迅速，穿透力强。常用于表面麻醉，其毒性较普鲁卡因强 10～13 倍，麻醉效果也强 10 倍。

三、麻醉效果的判断（Ⅱ级）

1. 麻醉状态　躯体自然倒下、全身肌肉松弛；呼吸节律呈现深而缓慢的改变；角膜反射消失或存在但较为迟钝；对夹捏肢体末端的挣扎反应消失或极迟钝。此时为最佳麻醉效果。若麻醉药剂量给予不足，动物仍有挣扎、尖叫等兴奋表现时，应观察一段时间，确认动物是否已度过兴奋期。不可盲目追加麻醉药。如需追加麻醉药物，剂量不应超过原给药总量的 1/5；且不宜由静脉补充麻醉药，而以腹腔或肌内注射的方式更为妥当。同时应密切观察动物是否已达到麻醉的基本状态。

2. 麻醉药过量　当麻醉药过量时，一方面实验动物会出现呼吸、心搏骤停或间歇性停止等体征；另一方面，实验动物全身皮肤发绀，呼吸表浅而缓慢。

第六节　实验动物的取血与处死（Ⅱ级）

一、常用实验动物的取血

1. 小鼠和大鼠的取血

（1）尾部取血：可采用针穿刺尾静脉和剪尾尖两种方法。针穿刺尾静脉的方法跟尾静脉注射一样，只不过不是注射药物，而是抽取血液。剪尾尖一般先将尾巴置于 45～50℃ 热水中浸泡数分钟，使血管扩张。擦干鼠尾后，将尾尖剪去 1～2 mm（小鼠）或 5 mm（大鼠）。从尾根部向尾尖部按摩，血即从断端流出。

（2）眼球后静脉丛取血：用 7 号针头连接 1 mL 的注射器或 10 mL 长玻璃管（一端烧制拉成直径 1～1.5 mm 的毛细管）。取血时左手抓住鼠两耳之间的皮肤使头固定，轻轻压迫颈部两侧，阻碍头部静脉回流，使眼球充分外突，此时球后静脉丛充血。右手持注射器或玻管，将其插入内眦部，向眼底方向旋转插入。因血压关系，血液自行流入管内，拔出针头或玻管。插入的深度一般是：小鼠为 2~3 mm，大鼠为 4~5 mm。为防止穿刺孔出血，可用纱布压迫眼球，以达到止血的目的。数分钟后可在同一穿刺孔重复取血。小鼠一次可采得血 0.2 mL，大鼠 0.5 mL。

（3）断头取血：左手将大（小）鼠的头颈部握紧，将颈部暴露，右手用剪刀用力将鼠颈剪断，并迅速将鼠倒置，让血滴入容器。此方法用于实验结束后血液采集量大时。

（4）心脏取血：先将动物仰卧固定，左手示指于左侧第 3~4 肋间触到心尖搏动最明显处，右手用连有针头的注射器在此处穿刺。血液可随心脏搏动而进入注射器。小鼠取血量为 0.5~0.6 mL，大鼠为 0.8~1.2 mL。

（5）大血管取血：可采用颈动（静）脉、股动（静）脉、腹主动脉等方法取血。在这些部位取血均须麻醉后固定动物，然后做动（静）脉分离手术，使其充分暴露，用注射器沿大血管平行方向刺入，并用手捏住血管穿刺处，防止血液流出，然后抽取所需血量。或直接用剪刀剪断大血管，让血液流入准备好的容器中。

2. 家兔取血

（1）耳缘静脉或耳中央动脉取血：先拔去血管表面皮肤的被毛，轻揉兔耳或用乙醇涂抹皮肤使血管扩张。用注射器从耳中央动脉穿刺并抽取血液，也可用针头刺破耳缘静脉末梢取血。这种方法取血量不大。

（2）大血管取血：可采用颈动脉、颈静脉、股动脉、股静脉取血。先将动物麻醉后固定好，将要穿刺的血管分离出来，然后行动、静脉插管术，缓慢抽取血液。

（3）心脏取血：在第 3 肋间胸骨左缘 3 mm 心脏搏动最明显处，将针头垂直刺入心脏，血即进入注射器。一次可取血 20~25 mL。

3. 豚鼠取血

（1）耳缘剪口采血：将耳消毒后，用剪刀剪破耳缘，为阻止血凝，可在切口边缘涂抹 20% 枸橼酸钠溶液，则血可自切口自动流入容器。一般能采血 0.5 mL 左右。

（2）背中足静脉取血：固定动物，将其右或左后肢关节伸直，动物脚背面用乙醇消毒，找出背中足静脉后，左手拉住豚鼠的趾端，右手用注射器刺入静脉取血。

（3）股动脉采血：跟家兔大血管取血一样，先将动物麻醉后固定好，将股动脉血管分离出来，然后行股动脉插管术，血液即由导管流入准备好的容器中。一次可采血 10~20 mL。

（4）心脏采血：先固定好动物，左手探明心脏搏动最强部位，通常在胸骨左缘的正中，右手持注射器将针头由此处垂直刺入心脏进行取血。成年豚鼠用此法采血应不超过 10 mL。

二、实验动物的处死（Ⅰ级）

1. 颈椎脱臼法　常用于小鼠，术者左手持镊子或用拇指、示指固定鼠头后部，右手捏住鼠尾，用力向后上方牵拉，听到鼠颈部咔嚓声即颈椎脱位、脊髓断裂，鼠瞬间死亡。

2. 断头法与毁脑法　常用于小鼠和大鼠，术者需戴手套。实施断头法时两手分别抓住鼠头与鼠身，拉紧并暴露颈部，由助手持剪刀，从颈部剪断鼠头。毁脑法常用于蛙类，用金属探针经枕骨大孔刺入，破坏脑和脊髓而致死。

3. 空气栓塞法　适用于方便进行静脉穿刺的动物。术者用注射器向静脉血管内迅速注入空气，由于空气栓塞而使动物死亡。致死猫与家兔的空气量为 10~20 mL，犬为 70~150 mL。

4. 放血法　如鼠可用摘除眼球，从眼眶动静脉大量放血而致死；家兔和猫可采用剪断颈总动脉的方法放血；犬在麻醉状态下，可横向切开股三角区，剪断股动静脉，血液立即喷出，同时用水冲洗出血部位，防止血液凝固，几分钟后动物死亡。

5. 化学药物致死法　如给动物的静脉内注入甲醛溶液，使血液内蛋白凝固，导致全身血液循环严重障碍和缺氧而死。成年犬静脉内需注入 10% 甲醛溶液 20 mL；注射过量麻醉药物；静脉内注入氯化钾溶液，致心脏弛缓性停搏而死亡。成年家兔静脉内需注入 10% 氯化钾溶液 5~10 mL，成年犬静脉内需注入 20~30 mL。

数字课程学习

⬇ 教学 PPT　　　◆ 拓展阅读

第三章 实验手术操作基本技能

第一节 哺乳动物实验的基本操作技术

一、动物固定与剪毛（Ⅰ级）

1. 动物固定　为方便实验手术操作和结果记录，一般应将麻醉动物固定于手术台。固定动物的方法和姿势依实验内容而定。仰卧位是医学机能实验中最常用的固定姿势，适用于颈部、胸部、腹部和股部的手术及实验。固定方法是使动物仰卧，用棉绳一端钩住动物上门齿，另一端稍加牵引系在手术台前端的铁柱或木钩上，以固定头部。四肢的固定方法是先用四根棉绳分别打活结套在动物四肢腕、踝关节近端并稍拉紧，另一端缚于手术台两侧的四个木钩上即可。俯卧位适用于颅脑和脊髓实验，用同样的方法固定四肢，头部可根据实验要求固定于立体定向仪、马蹄形头固定器，或用棉绳钩住上门齿，系缚于手术台前端的木钩上。侧卧位适用于耳蜗和肾（腹膜后入路）部位的实验，可顺势将动物固定于手术台。

2. 动物剪毛　动物固定后，应将手术部位皮肤被毛剪去，以显露皮肤。剪毛宜用弯头剪毛剪或家庭用粗剪刀，不能用眼科剪。剪毛部位及范围由拟定皮肤切口部位和大小而定，应大于皮肤切口。为避免剪伤皮肤，术者可用左手拇指和示指绷紧皮肤，右手持剪刀平贴皮肤，逆着毛的方向剪毛，并随时将剪下的被毛放入盛有水的烧杯中，以防被毛进入仪器或污染实验环境。剪毛后用湿纱布擦拭局部，以清除剪落的被毛。

二、切开、组织分离、止血、打结与缝合（Ⅰ级）

（一）切开

（1）切开皮肤前，应根据实验要求确定皮肤切口的位置和大小。例如，要暴露颈总动脉、迷走神经时，应选用颈前正中线切口；暴露膈肌时，应在剑突下切口；暴露心脏时，应在胸前正中线或左胸部切口；暴露膀胱、输尿管时，应在耻骨联合上方正中线切口；显露肾、肾神经时，应在左肋缘下、骶棘肌腹侧缘切口；暴露股动脉、股静脉时，应在腹股沟部切口。切口一般应与血管或器官走行方向平行，必要时可做出标记。切口大小应便于深部手术操作，但不宜过大。

（2）切开皮肤时，术者一般站在动物右侧，也可根据需要站在距手术视野较近的位置，助手站在对面。术者用左手拇、示指将预定切口部位的皮肤绷紧，右手持手术刀，以适当力度切开皮肤、皮下组织，直至浅筋膜。如果是慢性实验，术后还需喂养，则要求手术操作更加规范。切开皮肤时，刀尖先垂直刺入皮肤，然后再转至与皮面成45°斜角，用刀均匀切开皮肤及皮下组织，直至预定切口的长度，再将刀转成90°与皮面垂直方向，将刀提出切口。切开时要掌握用刀力度，力求一次切开全层皮肤，使切口呈线状，切口边缘平滑，避免多次切割导致切口边缘参差不齐而影响愈合。切开时也不可用力过猛，以免误伤深部重要组织。

（二）组织分离

组织分离也称剥离、解剖剥离或游离，是暴露手术解剖区的重要手术操作技术，应尽量按照正常组织间隙进行，这样不仅操作容易、出血少，而且不至于引起重大的损伤。剥离按形式可分为锐性和钝性两种，手术时常常将两者结合使用。

1. 锐性剥离　是指用锐利器械（一般用刀或剪）进行的解剖剥离，必须在直视下进行，动作要准确、精细。用刀时，刀刃宜利，利用手指的伸缩动作（不是手腕或上肢动作）进行切割，刀刃沿组织间隙做垂直的短距离切开；用剪时，可将锐性和钝性剥离结合使用，剪刀闭合用尖端伸入组织间隙内，不宜过深，然后张开剪柄分离组织，仔细辨清，无重要组织时予以剪开。锐性剥离常用于致密组织（如筋膜和瘢痕组织等）的剥离。

2. 钝性剥离　多用于疏松组织（如正常组织间隙）的解剖，因常无重要血管神经等组织结构，有时可在非直视下进行。常用血管钳、闭合的组织剪、刀柄、手指及特殊用途的剥离器（如脑膜剥离器）等。手指剥离是钝性剥离中常用的方法之一。钝性剥离是用以上器械或手指伸入疏松的组织间隙，以适当的力量轻轻地逐步推开周围组织，决不应粗暴地勉强分离，否则会引起重要组织结构的损伤或撕裂，造成不良后果。

（三）止血

手术过程中要注意不要损伤大血管，如有出血应及时止血，以免动物失血过多，并保持手术视野清晰。止血的方法有压迫止血和结扎止血。

1. 压迫止血　适用于较广泛的创面渗血。对较大血管出血一时无法暴露出血点时，可暂时压迫出血，在辨明出血的血管后，再进行结扎止血。①一般创面用干纱布直接压迫出血数分钟，即可控制止血；②渗血较多时，可用热生理盐水纱布压迫创面 3~5 min，可较快控制渗血。

2. 结扎止血　是常用的止血方法。先用止血钳的尖端对准出血点准确地夹住，然后用适当的丝线结扎或缝扎。

（1）单纯结扎止血：先用止血钳夹住出血点，然后将丝线绕过止血钳下的血管和周围少许组织，结扎止血。结扎时，持钳者应先抬起钳柄，当结扎者将缝线绕过止血钳后，下落钳柄，将钳头翘起，并转向结扎者的对侧，暴露结扎部位，使结扎者打结方便。当第一道结收紧后，应以放开和拔出的动作撤出止血钳，结扎者打第二道结。遇到重要血管时，在打好第一道结后，应在原位稍微放开止血钳，以便第一道结进一步收紧，然后再夹住血管，打第二道结，最后再重复第二次打结。

（2）贯穿缝合结扎止血：适用于较大血管或重要部位血管出血。先用止血钳夹住血管及周围组织少许。然后用缝针穿过血管端和组织并结扎，可行单纯缝扎或 8 字形缝扎。

（四）结扎与打结

结扎与打结是切除缝合操作中十分重要的技术，是最基本的操作之一，它贯穿于手术操作的全过程。结扎是不是牢固，与打结的要领正确与否有关，牢固的结扎有赖于熟练、正确的打结技术。结的种类有以下 6 种（图 1-3-1）。

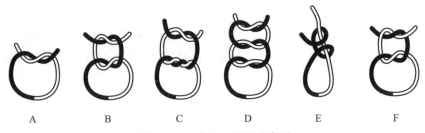

图 1-3-1 常见 6 种结的类型

A. 单结；B. 方结；C. 外科结；D. 三叠结；E. 滑结；F. 假结

1. 单结　为各种结的基本结，只绕一圈，不牢固，偶尔在皮下出血结扎时使用。
2. 方结　也称平结，其特点是结扎线来回交错，出力均匀，打成后越拉越紧，不会松开或脱落，因而牢固靠得住，多用于结扎较小血管以及各种缝合时的结扎。打结方法有单手打结法、双手打结法和器械（血管钳或持针器）打结法 3 种。

（1）单手打结：本方法简单、迅速，两手都可进行，应用广泛，但操作不当易成滑结。打结时，一手持线，另一手做打结动作，主要使用拇指、示指、中指三指，凡"持线""挑线""钩线"等动作必须运用手指末节近指端处，才能做到迅速有效拉线。打结时要注意线的方向，如用右手打结，右手所持的线要短些，此法适合于各个部位的结扎（图 1-3-2）。

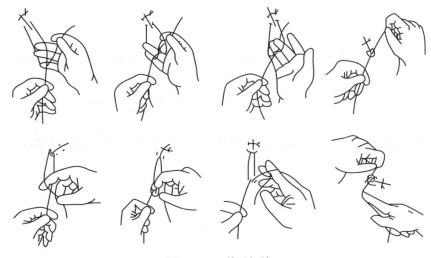

图 1-3-2　单手打结

（2）双手打结：本方法较单手打结法更为靠得住，不易滑结，双手打结法较单手打结法难度大些，除用于一般结扎外，对深部的缝合结扎较为靠得住、方便。此法适用于深部组织的结扎及缝扎（图 1-3-3）。

（3）器械打结：本方法是用血管钳或持针器打结，简单易学，适用于深部、狭窄切除缝合野的结扎或缝线过短用手打结有困难时。优点是可节省缝线，节约穿线时间；缺点是当有张力缝合时，头结易松滑，需助手辅助才能扎紧（图 1-3-4）。

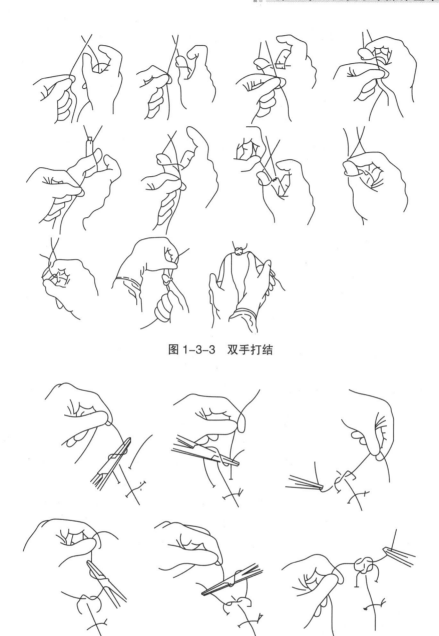

图 1-3-3 双手打结

图 1-3-4 器械打结

3. 外科结　将第一结扣线圈绕两次，使线间的摩擦面及摩擦系数增大，从而也增加了安全系数，然后打第二个线扣时不易滑脱。用于较大血管及组织张力较大部位的结扎，但因麻烦及费时，切除缝合中极少采用。

4. 三叠结　又称三重结，是在方结的基础上再重复打个结，且第三个结与第二个结的方向相反，以加强结扎线间的摩擦力，防止线疏松滑脱。常用于较大血管及较多组织的结扎，也用于张力较大组织缝合。缺点是组织内的结扎线头较大，使较大异物遗留在组织中。

5. 滑结　在做方结时，因为不熟练，双手用力不均，只拉紧线的一端所致。

6. 假结　结扎后易自行滑脱以及松解构成两单结的方向纯粹相同，切除缝合中不宜使用。

（五）缝合

缝合是将已经切开或外伤断裂的组织、器官进行对合的技术。不同部位的组织器官需采用不同的方式进行缝合。缝合的基本步骤如下。

1. 进针　缝合时左手持有齿镊，提起皮肤边缘，右手执持针器，用腕臂力由外旋进，顺针的弧度刺入皮肤，经皮下从对侧切口皮缘穿出。

2. 拔针　可用有齿镊夹住针前端，顺针的弧度外拔，同时持针器从针后部顺势前推。

3. 出针与夹针　当针要完全拔出时，阻力已很小，可松开持针器，单用镊子夹针继续外拔，持针器迅速转位再夹针体（后1/3弧处），将针完全拔出，由第一助手打结，第二助手剪线，完成缝合步骤。

缝合的方法很多，目前尚无统一的分类方法。按组织的对合关系分为单纯缝合、外翻缝合、内翻缝合3类，每一类中又按缝合时缝线的连续与否分为间断和连续缝合两种；按缝合时的形态分为荷包缝合、半荷包缝合、"U"形缝合、"8"字缝合、"T"形缝合、"Y"形缝合等。另外还有用于特别目的所做的缝合，如减张缝合、皮内缝合、缝合止血等。

三、神经、血管分离技术（Ⅱ级）

神经、血管分离技术是医学机能学实验的基本技术之一。分离神经、血管时，应先辨认后分离，先分离神经，后分离血管，先分离较细的神经，后分离较粗神经的原则进行。分离神经、血管时，应首先明确其解剖位置及其与周围组织器官之间的关系，仔细辨认要分离的神经、血管，确定后再进行分离。例如，分离家兔颈部神经、血管时，应首先用左手拇指、示指捏住颈部皮肤切口缘和部分肌肉向外侧牵拉，用中指和环指从外面将背侧皮肤向腹侧轻轻顶起，以暴露颈总动脉及伴行的迷走神经、交感神经和减压神经。其中迷走神经最粗，交感神经次之，减压神经最细（细如兔毛）且常与交感神经或迷走神经紧贴，这时可反复变换中指位置，使减压神经清晰暴露，然后按照减压神经、交感神经、迷走神经、颈总动脉的顺序分离各神经和血管，并穿过不同颜色的彩线做标记。

神经、血管均很娇嫩，分离时应轻柔、耐心，绝不能用镊子或止血钳夹持神经血管。分离犬的较大神经、血管时（如颈总动脉和迷走神经），可用止血钳分离，方法是顺着神经、血管走行方向轻轻反复撑开止血钳，将其与周围组织分离。如遇较大阻力，应仔细检查是否有血管分支，不可盲目用力或者改变分离部位，直到将所需神经、血管分离。分离家兔和大鼠较细的神经、血管时，宜用玻璃分针完成，方法是用玻璃分针顺着神经、血管走行方向轻轻划开神经-血管之间、神经-神经之间、动脉-静脉之间及周围的结缔组织，使神经、血管游离。如果要引导神经干放电，分离时玻璃分针的划向应与神经冲动传导方向相反。例如，分离减压神经时应划向外周端，分离膈神经和肾神经时，应划向中枢端，以减轻分离时对冲动来源神经段的牵拉，而且应尽量去除附着于神经干上的结缔组织，分离段也不宜过长。

四、常见插管技术

1. 家兔、大鼠气管插管（Ⅱ级）　是指将一个金属、玻璃或塑料"Y"形（或"T"形）导管插入动物气管，普遍应用于哺乳动物急性实验中。气管插管的意义在于保持麻醉动物呼吸通畅，便于清除气管内分泌物，收集呼出气体样品，也可连于气体流量计等传感器检测呼吸机能。其基本方法如下。

（1）定位剪毛：将动物麻醉后仰卧固定在手术台上，剪去颈前区被毛。

（2）切开插管：于喉部下缘至胸骨上缘之间，沿正中线切开皮肤（切口长度在家兔为 5～6 cm，犬为 8～10 cm，大鼠为 2～3 cm）。用止血钳反复撑开组织的方法，沿正中线纵向分离皮下组织，暴露颈前肌肉群，再沿正中线顺肌肉走行方向钝性分离肌肉，暴露气管。沿气管走行方向分离气管两侧及其与食管之间的结缔组织，游离气管，在气管下方穿一棉线。然后术者用左手轻提棉线，右手持组织剪在喉部下方 2～3 cm 处的气管环状软骨之间横向剪开气管前壁约 1/3 气管直径，再于剪口上缘向头侧剪开 0.5 cm 长的纵切口，使整个气管切口成一"⊥"形。将气管插管经此"⊥"形切口向肺方向插入适当深度，用棉线将气管与气管插管一起结扎，并固定，以防气管插管滑脱（图 1-3-5）。

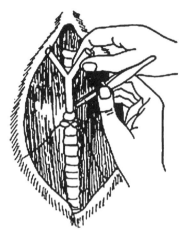

图 1-3-5　气管插管

（3）注意事项：①由于颈部大血管和重要神经均在中线两侧，而且越往颈根部方向，越向中线靠拢，因此颈部皮肤切口、皮下组织和颈前肌群的分离均一定要沿正中线进行。而且手术越靠近颈根部，操作越要仔细，以免损伤大血管和重要神经。②初学者手术操作要细致，力戒粗暴，分离颈前肌群时，要顺着肌纤维方向，而且止血钳插入不宜过深，以防损伤深层的气管和血管。

2. 家兔、大鼠颈总动脉插管（Ⅱ级）　颈总动脉插管是将一根充满肝素或其他抗凝剂溶液的导管插入颈总动脉，可用于检测多种生理、病理、药物因素作用时动脉血压的变化，也可用于采集动脉血样，是医学机能学实验最常用的技术。

（1）定位剪毛：将动物麻醉后仰卧固定在手术台上，剪去颈前区被毛。

（2）切开插管：①按神经和血管分离术的方法游离出颈总动脉；②血管下放置两根丝线，一根在血管远心端结扎，另一根置于动脉夹与结扎点之间备用；③用动脉夹在血管近心端（结扎点下方 2 cm 处）夹闭血管；④用眼科剪在近结扎点稍下方剪一斜形切口，剪开管径的 1/3～1/2；⑤将充满抗凝剂（肝素生理盐水混合液）的动脉插管（动脉套管或塑料导管）插入动脉，用备用丝线结扎固定；⑥检查动脉插管与检压装置（水银检压计或压力换能器）是否密闭无漏液后，放开动脉夹，血液进入插管，即可进行实验（图 1-3-6）。

（3）注意事项：①颈总动脉剪口不宜过大或过小，过小导管不宜插入，过大时易于使颈总动脉插断。如不慎将颈总动脉插断，可将剪口处结扎，再向心脏端分离一段颈总动脉，重新剪口插管。②动脉导管顶部要光滑，不能过尖，以防刺破动脉壁，引起大出血。

如刺破动脉壁，应立即用动脉夹夹闭颈总动脉心脏端，再向心脏端分离一段颈总动脉，重新插管，必要时改插对侧颈总动脉。③导管内肝素浓度不宜过低，以防导管内凝血，堵塞导管。如已出现凝血，可通过三通管向颈总动脉注入肝素生理盐水，冲出血凝块，必要时拔出导管，清除凝血块，冲洗后重新插管。

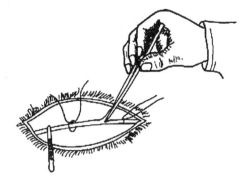

图 1-3-6　颈总动脉插管

3. 家兔、大鼠颈总静脉插管（Ⅱ级）　颈总静脉位于颈部左、右两侧皮下，颈总静脉插管可建立一个通路，给动物注射多种药物，快速输液，采取静脉血样，也可用于检测中心静脉压，特别适合于大鼠和豚鼠等表浅静脉注射困难的动物。

（1）定位剪毛：将动物麻醉后仰卧固定在手术台上，剪去颈前区被毛。

（2）切开插管：动物的麻醉、固定、气管插管均与前述相同。术者用左手拇、示指捏起颈部切口皮缘，向外侧牵拉（但不要捏住肌肉），中指和环指从外面将颈外侧皮肤向腹侧轻推，使其稍微外翻，右手用玻璃分针将颈部肌肉推向内侧，即可清晰暴露附着于皮肤的颈总静脉（紫蓝色，较粗）。用玻璃分针或蚊式止血钳钝性分离颈总静脉周围结缔组织，游离颈总动脉 2~3 cm，在其下方穿两根丝线备用。用动脉夹夹闭颈总静脉游离段的心脏端，待血管充盈后用一根丝线结扎其远心端。术者左手提起结扎线，右手用眼科剪成 45°角于近结扎处向心脏端将颈外静脉剪一"V"形小口，然后将充满生理盐水的静脉导管向心脏方向插入颈外静脉约 2 cm（如检测中心静脉压，则宜插至上腔静脉），用另一根丝线将静脉与导管结扎并固定，以防导管滑脱。然后放开动脉夹。

（3）注意事项：①颈总静脉与皮肤粘连较紧密，分离时应仔细、耐心，以防撕裂血管；②导管顶部不宜过尖，以防刺破血管壁。

4. 家兔、大鼠股动脉和股静脉插管（Ⅲ级）　股动脉和股静脉插管也是医学机能学实验的基本技术之一，而且由于颈总动脉插管过程中会不可避免地影响压力和化学感受性反射，而股动脉插管则无此缺陷，故有学者主张用股动脉插管检测动脉血压、放血、采取动脉血样。

（1）定位剪毛：将动物麻醉，仰卧固定，剪去腹股沟部位的被毛。术者先用手指感触股动脉搏动，以明确股部血管的位置。

（2）切开插管：沿血管走行方向切开皮肤 3~4 cm。用蚊式止血钳顺血管走行方向钝性分离筋膜和肌肉（熟练者用眼科剪更为方便），暴露股血管和股神经。一般股动脉在背外侧，可被股静脉掩盖，粉红色，壁较厚，有搏动；股静脉在股动脉内侧，紫蓝色，壁较薄，较粗；股神经位于股动脉背外侧。用玻璃分针顺血管方向轻轻划开神经、血管鞘和血管之间的结缔组织，游离股动脉或股静脉 2~2.5 cm，并在其下方穿过两根丝线备用。然后如上述方法将充满抗凝剂的导管插入血管并固定，以防导管滑脱。

（3）注意事项：①腹股沟区股动脉段常有分支，如分离遇较大阻力，应注意是否由于分支，不可盲目用力，以防撕裂血管，引起出血。遇到分支时，不必处理，可继续分离下段血管。②股静脉壁较薄，且该段股静脉的纵向张力较大，弹性小，容易撕裂出血，故分离时一定仔细、耐心、轻柔，以防出血。③插管前一定要检查导管顶部是否光滑，是否过尖，过尖时虽易插入，但插入时或插入后易刺破血管壁，导致插管失败。因股动脉和股静脉的分离段较短，再分离及再插管较为困难，故要求一次就成功插管。

5. 家兔、犬输尿管插管（Ⅲ级）　输尿管插管是泌尿功能实验的基本技术。通过输尿管插管不仅可以收集尿液以观察神经、体液、药物对尿量和尿液成分的影响，而且可以以对侧肾为对照，观察一侧肾缺血或药物处理时肾泌尿功能的变化。具体步骤如下。

（1）定位剪毛：动物常规麻醉、固定、气管插管。下腹部剪毛。

（2）切开插管：耻骨联合上缘正中线切开皮肤 4 cm，沿腹白线剪开腹壁，暴露膀胱。用手轻轻将膀胱拉出腹腔，反转膀胱暴露膀胱三角，于膀胱三角辨别输尿管（注意与输精管、输卵管区别，前者直，后者弯曲），用玻璃分针将输尿管周围组织分离干净，分离输尿管约 2 cm。于输尿管下方穿两根丝线，将近膀胱端的输尿管用一丝线结扎，另一丝线备用。一手小指挑起输尿管，用眼科剪于结扎线处剪切输尿管一斜形切口；将充满生理盐水的细塑料管向肾方向插入输尿管内，用备用丝线结扎固定。调整、固定插管，使其与输尿管保持同一走向，防止插管尖端翘起成夹角，影响尿液的流出。

（3）注意事项：①腹壁切口时勿伤及腹腔内脏。②分离输尿管时不要伤及周围血管，以防出血模糊手术野。分离应尽量干净，以便剪口和插管时看得清楚。③输尿管插管易引起输尿管出血，血凝块阻塞导管，可用肝素生理盐水冲洗，保持输尿管通畅。④输尿管插管时输尿管易于扭曲，使输尿管堵塞，纠正扭曲后，可用胶布将导管固定于手术台上，以防再度扭曲。

6. 家兔、大鼠膀胱插管（Ⅲ级）　通过膀胱插管，收集两侧肾尿液，可对尿量和尿化学成分进行分析，而且膀胱插管操作简便，是泌尿机能实验中常用的技术。

（1）定位剪毛：动物常规麻醉、固定、气管插管。下腹部剪毛。

（2）切开插管：如前述在耻骨联合上部切口，将膀胱牵拉出腹腔。暴露膀胱，将其上翻，结扎尿道。在膀胱顶部组织血管分布较少的部位做一个荷包缝合，即沿膀胱顶部连续缝合一周，再用组织剪在荷包中间剪一小口，将膀胱插管插入膀胱，然后拉紧缝合线，将膀胱顶部与插管一起结扎固定。调整漏斗口朝向输尿管开口，并紧贴膀胱壁，即可收集尿液。膀胱插管也可通过尿道进行。选用雄性家兔，用顶端涂有液体石蜡的导尿管经尿道插入 6~8 cm。插入膀胱后尿液自行流出。然后固定导尿管，以防滑脱。

（3）注意事项：①术前让动物食用青菜，以增加基础尿量；②术后用盐水纱布覆盖手术部位，以防水分过多丢失；③经尿道膀胱插管时，为保证尿道通畅，可在导尿管近顶端部再剪 1~2 个侧孔。

7. 家兔、猫胆总管、胰管插管（Ⅲ级）　胆总管插管和胰管插管可用于记录胆汁和胰液流量，观察其成分，检测神经、体液和药物对胆汁、胰液分泌的影响，是消化系统机能实验中常用的技术。

（1）定位剪毛：将动物麻醉、仰卧位固定、气管插管，剪去上腹部被毛。

（2）切开插管：在上腹部正中线切开皮肤约 10 cm，暴露腹白线。术者和助手各用止血钳夹持白线两侧组织，提起腹壁，术者用组织剪沿腹白线剪开腹壁约 0.5 cm，进入腹腔，在看准腹腔内脏的条件下，向上和向下剪开腹白线至皮肤切口长度。以胃幽门为标记找到十二指肠，将十二指肠向尾侧翻转，可见到其后壁上略呈红黄色的奥迪括约肌，以此为标记找到胆总管。用玻璃分针仔细分离胆总管周围的结缔组织，游离胆总管 2~3 cm，并在其下方穿过两根丝线备用。用一根丝线结扎胆总管十二指肠，术者左手提结扎线，右手用眼科剪在近结扎线处剪开胆总管直径 1/3~1/2。将适当粗细（相当于颈总动脉插管）的玻璃导管（最好弯成直角，每侧长 2~3 cm，一端用于插入胆总管，另一端连于软质塑胶管）插入胆总管 2~3 cm，并结扎固定。在胃前壁做一荷包缝合，在荷包中部剪一小口进入胃腔，将一导管插入胃腔，随后拉紧结扎荷包缝线，在手的引导下继续插入导尿管至十二指肠。将胆总管插管连于墨非管上部记录胆汁滴数，墨非管下部与导尿管相连接，将流出的胆汁计滴后再引流至十二指肠，以防胆汁丢失。此种胆总管插管适用于记录胆汁流量。如果要测定胆总管内压，可在肝叶部位分离一根肝叶胆管，由该部位将导管插入胆总管，以检测记录胆总管内压。胰管插管与胆总管插管方法相似，切开腹腔后将动物肝向右上推移，以十二指肠为标记找到胰腺。将胰腺向上翻转，暴露胰腺背侧的胰管，用玻璃分针仔细分离胰管，并注意不要伤及周围的血管和胰腺组织。用上述方法插入胰腺导管，但胰管较细、短，插入不宜过深。

（3）注意事项：①兔胆总管和胰管壁薄，宜用玻璃分针仔细分离；②分离胰管时应尽量少伤及胰腺组织，胰管插管不宜过深；③插管时和插管后应防止导管扭曲，保证引流通畅。

8. 家兔左心室插管（Ⅲ级）　动物左心室插管可用以检测多种心室功能参数，包括左心室舒张压、左心室收缩压、左心室内压最大上升速率、左心室内压最大下降速率等，借以观察神经及体液因素、多种病理因素及药物对心室功能的影响，是心脏机能实验中的基本技术之一。左心室插管所用器材与"气管插管"的相似，另外增加软硬度和直径适当的心室导管（必要时可选用 6 号或 5 号导尿管）、三通管、压力传感器、BL-410 或其他生物机能实验系统、1% 肝素生理盐水。

（1）定位剪毛：将动物麻醉、仰卧位固定，剪去颈部被毛。

（2）切开插管：将动物行气管插管，分离右侧颈总动脉，在颈总动脉下方穿过两根丝线备用。用一根丝线结扎颈总动脉远心端，用动脉夹将其近心端夹闭。量取拟定动脉切口至心脏的距离，并在心室导管上做标记，作为导管插入长度的参考。术者左手拇、中指提起结扎线，用示指托起颈总动脉，右手用眼科剪与血管成 45° 角剪开颈总动脉直径 1/3~1/2，将充满肝素生理盐水的心室导管（或 6 号导尿管）向心脏方向插入颈总动脉（必要时可先在颈总动脉插入长 1 cm 的硬质套管，经套管插入心室导管），并用另一丝线打一松结，以防出血。然后去掉动脉夹，术者左手轻捏颈总动脉插入部位，右手将导管继续插入，同时通过三通管接通颈总动脉与压力传感器，在监视器上观察血压波形和读数。当插管至主动脉瓣时，手中可有搏动感，如继续插入阻力较大，切勿硬插，可稍退并旋转导管，将导管抬高，继续插入，如此反复数次，可在主动脉瓣开放时将导管插入心室。如用 6 号或 5 号导尿管，则没有搏动感。导管插入心室后，血压波动明显加大，并出现左心室血压特征性波形，随后结扎颈总动脉并固定导管，以防滑脱。

（3）注意事项：①如选用塑料管做心脏导管，导管口径不宜过粗，不能有尖，以防刺破血管；②插入导管接近预定长度时应密切观察血压波形；③插管时应耐心，遇阻力绝不可硬性插入，否则很可能误插入心包。

五、动物实验意外的处理（Ⅲ级）

动物实验意外是指在动物实验中发生的，实验者未曾预料到的，而且事关实验成败的动物紧急情况。常见的动物实验意外包括以下几种情况。

1. 麻醉过量　是由于麻醉剂给药速度过快或剂量过大引起动物生命中枢麻痹，呼吸缓慢且不规则，甚至呼吸、心搏停止的紧急情况，是医学机能学实验中较常见的意外之一。在学生的实际操作中，麻醉过量大部分由于给药速度过快造成，仅少部分由于给药剂量过大，因为学生在抽取麻醉剂时一般较少超过计算剂量。给药速度过快的常见原因有两个：一是片面理解教材中或指导教师所述的"先快后慢"，致使开始注射速度过快；二是静脉注射给药时未能正确观察动物的呼吸（静脉注射麻醉的正确方法是术者一面注入药物，一面用眼睛注视动物胸腹部观察呼吸情况，而不是用手触摸呼吸运动，因为用手触摸极不敏感，也不准确，反而挡住了术者视线，以致呼吸停止仍未被发现）。一般情况下如能密切注意动物的呼吸，发现呼吸过度减慢即暂缓或暂停给药，可避免麻醉过量的发生。

麻醉过量一旦发生，应尽快处理。处理的方法是：如呼吸极度减慢或停止，而心搏仍然存在，应赶快人工呼吸。处理家兔和大鼠的麻醉过量时，可用双手抓握动物胸腹部，使其呼气，然后快速放开使其吸气，频率约每秒1次。若呼吸停止是给药速度太快导致，注入量应尚未达到计算剂量，操作后一般可使动物很快恢复呼吸。也可同时夹捏动物肢体末端部位，促进呼吸恢复。如果给药量已达到或超过计算剂量，在人工呼吸的同时，还应做心脏按压，对于家兔是用拇指、示指、中指挤压心脏部位，有时可由于机械刺激或挤压使心脏复搏。处理越早，距呼吸、心搏停止时间越近，处理成功的机会越大，故及时发现是很重要的。

2. 大出血　是医学机能学实验中的另一紧急情况。手术过程中发生大出血多是由于手术操作不当，误将附近大血管损伤或血管分离时撕裂大血管导致。术后实验过程中的大出血多半是由于血管插管滑脱、血管插管过尖刺破血管壁而引起，也可是手术过程中止血不彻底，动物全身肝素化后引起的再次出血。

实验动物大出血的预防是最重要的，其次才是尽快止血。因为如果动物出血过多，可使实验结果不准确，甚至不能再进行实验。防止手术大出血的方法是术前一定要熟悉手术部位的解剖结构，以防误伤大血管；分离血管时要仔细、耐心（但也不能不敢动手，以致延迟实验时间），分离血管遇阻力时应仔细检查有无血管分支，特别是手术野背侧的分支。分离伴行的动脉和静脉时（如股动、静脉，肾动、静脉），最好用顶端圆滑的玻璃分针分离。颈部手术大出血最常见的原因是误伤颈根部位颈总动脉和颈总静脉。防止方法是强调在暴露气管前皮肤切开、分离浅筋膜和肌肉均应在正中线操作；具体做法是先让皮肤、浅筋膜处于自然位置（即不受任何牵拉时的位置），找出正中线，然后切开、分离，因为颈部大血管均位于正中线两侧，且越近颈根部，越往中线靠近。大出血发生后的处理方法是尽快用纱布压迫出血部位并吸去创面血液，然后去除纱布，看清出血部位，用止血钳夹住出血血管及周围少量组织，然后用丝线结扎出血点。颈部大出血的第二个原因是颈总动脉插管结扎不紧漏血、插管滑脱和插管刺破血管壁出血，处理方法是重新结扎，或止血后重新插管。颈部手术大出血时，出血迅速，但止血也相对容易，止血后一般仍能进行动物实验，故处理时不要惊慌，不要盲目用止血钳乱夹，应按照操作规程止血、处理。股动脉、股静脉手术大出血大部分是由于分离股动脉时未注意分支或操作粗暴引起股动脉撕裂和分支断裂引起的，少部分是由于分离动、静脉引起股静脉撕裂造成的。出血发生后的处理应根据具体情况而定，如股动、静脉出血发生在较远端，可将出血部位暂时压迫止血，继续向近心端分离一段血管，然后按前述方法插入血管插管，让原出血点位于远端结扎线与血管插管之间，既可达到止血目的，又不影响实验。如出血发生在近心端，插管已不可能，宜用止血钳夹住出血部位，结扎止血后，再于对侧肢体分离血管。其余部位出血的处理与上述大致相似。

3. 窒息　是指动物严重缺氧并伴有二氧化碳积蓄的紧急情况，也是医学机能学实验中的常见意外之一。实验动物窒息大部分是由于呼吸道阻塞，主要表现有发绀、呼吸极度困难、呼吸频率减慢。如能及早发现并处理，一般不会造成严重后果；但往往被实验者忽视，甚至呼吸停止后仍未被发现，最终导致实验失败。

在慢性动物实验先期手术时，由于麻醉后动物咽部肌肉松弛，且不做气管插管，动物常有一定程度的呼吸不畅，严重时可造成窒息，此时将动物舌头向一侧拉出，多可缓解。在急性动物实验中，实验动物窒息大部分是由于气管插管扭曲和气管分泌物过多，阻塞气道，偶可由于气管插管时引起气管黏膜出血，血凝块堵塞气管插管引起。气管插管扭曲堵塞多见于插入端有斜面的金属插管或玻璃插管，其斜面贴于气管壁，造成气道阻塞，这时将气管插管旋转180°即可缓解。气管分泌物过多造成气道阻塞时常伴有痰鸣音，易于判断；血凝块堵塞气管插管可无痰鸣音。可通过气管插管将一细塑料管插入气管，用注射器将分泌物或血凝块吸出，多可缓解，必要时可拔出气管插管，吸出分泌物后再重新插入。

第二节　常见离体标本的制备

一、两栖类动物组织标本的制备

在教学和科研工作中，常常利用离体组织和器官来研究其生命活动的基本规律及影响因素。两栖类动物来源丰富，它的某些基本生命活动和生理功能与哺乳类动物有相似之处。如果将某一组织或器官从动物机体中游离出来，放置于人工环境中，仍能保持旺盛的生命力。可见两栖类动物的组织或器官在离体的情况下，其生命活动要求的条件比较低，易于控制和掌握。因此，组织、器官离体标本的制备被广泛应用于医学机能学实验和部分科学研究中。主要实验对象为蟾蜍（toad）或蛙（frog），常用实验药品与器材有林格液、蛙手术器械一套、培养皿、锌铜弓、玻璃蛙心插管、铁支架、双凹夹、蛙心夹、木夹、手术线等。

（一）蛙坐骨神经-腓肠肌标本制备（Ⅰ级）

1. 实验方法、步骤和项目

（1）破坏脑和脊髓：取蟾蜍或牛蛙1只，用自来水冲洗干净。左手握住蟾蜍或牛蛙，小指和环指夹住后肢，拇指压住背部，中指放于胸腹部，用示指压住其头部前端使头前俯，右手持脊髓破坏针从枕骨大孔垂直刺入，然后向前倾斜刺入颅腔，左右搅动捣毁脑组织，将脊髓破坏针抽出再由枕骨大孔向后刺入脊椎椎管，捣毁脊髓（图1-3-7）。此时，如果蟾蜍或牛蛙的四肢先强直后松软、呼吸消失，表示脑脊髓已被完全破坏，否则应按上法重复操作。

（2）剪除躯干上部及内脏：在骶髂关节水平以上0.5~1 cm处剪断脊柱，左手握住蟾蜍脊髓和躯体后部悬空提起，使蟾蜍头与内脏自然下垂，右手持粗剪，沿脊柱两侧剪除皮肤、肌肉、全部内脏及头胸部组织，注意勿损伤坐骨神经，仅留下肢、骶骨、脊柱及由它发出的坐骨神经（图1-3-8）。

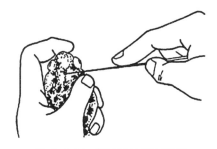

图1-3-7 破坏蟾蜍脑和脊髓

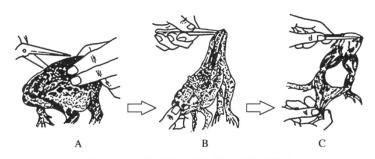

图1-3-8 剪除躯干上部及内脏并去蛙皮
A. 剪断脊柱；B. 剪除蟾蜍躯干上部及内脏；C. 剥掉蟾蜍后肢皮肤

（3）去皮：左手用镊子夹住脊柱的断端（注意不要握住或接触神经），右手捏住其上的皮肤边缘，向下剥掉全部后肢的皮肤，将标本放在盛有林格液的培养皿中。

（4）清洗器械：操作者洗手，并将用过的剪刀、镊子等手术器械洗净后，方可进行下述操作。

（5）分离两腿：用镊子从背位夹住脊柱将标本提起，剪去向上突出的骶骨（注意勿损伤坐骨神经）。然后沿正中线用粗剪刀将脊柱分为两半并从耻骨联合中央剪开，使两后肢完全分离，将分开的标本浸入盛有林格液的培养皿中备用。

（6）游离坐骨神经：取一后肢放于蛙板上，两端用大头针固定。先用玻璃分针沿脊柱内侧游离坐骨神经，再沿坐骨神经沟（股二头肌与半膜肌之间的肌缝处），找出坐骨神经之大腿部分，用玻璃分针小心游离，然后用粗剪刀剪断脊柱并保留2~3块椎骨，手持镊子夹住椎骨将神经轻轻提起，剪断坐骨神经的所有细小的分支至腘窝为止（图1-3-9）。

（7）完成坐骨神经-小腿标本：将游离干净的坐骨神经放置于腓肠肌上，在膝关节周围剪掉全部大腿肌肉，并用粗剪刀将股骨刮干净，然后在股骨的中部剪去上段股骨，保留的部分就是坐骨神经-小腿标本（图1-3-10）。

（8）制备坐骨神经-腓肠肌标本：将上述坐骨神经-小腿标本在跟腱处穿线结扎后剪断跟腱。游离腓肠肌至膝关节处，然后沿膝关节将小腿其余部分剪掉，这样就制备了具有附着在股骨上的腓肠肌并带支配腓肠肌的坐骨神经标本。

（9）检查标本的兴奋性：用经林格液润湿的锌铜弓迅速接触坐骨神经，如腓肠肌发生明显而灵敏的收缩，则表示标本的兴奋性良好，即可将标本放在盛有林格液的培养皿中备用。

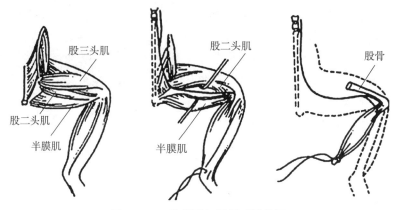

图 1-3-9 坐骨神经暴露后的位置

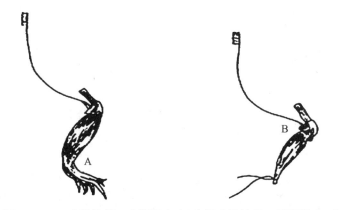

图 1-3-10 坐骨神经 – 小腿标本（A）及坐骨神经 – 腓肠肌（B）

2. 注意事项

（1）制备神经肌肉标本时，不要过度牵拉神经，在分离神经时只能用玻璃分针。

（2）制备标本时应随时滴加林格液以保持神经和肌肉的润湿。

（3）在进行股骨处理时，要将股骨留长一些，以保证后续实验的顺利进行。

（二）蛙坐骨神经标本制备（Ⅰ级）

1. 实验方法与步骤

（1）动物处理：与"蛙坐骨神经 – 腓肠肌标本制备"方法相同。

（2）游离坐骨神经至腘窝：分离坐骨神经（sciatic nerve）的步骤及方法与上述"蛙坐骨神经—腓肠肌标本制备"中（1）~（6）项相同。

（3）游离坐骨神经至足趾：当坐骨神经被游离至腘窝处后，再向下继续剥离，在腓肠肌两侧的肌沟内找到胫神经和腓神经，剪去任一分支（腓神经位于表浅部位，易于分离，实验中常保留），分离留下的一支直至足趾。

（4）完成坐骨神经标本：用线将坐骨神经足趾端结扎，在结扎处的远端剪断。将分离好的坐骨神经标本放在盛有林格液的培养皿中备用。

2. 注意事项

（1）分离皮肤时要用剪刀剪断皮下结缔组织。不要撕皮，以免损伤神经。

（2）坐骨神经在腘窝处分成两支，它们绕过膝关节时，其上覆有肌腱和肌膜。分离时用玻璃分针挑起然后用组织剪剪断这些肌腱和肌膜，切勿损伤需保留的神经。

（3）神经干易受损伤而丧失兴奋性，所以制备标本时应做钝性分离，避免机械损伤。

（4）在避免机械损伤的情况下，仔细清除附着于神经干上的结缔组织膜及小血管。

（三）离体蛙心灌流标本制备（Ⅱ级）

1. 实验方法与步骤

（1）暴露心脏：取蛙或蟾蜍 1 只，破坏脑和脊髓，将其仰卧位固定于蛙板上。依次剪开胸前区皮肤，剪去胸骨和左右锁骨，开胸暴露心脏（注意开胸不可太大，以免腹部内脏翻出）。用眼科镊提起心包膜，再用眼科剪仔细剪去心包膜，暴露心脏。

（2）固定蛙心：仔细辨认心脏的结构。然后用带有连线的蛙心夹在心室舒张期夹住心尖（图 1-3-11）。

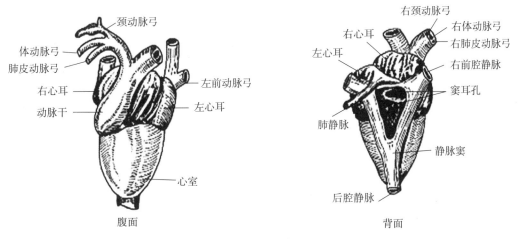

图 1-3-11　蛙心解剖图

（3）心脏插管：将盛有林格液的蛙心插管插入心室内。其插管法有两种，可根据情况任选一种。

1）动脉插管法：又名 Straub 插管法。

A. 结扎血管：首先用线结扎右主动脉干（也可不结扎），然后用线结扎左主动脉远端，最后在总主动脉下方穿一预置线，打一松结（暂勿扎紧）。

B. 插管固定：用眼科剪在松结的上方、左主动脉干的根部向心尖端剪一小斜口（只剪破前壁，不能剪断），将盛有林格液的蛙心插管由此切口插入动脉球。然后将插管稍向后退，再转向心室中央的方向，在心室收缩期插入心室腔内。插管是否插入心室，可看插管中的林格液面是否随心搏而上下浮动。如已进入心室，则将打了松结的预置线扎紧，并固定于插管的小突起上（图 1-3-12）。

C. 游离心脏：将插管和蛙心夹一并提起，剪断与心脏相连的动脉、静脉及周围结缔组织，使心脏离体。注意勿损伤静脉窦，以保持心脏的自律性收缩活动。然后吸去蛙心插管内的血液，用林格液灌洗数次，以防血液凝固堵塞插管。

D. 固定支架：将蛙心插管用木夹夹住并固定于铁支架的双凹夹上，以备后续实验用。

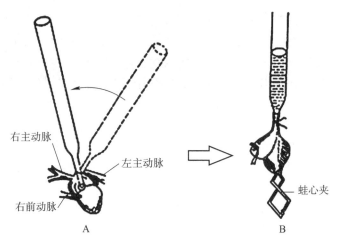

图 1-3-12 Straub 插管法插入要领示意图（A）与装置（B）

2）腔静脉插管法

A. 结扎血管：结扎左右主动脉干后，用带有连线的蛙心夹在心室舒张期夹住心尖，并将心脏提起。

B. 插管游离心脏：在腔静脉的下方穿一线备用，用眼科剪将腔静脉剪一小口（尽可能离心脏远一些，以免误伤静脉窦）。将充有林格液的蛙心插管由腔静脉切口插入心室，用线结扎固定于蛙心插管上。然后，连同插管将心脏一并提起，剪断心脏周围组织，使心脏离体（图 1-3-13）。

C. 固定支架：将蛙心插管用木夹夹住并固定于铁支架的双凹夹上，以备后续实验用。

2. 注意事项

（1）用蛙心夹夹心尖部时，尽可能少夹一些，以免损伤心脏。

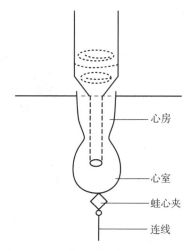

图 1-3-13 蛙心腔静脉插管法示意图

（2）蛙心插管插入的深度要适宜，过深易损伤心肌，过浅则不能插入心室腔。

（3）腔静脉插管时，结扎固定尽可能离静脉窦远一些，避免扎住静脉窦，以防心脏停搏。

（4）经常用林格液润湿心脏表面。

二、哺乳动物组织标本的制备

（一）离体消化道平滑肌标本制备（Ⅱ级）

消化道（alimentary tract）和胰胆管的括约肌（sphincter）均含有丰富的平滑肌（smooth muscle）组织，具有自律性运动，耗能较少及易发生同步性（synchronism）收缩等特点。在电刺激、温度改变、递质或药物等影响下，平滑肌细胞膜通透性（permeability）和电位会发生改变，产生张力性变化或诱发动作电位（action potential）而发生收缩运动。此标本具有实验条件易控制、操作简单等优点。

1. 实验对象　家兔。
2. 实验药品与器材　克氏液（Kreb 液），生理盐水，哺乳类动物手术器械一套，兔手术台，缝合线，纱布，注射器。
3. 实验方法与步骤

（1）家兔禁食 24 h，自由饮水，击头致昏（不用药物麻醉，否则会影响平滑肌收缩）。

（2）迅速打开腹腔，取出胃、肠、胆囊或末端胆道。

（3）去除附着的系膜或脂肪，置于充氧（或含 5% CO_2，保障平滑肌条的正常代谢）、保温 38℃左右的克氏液中。

（4）洗净其内容物，制成所需标本。

1）胃肌条制备：胃底部收缩最强，故取胃底部组织，沿胃小弯剪开胃腔，去除黏膜（mucosa），平行剪 5~6 条，制成较长的胃底组织条，一般标本需 2~3 cm 长，上下两段结扎备用（图 1-3-14）。

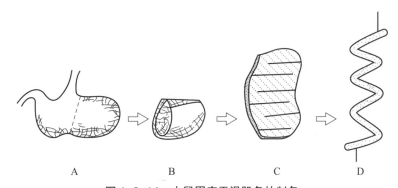

图 1-3-14　大鼠胃底平滑肌条的制备
A. 沿虚线剪下胃底；B. 沿胃小弯剪开胃底成一平面；
C. 按画线切成条状；D. 两端用线结扎吊于浴槽中

2）肠平滑肌标本：取十二指肠或空回肠上半段，当肠管出现明显活动时，将其剪成 2~3 cm 长的肠小段，用线结扎两端。若要观察肠管纵行肌活动，可将其沿长轴剖开，取一条肌片两端结扎固定；若要观察环行肌的运动，则将肠管纵行切开，做"S"形交互剪开，两段结扎固定（图 1-3-15）。

3）胆囊标本：家兔胆囊较小，取材时常与胆管同时取下，沿其长轴切开分为两半，取其一半备用。常用于消化系统的生理学和药理学研究，其他系统药物的生物效应检定等，还可用于观察研究剂量效应关系（does-effect relationship）。

4. 注意事项

（1）本实验动物可选用家兔、豚鼠、大鼠或小鼠，实验所用营养液应视不同动物不同组织而不同，兔肠管宜用台氏液，家兔、犬、大鼠胃肌或胆囊片用 Kerb 液较好，而豚鼠结肠用 Botting 液，且营养液宜临时新鲜配制为佳。

（2）肠段一端缝线时，只需穿过一侧肠壁，勿将肠腔封住。

（3）制备标本时动作轻柔，以保持最大程度的生机。

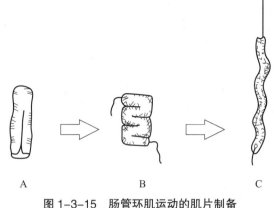

图 1-3-15　肠管环肌运动的肌片制备
A. 纵行剪开；B. "S"形交互剪开；C. 两端结扎拉开

（二）离体气管标本制备（Ⅲ级）

气管（trachea）平滑肌纤维短，要靠多数纤维收缩的累加作用表现出效应，环行肌（circumduction muscle）收缩引起气管内径缩小，纵行和斜行肌收缩引起气管略为缩短，故可将气管制成不同类型来满足实验要求。其中，豚鼠气管对药物的反应性较其他动物更为敏感，其生理功能特性更接近人的支气管（bronchus）。因此，常用豚鼠气管制备标本。

1. 实验对象　豚鼠，体重 400~600 g，雌雄均可。

2. 实验药品与器材　克-亨（Kreb-Hensleit）营养液，哺乳动物手术器械一套，平皿，缝合线，棉球。

3. 实验方法与步骤

（1）取豚鼠 1 只，击头致昏。

（2）即刻从颈正中切开颈部皮肤及皮下组织，仔细分离出气管。

（3）自甲状软骨（thyroid cartilage）下剪下全部气管，放入盛有 37℃ 克-亨液的平皿中，剪除周围结缔组织。

（4）制成各种不同类型的标本。

1）气管片标本：将离体的整条豚鼠气管从腹面（软骨环面）纵行切开，而后 2~3 个软骨环间隙横切，将取下的气管平分为 5~6 段，各气管片在其纵轴切口处缝合相互连成一串，两端扎线即成气管片标本（图 1-3-16）。

2）气管螺旋条（spirals strip）标本：将取下的气管由一端向另一端螺旋形剪成条状，每 2~3 个软骨环剪成一个螺旋，可用整个螺旋形长条作为一个实验标本，也可用半段做一个标本。

3）气管环标本：取下气管后切成宽度相近的 12 个环，然后用线将 12 个环缝合成一串（图 1-3-17）。

4）气管连环标本：取下整段的气管，从软骨环之间由前向后和由后向前交叉横切，不切断保留如图 1-3-18 所示 CD 段，整段气管从上到下横切 10~15 处，而后两端缝线，拉开即成气管连环标本。

4. 实用价值　常用于筛选平喘药，观察药物对气管的作用。

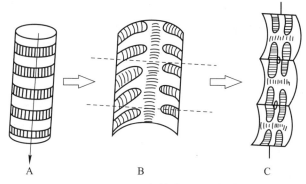

图 1-3-16 豚鼠气管片标本制备步骤

A. 腹面纵形前开;B. 2~3个软骨环横切开;C. 纵向缝合连成气管条

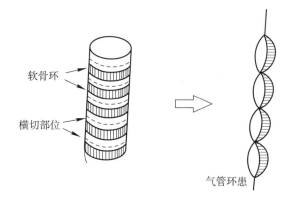

图 1-3-17 气管环制备法

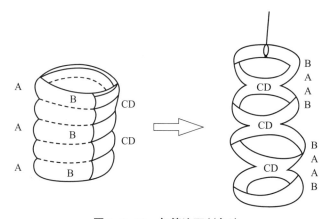

图 1-3-18 气管连环制备法

5. 注意事项

(1)分离气管及缝合气管片时,动作迅速轻柔。

(2)气管条标本不可在空气中暴露过久,勿用力牵拉。

(三)离体血管条标本制备(Ⅲ级)

一个主动脉可制作3~4个标本,可供配对实验,组织稳定性好,维持较长时间,其中以兔动脉（artery）螺旋条为最合适的方法之一。

1. 实验对象　家兔，雌雄均可。

2. 实验药品与器材　克氏液（充氧或含 5% CO_2），哺乳类动物手术器械一套，兔手术台，细玻棒（直径 3~4 mm）。

3. 实验方法

（1）取家兔 1 只，击头致昏。

（2）立即开胸暴露心脏，分离主动脉。

（3）靠近心脏处剪取主动脉置于预先处理的克氏液中。

（4）去除血管周围结缔组织，清洗血凝块，然后将血管套在细玻棒上，剪成宽 4 mm、长 2 cm 左右的螺旋条片，一端用线结扎备用。

4. 实用价值　主动脉血管上含有丰富的 α 受体，是测定作用于 α 受体药物的理想标本，广泛用于分析拟交感药（sympathomimetic drug）及其拮抗药的作用，尤其对低浓度的拟交感药很敏感。

5. 注意事项

（1）取标本时应迅速，勿用力牵拉刺激标本，以免损伤标本。

（2）不宜在空气中暴露过久，以免失去敏感性。

（3）制备螺旋条时，细玻棒插入主动脉内时动作要轻柔，以免损伤血管内皮（endothelium）。

（4）也可用大鼠主动脉条，以宽 2~2.5 mm，长 2~3 cm 为宜。

（四）哺乳类动物离体心脏标本制备（Ⅲ级）

离体心脏（heart）实验常用方法有斯特劳布法（Straub 法）、八木-Hartung 法及兰登多夫法（Langendorff 法），其中 Langendorff 法适用于药物对哺乳类动物离体心脏的影响，给予适当恒定灌流液，在一定时间内离体动物心脏可保持自发节律的舒缩活动。

1. 实验对象　豚鼠 300~400 g，雌雄均可。

2. 实验药品与器材　任-洛克液（氧饱和或含 5% CO_2），哺乳类动物手术器械一套，蛙心夹，肌张力换能器，多导生理记录仪，灌流装置仪器一套。

3. 实验方法

（1）取豚鼠 1 只，击头致昏。

（2）迅速开胸，暴露心脏，剪破心包膜（pericardium）。

（3）剪断心脏周围的组织及血管，摘除心脏，于接近心脏主动脉根部保留 1 cm 左右长度，以备心脏插管用。

（4）将心脏取出后立即放入预先备好的氧饱和的冷任-洛克液（4℃）中，轻轻挤压心脏，排出心脏内剩余血液。

（5）用棉线将主动脉固定于灌流装置的心脏套管上，38℃氧饱和的任-洛克液灌流。

（6）用心脏夹夹住心尖，连接肌张力换能器，可用多导生理记录仪记录心收缩张力及心率。

4. 实用价值　通过换能器（converter）将心脏舒缩活动记录在记录仪上，以心搏曲线变化分析心脏活动的程度。常用于观察药物对心脏的直接作用及对冠状动脉流量（flow）的影响。

5. 注意事项

（1）摘除心脏时动作迅速、仔细，并用营养液冲洗。

（2）主动脉插管时不宜过深，以防损伤主动脉瓣（aortic valve）及堵塞冠状动脉（coronary artery）入口。

（3）用线固定心脏时，注意心脏位置是否垂直。

（4）灌流液保证足够的氧和恒定的灌流压力和温度，不宜超过 39℃，否则易致心室颤动。

数字课程学习

教学 PPT　　　拓展阅读

第四章 仪器设备应用

第一节 BL-420E⁺生物机能实验系统生物信号处理系统（Ⅱ级）

该系统由计算机、生物信号放大器、刺激器、A/D 转换器及生物信号显示与处理软件构成，可以实现多导生物信号的同步实时采集、记录和分析等功能，利用生物信号处理系统，从生物机体或有兴奋性的离体组织标本上获取电信号和压力、张力、位移等非电量信号，经过放大、采样、模/数转换及分析处理后，显示及打印实验结果。BL-410 和 BL-420E⁺生物机能实验系统的操作和使用方法相同，本节主要介绍 BL-420E⁺生物机能实验系统。

一、BL-420E⁺生物机能实验系统基本原理

生物机能实验系统是研究生物机能活动的主要设备和手段之一。可以通过 BL-420E⁺生物机能实验系统，观察到各种生物机体内或离体器官中探测到的生物电信号，以及张力、压力、温度等生物非电信号的波形，从而对生物肌体在不同的生理或药理实验条件下所发生的机能变化加以记录与分析。其基本原理是：首先将原始的生物机能信号，包括生物电信号和通过传感器引入的生物非电信号进行放大（有些生物电信号非常微弱，比如减压神经放电，其信号为微伏级信号，如果不进行信号的前置放大，根本无法观察）、滤波（由于在生物信号中夹杂有众多声、光、电等干扰信号，比如电网的 50 Hz 信号，这些干扰信号的幅度往往比生物电信号本身的强度还要大，如果不将这些干扰信号滤除掉，那么可能会因为过大的干扰信号致使有用的生物机能信号无法被观察到）等处理，然后对处理的信号通过模/数转换进行数字化并将数字化后的生物机能信号传输到计算机内部，计算机则通过专用的生物机能实验系统软件接收从生物信号放大、采集卡传入的数字信号，然后对这些收到的信号进行实时处理，一方面进行生物机能波形的显示，另一方面进行生物机能信号的存贮。另外，它还要根据使用者的命令对数据进行指定的处理和分析，比如平滑滤波、微积分、频谱分析等。对于存贮在计算机内部的实验数据，生物机能实验系统软件可以随时将其调出进行观察、分析和打印（图 1-4-1）。

二、BL-420E⁺生物机能实验系统硬件介绍

1. 前面板　有 4 个信号输入接口、1 个触发输入接口、1 个刺激输出接口、1 个记滴输入接口和 1 个电源指示灯。触发输入接口用于在刺激触发方式下，外部触发器通过这个输入口触发 BL-420E⁺生物机能实验系统采样（图 1-4-2）。

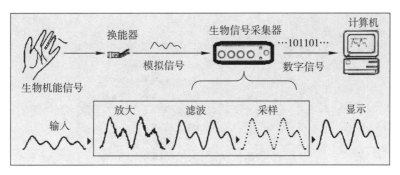

图 1-4-1　BL-420E⁺ 生物机能实验系统原理图

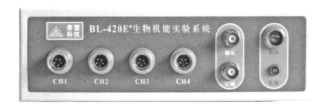

图 1-4-2　BL-420E⁺ 生物机能实验系统前面板

2. 后面板　其左边上部为电源开关，电源开关下面是一个 12 V 直流电源的输入接口，后面板中间靠左为一个金属接地柱，中间靠下为监听输出接口，它直接与耳机或计算机音箱相连接，后面板右下部为一个 USB 接口，它通过 USB 接口线直接与计算机上的一个 USB 接口相连，USB 接口上为 BL-420E⁺ 生物机能实验系统的铭牌（图 1-4-3）。

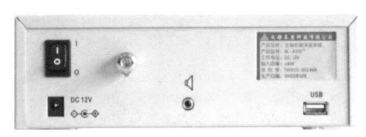

图 1-4-3　BL-420E⁺ 生物机能实验系统后面板

三、实验项目菜单

单击顶级菜单条的"实验项目"菜单，可弹出"实验项目"菜单，其下有 9 个实验模块，分别是肌肉神经实验、循环实验、呼吸实验、消化实验、感觉器官实验、中枢神经实验、泌尿实验、药理学实验模块和病理生理学模块。各个实验模块又包含若干个具体的子实验模块，单击相应的子实验模块进入实验状态（图 1-4-4）。

例如，选择"肌肉神经实验"项目组中的"神经干动作电位的引导"实验模块后，系统将自动把生物信号输入通道设为 1 通道，采样率设为 50 kHz，扫描速度设为 1.0 ms/div，增益设为 200 倍，时间常数设为 0.01 s，滤波设为 10 kHz；刺激器参数设为：单刺激，波宽 0.05 ms，强度 1 为 1.0 V 等。

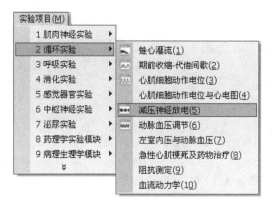

图 1-4-4　实验项目菜单

四、输入信号菜单与自定义模块

1. 输入信号菜单　用鼠标左键快速点击桌面上"生物实验系统"图标进入实验开始菜单后,再单击顶级菜单条上的"输入信号"菜单项(图 1-4-5),"输入信号"下拉式菜单将被弹出。输入信号菜单中包括有 4 个通道和多个菜单项,它们与硬件输入通道相对应,每一个菜单项又有一个输入信号选择子菜单,每个子菜单上包括多个可供选择的信号类型(图 1-4-6)。

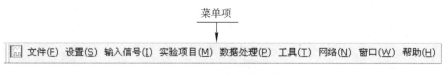

图 1-4-5　顶级菜单条

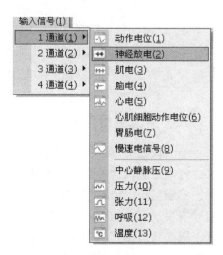

图 1-4-6　BL-420E⁺ 生物机能实验系统输入信号菜单

在某一个输入通道(1、2、3、4 通道可任选)选择了一种输入信号类型之后,其实验通道的相应参数(采样率、增益、时间常数、滤波、扫描速度等)被设定。一般而言,选择与所做实验相对应的输入信号类型能够得到比较好的实验效果,但并不是说只能选择某种信号才能进行相应实验,实际上,选择菜单中排列靠上的信号类型都可以完成排列在它下面的那些实验,但是,操作者需要对相应的实验参数按照新的信号类型要求进行设置。如果对实验参数的具体含义不是十分明确,尽量不要这样做。另外,如果要完成的实验在所列举的信号类型中没有,可以选择"神经放电",然后再调节相应的参数。也可以不同通道选择不同信号,当选定所有通道的输入信号类型之后,使用鼠标单击工具条上的"开始"命令按钮,就可以启动数据采样,观察生物信号的波形变化了。

2. 自定义实验模块　选择该命令，将弹出"用户自定义实验项目"对话框。操作者可以按照自己的要求设置实验参数，这些参数包括：实验标题、采样率、通道选择、每个通道的增益、时间常数和滤波、波形显示方式等，设置完成后单击"确定"按钮完成设置，系统将自动按照操作者的设置启动采样（图1-4-7）。

3. 续接记录功能　该功能只有在数据反演时才起作用，这个功能将使用与反演文件相同的参数对系统进行设置，然后从反演状态直接进入到实时采样状态，新采样的数据紧跟在反演数据

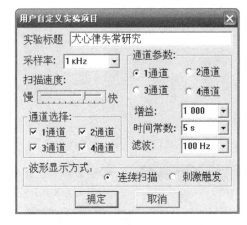

图1-4-7　用户自定义实验项目对话框

的后面进行存贮。这样，多次完成的相同实验可以记录在同一个数据文件中。在原始波形和续接波形之间有一条续接分隔线，标记续接数据的起点和时间。

五、设置菜单

当用鼠标单击顶级菜单条上的"设置"菜单项时，"设置"下拉式菜单将被弹出（图1-4-8）。设置菜单中包括工具条、状态栏、实验标题、实验人员、实验相关数据等22个菜单选项，其中工具条、显示方式、显示方向、数据剪辑方式和定标5个子菜单下还有二级子菜单。

1. 工具条　选择该菜单选项，将向右弹出工具条菜单项的子菜单（图1-4-9）。

图形剪辑工具条也是一个开关命令，用于打开和关闭BL-420E+生物机能实验系统软件中的图形剪辑工具条，图形剪辑工具条只在图形剪辑窗口中有效。选择定制命令后系统首先会要求输入密码，如果密码输入正确，将弹出"自定义"对话框；而密码输入错误，则将退出该功能，默认密码为：123456。"自定义"对话框中包含有6个标签：命令、工具栏、工具、键盘、菜单和选项，它们在对话框的顶部（图1-4-10）。标签可以理解为对话框中的对话框。一般用户切不要随意改变其中的设置。

（1）软件升级使用：进行软件升级时，由于新软件中可能加入了新的功能，因此新软件的菜单和工具条的设置可能与旧版软件不一致，而旧版软件的菜单和工具条设置已经被存储在Windows操作系统的注册表中。这样，运行新软件时，将出现显示命令和实际命令不一致的奇怪现象。使用"自定义"对话框中"工具栏"内的命令可以解决这一问题。单击"工具栏"中的"全部重新设置"命令按钮，选择"是"将删除注册表中原来的配置，退出软件，重新进入，软件将采用新的配置。

（2）在BL-420E+生物机能实验系统软件中集成其他Windows

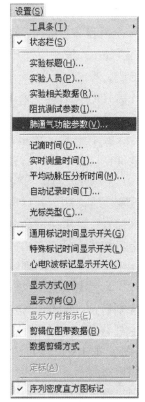

图1-4-8　设置菜单

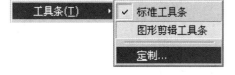

图 1-4-9　工具条菜单项的子菜单

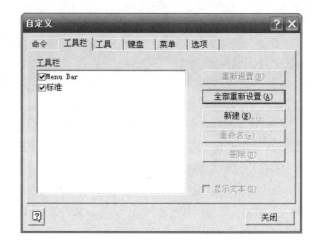

图 1-4-10　自定义对话框

应用程序：如果要将 Windows 操作系统下的某一个应用软件（如 Excel），添加到 BL-420E⁺ 生物机能实验系统软件的"工具"菜单中，可先选择自定义对话框中的"工具"标签视，工具标签的"菜单目录 [M]"列表框中列举有"工具"菜单中现有的 Windows 应用程序清单，如果想添加 Excel 程序，那么选择列表框顶部的"添加"按钮。此时在列表框的底部出现一个编辑输入框，输入需要添加的程序的名字，即输入 Excel；在列表框的下部有一个"命令 [C]"编辑框，在该编辑框的右边有一个"寻找目录"按钮，单击该按钮，将弹出"打开"对话框，从打开对话框中寻找计算机上 Excel 命令所在的目录，如 d:\Microsoft Office\Office，然后从该目录中选择 Excel 执行文件的名字 Excel.exe，按下"打开"按钮，自动将 Excel 程序的目录及名称添加到"命令 [C]"编辑框中，按"关闭"按钮后系统将自动把 Excel 应用程序添加到 BL-420E⁺ 生物机能实验系统软件的"工具"菜单中，以后即可直接通过"工具"菜单中的 Excel 命令启动 Excel 应用程序。

2. 状态栏　菜单命令是一个开关命令，用于打开或关闭 BL-420E⁺ 生物机能实验系统软件窗口底部显示信息的状态栏。

3. 实验标题　选择该命令后，将弹出"设置实验标题"对话框，可以通过该命令来改变实验标题，并且可以为同一个实验设置一个副标题，副标题在打印时使用。选择"输入信号"菜单中的命令启动一个实验时，默认的实验标题与最后选择的信号名称一致，信号名称并不足以表达一个实验的真正意义。此时，可以用这个功能重定义实验标题，这样便于对实验意义的理解和打印资料的存档（图 1-4-11）。

4. 实验人员　该命令用于设置打印的实验人员名字，它对学生实验中的网络打印特别有用，否则，学生将很难从网络打印机中找到自己打印的实验图形，因为很多学生都共享同一台网络打印机。选择该命令，将弹出"实验组及组员名单输入"对话框（图 1-4-12）。该对话框用来输入实验人员的名字和实验组号。实验分组选择是指由于不同班级的学生可能使用同一台 BL-420E⁺ 生物机能实验系统来完成实验，如果不进行分组，则每次只能保存一组同学的名字，那么下组同学来实验时会重新输入本组名字，这时，上一组同学的名字将丢失。为了让多组同学在一学期的实验中只输入一次名字，BL-420E⁺

生物机能实验系统软件允许同时保存 10 组不同学生的姓名，每组最多允许输入 10 个同学的名字，这样，如果有新组来做实验，他们可以先通过实验分组选择选择一个空白组，然后输入自己的名字，以后每次选择这个组，以前输入的名字会自动被调出并显示。打印组号是指打印出来的实验组号，对某一台系统而言它是相对固定的。

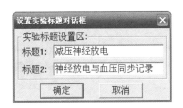
图 1-4-11 设置实验标题对话框

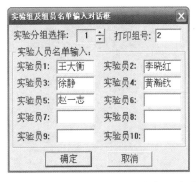
图 1-4-12 实验组及组员名单输入对话框

5. 实验相关数据　可以通过该命令来设置一些与本实验相关的数据。选择该命令后，会弹出"实验相关参数设置"对话框。在该对话框中，可以设置本实验中使用的动物名称、动物体重、麻醉方法、麻醉剂种类和麻醉剂剂量等参数，可以在动物名称下拉式列表框中选择一个动物名称，也可以自己直接输入，动物名称限定在 5 个汉字以内。而麻醉方法和麻醉剂则限定在 10 个汉字以内。如果对话框下面的"打印"复选框旁边有一个小钩，那么表示这些数据将

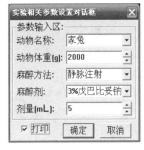
图 1-4-13 实验相关参数设置对话框

随着实验波形一起被打印出来，以利于资料存档；如果没有小钩，表示不打印这些数据（图 1-4-13）。

6. 阻抗测试参数　BL-420E[+] 生物机能实验系统可以和 ZK-100 血流阻抗仪连接使用，血流阻抗仪探测到的只是实验体的阻抗变化，如果要把这种变化记录下来并做进一步的分析，包括分析心排血量等数据，则需要 BL-420E[+] 生物机能实验系统的配合。这种数据分析要求预先知道一些基础数据，包括：基础阻抗（人体的基础阻抗在 30 Ω 左右）、电极距离（颈部和胸部环形电极之间的距离，以 cm 为单位，对于人而言，这个距离大约为 25 cm）和血液电阻率（人体血液的电阻率大约为 135 Ω·cm）。使用阻抗法测定心排血量虽然简单，但不太准确。如果要精确测定心排血量，需要电磁血流量计或激光多普勒等设备。当选择该命令后，会弹出"阻抗测定功能基本数据"对话框。在这个对话框中，除了体表面积（根据输入的身高体重自动计算）不需要手工输入外，其他参数均需要手工输入，当然，对话框中预先设置有默认值（图 1-4-14）。

7. 肺通气功能参数　选择该命令，将弹出"肺通气功能基本数据"对话框，该对话框中的输入参数将用于计算人体体表面积、预计肺活量和预计最大通气量（图 1-4-15）。

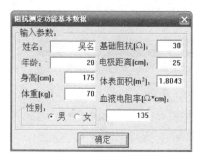

图 1-4-14　阻抗测定功能基本数据对话框

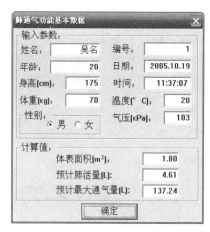

图 1-4-15　肺通气功能基本数据对话框

8. 记滴时间　选择该命令，将弹出"记滴时间选择"对话框，它用于选择统计记滴的单位时间，即每次在选定的时间间隔内统计尿滴数。如果选择"影响尿生成的因素"实验模块，那么 BL-420E⁺生物机能实验系统软件不仅将实时地统计尿滴的总数，也统计单位时间的尿滴数。在这个对话框中，不仅可以选择记滴单位时间，还可以选择记滴单位，包括点、mL 和 μL，便于对尿量的定量分析。这三种单位之间可以相互转换，转换值由用户自己输入。通常情况下，1 mL=20 点，如果选择以 mL 为单位，那么计算机统计出的总尿量和单位时间尿量将以 mL 为单位，这样更直观、更科学。另外，还可以在这个对话框中选择尿滴在屏幕上显示的形状：点或短线。在实时实验中，每次添加特殊实验标记时，即使计时的单位时

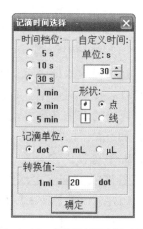

图 1-4-16　记滴时间选择对话框

间没有达到一个标准时间间隔，也将重新开始计时，以统计下一个单位时间内的尿滴数（图 1-4-16）。

9. 实时测量时间　选择该命令，将弹出"实时测量时间间隔选择"对话框，实时测量时间是指在实时实验过程中，每过一定时间会对 1/4 屏幕的最新数据进行一次通用测量，测量的结果显示在通用信息显示区中。这个对话框就用于设置实时测量的时间间隔（图 1-4-17）。

10. 平均动脉压分析时间　选择该命令，将弹出"平均动脉压分析时间调节"对话框，这个命令用于设置平均动脉压分析的时间间隔，选择的时间范围为 0.1～2 s（图 1-4-18）。可通过"平均血压波形"命令打开平均动脉压显示。

11. 自动记录时间　选择该命令，将弹出"设置记录时间"对话框，这个功能可以减少无效数据的记录。设置记录时间对话框说明如下。

控制方式是指控制记录的方式，有三种方式可供选择：人工控制、间隔记录和条件记录。人工控制方式是指系统是否开始数据记录是根据用户的指令执行。例如，刚开始实验

第四章　仪器设备应用

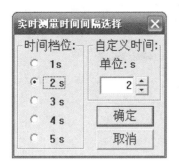

图 1-4-17　实时测量时间间隔选择对话框

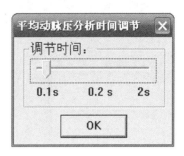

图 1-4-18　平均动脉压分析时间调节对话框

时计算机自动启动数据记录功能，用户选择一次记录按钮将停止数据记录，当用户再一次选择该按钮时将重新启动数据记录。间隔记录和条件记录都是指计算机根据预先设置好的启动和停止记录条件自动启动和停止记录。间隔记录和条件记录的区别在于：间隔记录可多次启动和停止记录，而条件记录仅启动和停止记录一次（图 1-4-19）。

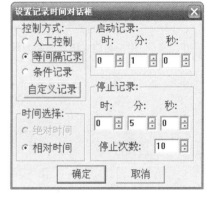

时间选择有两种，包括绝对时间和相对时间。绝对时间是指计算机系统所显示的本地时间，而相对时间是指以计算机的当前时间为 0 时刻开始计算的时间。启动记录和停止记录时间既可按照绝对时间，也可按

图 1-4-19　设置记录时间对话框

照相对时间进行设置。例如，将控制方式设置为"等间隔记录"，采用"相对时间"方式，启动时间设置为 1 min，停止时间为 5 min，停止次数为 10 次。按"确定"按钮后，系统首先停止记录，此时波形仍然显示，但不记录存盘，间隔 1 min 后系统启动数据记录，存盘 5 min 后又停止记录；间隔 1 min 后又开始记录，如此反复 10 次。每次启动记录时，系统会自动在波形数据上添加一个通用时间标记。等间隔记录是均匀记录，如果用户想按照自己设定的方式进行记录，可以采用自定义记录，选择"自定义记录"按钮将弹出"用户自定义记录时间间隔"对话框（图 1-4-20）。

12. 光标类型　选择该命令，将弹出"选择光标类型"对话框，光标类型是指光标测量时依附于每个通道波形曲线上的测量光标，用户可以根据自己的爱好或需要选择对话框中列举的 6 种光标类型中的任何一种。如果选择"显示测量数据"复选框，那么将有一个包含测量数据的方框跟随在测量光标的旁边，这样可以直观看到测量光标位置的数据（图 1-4-21）。

13. 通用标记时间显示开关　这是一个开关命令，当该菜单命令项的前边有一个小钩，表示它被选中，此时在添加的通用标记旁边将显示添加这个通用标记时刻的绝对时间。默认状态为选择。每选择这个命令一次，其状态就改变一次（图 1-4-22）。

14. 特殊标记时间显示开关　这是一个开关命令，当该菜单命令项的前边有一个小钩，表示它被选中，此时在添加的特殊实验标记下边将显示添加这个标记时的绝对时间。默认状态为不选择。每选择这个命令一次，其状态就改变一次（图 1-4-23）。

61

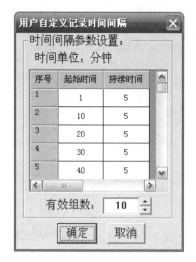 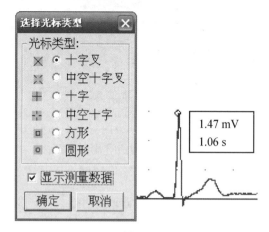

图 1-4-20　用户自定义记录时间间隔对话框　　　　图 1-4-21　选择光标类型对话框

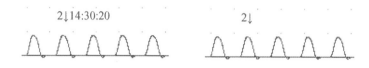

图 1-4-22　通用标记时间显示开关示意图

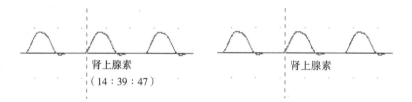

图 1-4-23　特殊实验标记时间显示开关示意图

15. 心电 R 波标记显示开关　这是一个开关命令，当该菜单命令项的前边有一个小钩，表示它被选中。默认状态为不选择。每选择这个命令一次，其状态就改变一次。当选择心电信号时，会采用专用的方法对心率进行计算，即寻找所有的 R 波，如果寻找 R 波不准确，会导致计算出来的心率有误。当认为心率不准确时，可以通过这个功能打开在 R 波顶部的标记，如果标记正确，则心率准确；标记有误，计算出来的心率不可用。R 波标记最多标记连续的 10 个 R 波（图 1-4-24）。

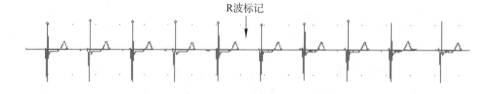

图 1-4-24　心电 R 波标记示意图

16. 显示方式选择　该命令，将弹出一个子菜单，BL-420E⁺生物机能实验系统软件内部支持3种显示方式（图1-4-25）。①连续扫描方式：是指波形从左向右或从右向左连续移动，这是默认的显示方式。②示波器方式：是指波形从左向右移动，波形移动到屏幕的右边界后整屏波形消失，新的波形又从左边出现向右移动。这种方式与传统示波器上的方式相似，刺激触发采样的波形都采用这种显示方式。③扫描显示方式：是指以心电监护仪的工作方式进行波形显示。这种显示方式是指整个波形并不移动，每次只刷新需要改变的一部分波形。这种显示方式可以减少波形移动带来的显示抖动感觉，较少使用。

17. 显示方向　选择该命令，将弹出一个子菜单（图1-4-26）。该子菜单内包含有两个命令：从右向左和从左向右。从右向左显示多用于实时实验过程中对连续波形的显示。这种方式使实验波形从右向左移动，即新的波形从通道显示窗口的右边出现，并向窗口左边移动，最终在窗口左边消失。从右向左显示方向为系统默认的显示方向。从左向右显示方式多用于示波器显示方式。

18. 显示方向指示　这是一个开关命令，当该菜单命令项的前边有一个小钩，表示它被选中。默认状态为不选择。每选择这个命令一次，其状态就改变一次。当显示波形满屏时，很难看出波形是向左还是向右移动，显示方向指示可以指出现在的显示方向是向右还是向左，它显示在屏幕的左上角（图1-4-27）。这个命令只在实时实验时可用。

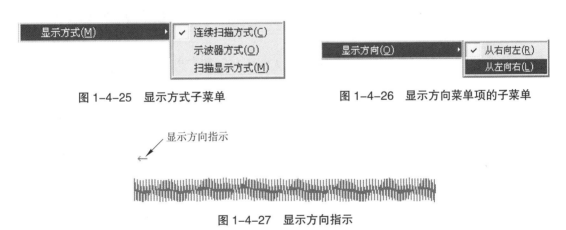

图1-4-25　显示方式子菜单　　　　　　图1-4-26　显示方向菜单项的子菜单

图1-4-27　显示方向指示

19. 剪辑位图带数据　这是一个开关命令，当该菜单命令项的前边有一个小钩，表示它被选中。默认状态为选择。每选择这个命令一次，其状态就改变一次。在屏幕上进行区域选择时，选择区域的图形连同测量数据一起被复制到Windows系统的粘贴板中，可以将这幅图形粘贴到Word论文中。如果只想要从屏幕上获取实验波形作为例证，而不想要系统计算出来的数据，或者因为系统计算出的数据有错误，可以选择这个命令，只剪辑单纯的位图而取消相关的计算数据（图1-4-28）。

20. 数据剪辑方式　选择该命令，将弹出一个子菜单，参见图1-4-29。该子菜单内包含有两个命令：单通道数据剪辑和多通道数据剪辑。单通道数据剪辑只剪辑选择通道数据形成一个新的.tme文件。这个功能非常有用，它可以从多通道数据中只提取所感兴趣通道的有用数据。多通道数据剪辑剪辑的数据与原始数据具有相同的记录通道数。只能按照一种方式对某个文件进行数据剪辑，在剪辑过程中不能改变方式。

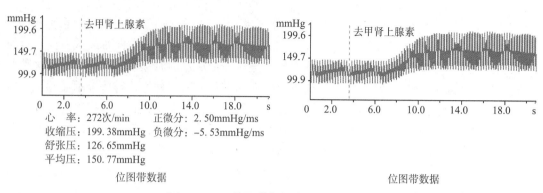

图 1-4-28　位图带数据或不带数据说明

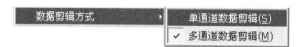

图 1-4-29　数据剪辑方式菜单项的子菜单

21. 定标　选择该命令，将弹出定标菜单的子菜单，该子菜单内包含有两个命令：调零和定标（图1-4-30）。

图 1-4-30　定标菜单项的子菜单

（1）调零：调零的具体操作步骤如下。

1）从"定标"子菜单中选择"调零"命令，此时会弹出一个提示对话框（图1-4-31）。

2）在提示对话框中按"确定"按钮，会弹出一个"放大器调零"对话框（图1-4-32），同时，四个通道自动启动数据采样。

此时可以通过"放大器调零"对话框进行调零处理。例如，首先对1通道进行调零处理，如果1通道的波形显示在基线下方，就按"增档"按钮，直到波形曲线被抬高到离基线最近的位置为止。然后就可以对2通道进行调零处理，首先在"通道选择"区中将通道设定为2通道，再开始调零。以此类推，对3通道、4通道进行调零处理，当每个通道均调零完毕后，按"确定"按钮存贮调零结果并且结束本次调零操作。"放大器调零"对话框中的"确定"按钮完成调零，并将调零的结果存贮在Biolap98.cfg文件中；"清除"按钮用于清除上一次调零的结果；"取消"按钮用于结束本次调零操作，但不将本次调零的结果存贮到磁盘上。

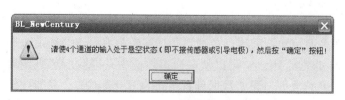

图 1-4-31　放大器调零提示对话框

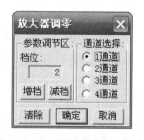

图 1-4-32　放大器调零对话框

（2）定标：当选择定标命令后，将弹出一个"定标密码输入"对话框，输入定标密码，默认的定标密码为123456。如果输入的密码不对，系统将禁止进行定标操作（这主要是为了防止学生在实验中因误操作而造成原来定好的标值丢失）。如果输入了正确的定标密码，将进入到定标过程中，此时，4个信号采集通道将自动启动数据采样，并且在BL-420E⁺生物机能实验系统主界面的左下方将弹出一个"定标"对话框，通过选择定标对话框中不同参数就能够在一次定标过程中同时完成对4个通道的不同传感器信号的定标操作（图1-4-33）。

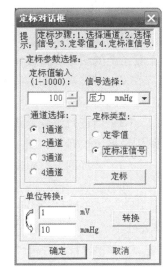

图 1-4-33　定标对话框

22. 序列密度直方图标记　这是一个开关命令，当该菜单命令项的前边有一个小钩，表示它被选中。默认状态为不选择。每选择这个命令一次，其状态就改变一次。由于序列密度直方图与原始波形之间不同步，所以并不能直观地知道序列密度直方图和原始波形之间的对应关系。打开这个功能后，在原始数据上单击鼠标左键将同时在原始数据和序列密度直方图上显示竖线标记，最多可以添加5个竖线标记，添加5个标记后再添加，原来的标记将被删除。原始数据上的竖线标记和序列密度直方图上的标记在时间上是同步的（图1-4-34）。

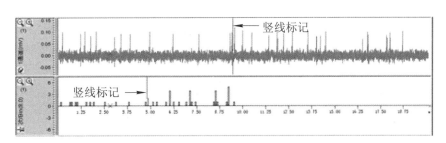

图 1-4-34　序列密度直方图标记

六、图形剪辑

图形剪辑是将从通道显示窗口中选择的一段波形，连同从这段波形中测出的数据一起，以图形的方式发送到Windows操作系统的一个公共数据区内，以后可以将这块图形粘贴到BL-420E⁺生物机能实验系统软件的剪辑窗口中或任何可以显示图形的Window应用软件（如Word、Excel或画图）中，方法是选择这些软件"编辑"菜单中的"粘贴"命令即可。

1. 图形剪辑的目的　一是为了实现不同软件之间的数据共享，比如，用户正在Word文字处理软件中将实验结果写成一篇论文，现在需要将典型的实验波形加入论文中，那么使用BL-420E⁺生物机能实验系统中的图形剪辑功能即可实现。图形剪辑的另一个目的是将感兴趣的多幅波形图剪辑在一起，形成一张拼接图形（可以在BL-420E⁺生物机能实验系统软件的剪辑窗口中或Windows的画图软件中完成图形的拼接工作），然后打印。

2. 图形剪辑的操作步骤

(1) 在实时实验过程或数据反演中,按下"暂停"按钮使实验处于暂停状态,此时,工具条上的图形剪辑按钮 处于激活状态,按下该按钮将使系统处于图形剪辑状态。

(2) 对感兴趣的一段波形进行区域选择,可以只选择一个通道的图形或同时选择多个通道的图形。

(3) 当进行了区域选择以后,图形剪辑窗口出现,上一次选择的图形将自动粘贴进入到图形剪辑窗口中(图1-4-35)。

(4) 选择图形剪辑窗口右边工具条上的退出按钮 退出图形剪辑窗口。

(5) 重复步骤(1)、(2)、(3)、(4) 剪辑其他波形段的图形,然后拼接成一幅整体图形,此时可以打印或存盘,也可把这张整体图形复制到其他应用程序,如Word、Excel中。

3. 图形剪辑窗口介绍　图形剪辑窗口是BL-420E$^+$生物机能实验系统的一个特色。可以在该窗口中完成一些基本的图形操作(图1-4-35)。

进入图形剪辑窗口的方法有两种:一是执行图形剪辑操作后自动进入;二是选择工具条上的"进入图形剪辑窗口"命令按钮 或选择"窗口"菜单上的"图形剪辑窗口"命令。

退出图形剪辑窗口的方法只能是选择图形剪辑工具条上的退出命令按钮 。

图形剪辑窗口分为图形剪辑页和图形剪辑工具条两部分。

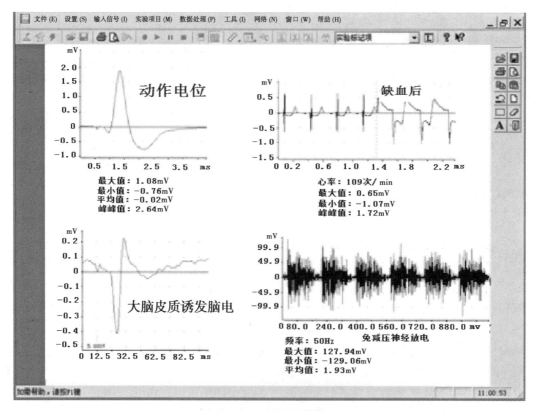

图1-4-35　图形剪辑窗口

图形剪辑页在图形剪辑窗口的左边，占图形剪辑窗口的大部分空间，图形剪辑页用于拼接和修改从原始数据通道剪辑的波形图。剪辑的图形只能在剪辑页的白色区域内移动。

图形剪辑工具条占据图形剪辑窗口的右边，包含12个与图形剪辑相关的命令按钮，它们分别是：打开、存贮、打印、打印预览、复制、粘贴、撤销、刷新、选择、擦除、写字和退出。

当刚进入图形剪辑窗口的时候，图形剪辑工具条上的命令按钮处于不可用的灰色状态，只需在图形剪辑页的任意位置单击鼠标左键，命令按钮就变得可以使用了。

七、刺激参数调节区

1. 简介　刺激参数调节区中列举了要调节的刺激参数（图1-4-36）。在讲解刺激参数调节前，应该先了解刺激器中各个参数的意义。刺激参数区由上至下分为3个部分，包括基本信息、程控信息、波形编辑。

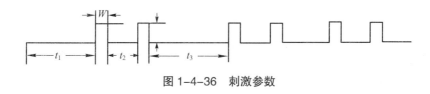

图1-4-36　刺激参数

（1）t_1（延时）：刺激脉冲发出之前的初始延时（范围：0~6 s，单位：ms）。

（2）t_2（波间隔）：双刺激或串刺激中两个脉冲波之间的时间间隔（范围：0~6 s，单位：ms）。

（3）t_3（延时2）：在连续刺激中，连续刺激脉冲之间的时间间隔，可与t_1相等，也可以不等（范围：0~6 s，单位：ms），在显示中，该参数将被换算为频率，换算公式如下：$F=1/(t_3+W)$；其中F为频率（单位：Hz），t_3和W的单位是s。

（4）W（波宽）：刺激脉冲的宽度（范围：0~2 000 ms，单位：ms）。

（5）H_1（强度1）：单刺激、串刺激中的刺激脉冲强度，或双刺激中第一个刺激脉冲的强度（范围：0~35 V，单位：V）。如果你选择的刺激模式为电流刺激，那么它表示第一个刺激脉冲的电流强度（范围：0~10 mA，单位：mA）。

（6）H_2（强度2）：双刺激中第二个刺激脉冲的强度（范围：0~35 V，单位：V）。如果选择的刺激模式为电流刺激，那么它表示第二个刺激脉冲的电流强度（范围：0~10 mA，单位：mA）。

2. 基本信息区　基本信息是关于刺激器的基本参数，对于每一个参数，采用粗细两级的调节方法，每个参数加上一个调解机构称为一个元素（图1-4-37）。

当对话框元素的粗调按钮与微调按钮变为浮雕形式时，表明该参数此时无效，也不能被调节。某个参数当前的有效性主要由刺激器方式确定。下面将分别对各个参数做个介绍。

（1）模式：有4种刺激器模式供选择，分别是粗电压、细电压、粗电流及细电流。粗电压刺激模式的刺激范围为0~100 V，步长为5 mV；细电压刺激模式的刺激范围为

0～10 V，步长为 5 mV；粗电流刺激模式的刺激范围为 0～20 mA，步长为 10 μA；细电流刺激模式的刺激范围为 0～20 mA，步长为 1 μA。

（2）方式：调节刺激器的刺激方式。有 5 种刺激方式可供选择，分别是单刺激（为默认选择）、双刺激、串刺激、连续单刺激与连续双刺激。

（3）延时：调节刺激器第一个刺激脉冲出现的延时。延时的单位为 ms，其范围为 0～6 s 可调。每调节粗调按钮一次，其值改变 5 ms；调节微调按钮一次，其值改变 0.05 ms。

（4）波宽：调节刺激器脉冲的波宽。波宽的单位为 ms，其范围从 0～2 s 可调。每调节粗调按钮一次，其值改变 0.5 ms；调节微调按钮一次，其值改变 0.05 ms（图 1-4-38）。

（5）波间隔：调节刺激器脉冲之间的时间间隔（适用于双刺激和串刺激）。波间隔的单位为 ms，其范围从 0～6 s 可调。每调节粗调按钮一次，其值改变 0.5 ms；调节微调按钮一次，其值改变 0.05 ms。波间隔的有效范围还受到刺激频率的影响。

（6）频率：调节刺激频率（适用于串刺激和连续刺激方式）。频率的单位为 Hz，其范围为 0～2 000 Hz 可调。每调节粗调按钮一次，其值改变 10 Hz；调节

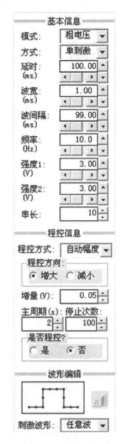

图 1-4-37　刺激器参数分析示意图

微调按钮一次，其值改变 0.1 Hz，但刺激器的频率受到波宽和波间隔（在串刺激和连续双刺激时波间隔才起作用）的影响，因此如果调节的波宽较长，刺激频率将不能调节到 2 000 Hz，计算机会自动计算出当时可以调节的最高刺激频率。

（7）强度 1：调节刺激器脉冲的电压幅度（当刺激类型为双刺激时，则是调节双脉冲中第一个脉冲的幅度）或电流强度。电压幅度的单位为 V，其范围为 0～100 V 可调（BL-420E⁺生物机能实验系统刺激器还包含 -30～30 V 的可调范围）。在粗电压模式下，每调节粗调按钮一次，其值改变 500 mV；调节微调按钮一次，其值改变 50 mV。在细电压模式下，每调节粗调按钮一次，其值改变 50 mV；调节微调按钮一次，其值改变 5 mV。电流强度的单位为 mA，其范围为 0～20 mA 可调。在粗电流模式下，每调节粗调按钮一

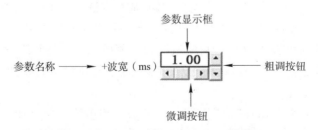

图 1-4-38　刺激器参数调节元素分解图

次，其值改变 100 μA；调节微调按钮一次，其值改变 10 μA。在细电流模式下，每调节粗调按钮一次，其值改变 10 μA；调节微调按钮一次，其值改变 1 μA。

（8）强度2：当刺激类型为双刺激时，它用来调节双脉冲中第二个脉冲的幅度。强度2的电压幅度或电流强度的范围和调节方式与强度1完全相同。

（9）串长：该参数用来调节串刺激的脉冲个数，脉冲个数的单位为个，其有效范围为 0~250 个可调。每调节粗调按钮一次，其值改变 10；调节微调按钮一次，其值改变 1。

3. 程控信息区　程控属性页中包括程控方式、程控刺激方向、增量、主周期、停止次数和程控刺激选择 6 个部分，下面分别加以介绍。

（1）程控方式：该命令为程控刺激方式选择子菜单，包括自动幅度、自动间隔、自动波宽、自动频率和连续串刺激等 5 种程控刺激方式。自动幅度方式按照设定的主周期自动对单刺激的刺激幅度进行改变；自动间隔方式按照设定的主周期自动对双刺激的刺激波间隔进行改变；自动波宽方式按照设定的主周期自动对单刺激的刺激波宽进行改变；自动频率方式按照设定的主周期自动对串刺激的刺激频率进行改变；连续串刺激方式按照设定的主周期自动、连续地发出串刺激波形。

（2）程控刺激方向：包括增大、减小两个选择按钮，它们控制着程控刺激器参数增大或减小的方向。如果程控刺激器的方向为增大，则如果参数增大到最大时，系统自动将其设定为初始值；如果程控刺激器的方向为减小，则如果参数减小到最小时，系统自动将其设定为初始值。比如，在自动幅度方式下，所选择的程控刺激方向为增大，初始幅度为 30 V，程控增量为 0.1 V，这样每过一个主周期时间，将发出一个单刺激，然后其幅度增加 0.1 V，当幅度增加到最大值 35 V 时，下一次刺激开始时，刺激幅度将被设置为初始值 30 V，刺激强度的初始值在"设置"属性页的"强度1"调节单元中进行设置。

（3）程控增量：程控刺激器在程控方式下每次发出刺激后程控参数的增量或减量。

（4）主周期：程控刺激器的主周期，单位为 s。主周期是指程控刺激两次刺激之间的时间间隔。

（5）停止次数：是指停止程控刺激的次数，在程控刺激方式下，每发出一个刺激将计数一次，所发出的刺激数达到停止次数后，将自动停止程控刺激。也就是说停止次数是停止程控刺激的一个条件。

（6）程控刺激选择：包括"程控"和"非程控"两个选择按钮，可以通过这个选择按钮的选择，在程控刺激器和非程控刺激器之间进行选择。在任何时候，都可以选择程控按钮来将刺激器设置为程控刺激器；也可以选择非程控按钮随时停止程控刺激器。

4. 控制参数调节区　该区是 TM_WAVE 软件用来设置 BL-420E$^+$ 生物机能实验系统的硬件参数以及调节扫描速度的区域，对应于每一个通道有一个控制参数调节区，用来调节该通道的控制参数（图 1-4-39）。

BL-420E$^+$ 生物机能实验系统和 820 生物机能实验系统控制参数调节区的差别：① 820 生物机能实验系统的软件放大和缩小按钮在控制参数调节区的左上角，BL-420E$^+$ 生物机能实验系统则在左下角；② 820 生物机能实验系统没有全导联心电选择按钮。

其各个部分分别如下。

（1）通道信息显示区：用于显示该通道选择信号的类型，如心电、压力、张力、微分

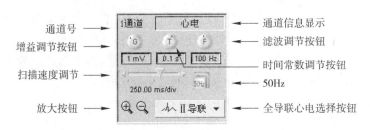

图 1-4-39 一个通道的控制参数调节区（BL-420E⁺ 生物机能实验系统）

等。当选定一种信号之后，信号名称就已经确定。可以根据自己的需要修改信号名称。修改方法如下：在通道信号显示区中双击鼠标左键，此时，通信信号显示区变成一个文字编辑框，直接在这个文字编辑框中输入新的信号名称，例如，将"压力"修改为"中心静脉压"，修改完成后按"Enter"键对修改进行确认，通道信号显示区中将显示你新输入的信号名称；如果在编辑后想放弃修改，则按键盘左上角的"Esc"键退出修改。

（2）增益调节旋钮：用于调节通道增益（放大倍数）档位。具体的调节方法是：在增益调节旋钮上单击鼠标左键将增大一档该通道的增益，而单击鼠标右键则减小一档该通道的增益。如果在增益旋钮下面的增益显示窗口中单击鼠标右键，会弹出一个增益选择菜单，可以直接选择一种增益。

（3）时间常数调节旋钮：用于调节时间常数的档位。具体的调节方法是：在时间常数调节旋钮上单击鼠标左键将减小一档该通道的时间常数，而单击鼠标右键则增大一档该通道的时间常数。当你更改某一通道的时间常数值之后，时间常数调节旋钮下的时间常数显示区将显示时间常数的当前值。在时间常数显示区内单击鼠标右键会弹出一个时间常数选择菜单。时间常数又叫高通滤波，每一个时间常数值对应于一个频率值，计算方法为：

$$频率 = 1/(2p' 时间常数)$$

假设时间常数为 3 s，那么对应的频率 $=1/(2p'3)=0.053$（Hz）

（4）滤波调节旋钮：用于调节低通滤波的档位。具体的调节方法参见时间常数调节旋钮的调节方法。BL-420E⁺ 生物机能实验系统的高频滤波分为 15 档，单位是 Hz。

注意：当增益调节旋钮、时间常数调节旋钮或滤波调节旋钮上的档位指示点为深蓝色时，表示这三个按钮当前不可调节；当这三个旋钮上的档位指示点变为红色时，则表示它们可以调节。

（5）扫描速度调节器：其功能是改变通道显示波形的扫描速度。

（6）50 Hz 滤波按钮：用于启动 50 Hz 抑制和关闭 50 Hz 抑制功能。50 Hz 信号是交流电源中最常见的干扰信号，如果 50 Hz 干扰过大，会造成有效的生物机能信号被 50 Hz 干扰湮没，无法观察到正常的生物信号。此时，就需要使用 50 Hz 滤波来削弱电源带来的 50 Hz 干扰信号。

注意：50 Hz 波形可能是有效生物机能信号波形的一种成分，如果滤除掉 50 Hz 波形，会造成有效生物机能信号波形发生畸变。一般而言，观察小鼠心电信号不能进行 50 Hz 滤波。那么削弱交流电源本身带入的 50 Hz 干扰的最好办法是使用接地良好的电源。

（7）软件放大和缩小：软件放大按钮 🔍 和缩小按钮 🔍 分别用于实现信号波形的软件

放大和缩小；最大放大为原来波形的 16 倍，最大缩小到原来波形的 1/4。

（8）全导联心电选择按钮（BL-420E⁺ 生物机能实验系统包含这个功能）：用于打开和关闭全导联心电信号，可以通过下拉式按钮选择标准 12 导联心电中的任何一种，也可以关闭全导联心电输入。如果选择全导联心电输入，那么信号从 BL-420E⁺ 生物机能实验系统的标准 12 导电心电输入口（15 芯 D 型插座）输入，其他信号则从通用通道中进行输入（图 1-4-40）。

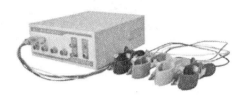

图 1-4-40　全导联心电连接方式
（BL-420E⁺ 生物机能实验系统）

第二节　BL-420E⁺ 生物机能实验系统实验数据的提取（Ⅱ级）

数据提取是指从记录的原始实验数据中，以某种形式（如图形、BL-420E⁺ 生物机能实验系统格式数据、通用文本格式数据等）提取出有用的（或感兴趣的）某一段或多段数据，并将其存贮为其他格式文件或插入到其他应用程序（如 Word、Excel）中。在 BL-420E⁺ 生物机能实验系统中，数据提取方式包括 4 种，它们分别是数据导出、数据剪辑、图形剪辑和区间测量数据结果导出。

一、数据导出

数据导出是指将选择的一段反演实验波形的原始采样数据，以文本形式提取出来，并存入到相应的文本文件中。具体步骤如下。

1. 在整个反演数据中查找需要导出的实验波形段。
2. 使用区域选择功能选择需要导出的实验波形段。
3. 在选择区域上单击鼠标右键弹出显示通道快捷功能菜单，然后选择"数据导出"命令，这个命令包含一个子菜单，子菜单中

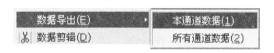

图 1-4-41　数据导出子菜单

有"本通道数据"和"所有通道数据"两个命令（图 1-4-41），选择其中任何一个命令完成数据导出。

执行数据导出命令后得到选择波形段的原始采样数据，以文本形式存入到 \data 子目录下以 "data n.txt" 命名的文本文件中，其中 n 代表通道号（如果没有 n，则表明导出的是所有通道的数据），例如，从 2 通道上选择的数据段导出到 data2.txt 文本文件中，data.txt 文件则存贮一次导出的所有通道数据，以此类推（图 1-4-42）。导出原始数据采用的文本格式可以被读入到很多其他的数据统计、分析软件，如 Excel、MatLab、SAS、SPSS 中进行进一步的统计、分析和处理。

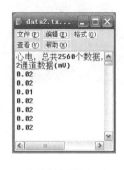 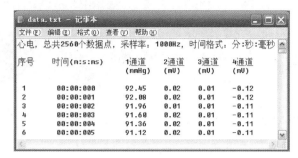

单通道数据导出　　　　　　　　　　　多通道数据导出

图 1-4-42　记事本中看到的导出数据 data n.txt

二、数据剪辑

数据剪辑是指将选择的一段或多段反演实验波形的原始采样数据，按 BL-420E⁺ 生物机能实验系统的数据格式提取出来，并存入到指定名字的 BL-420E⁺ 生物机能实验系统格式文件中。由于数据剪辑提取的数据格式为 BL-420E⁺ 生物机能实验系统数据格式，所以该剪辑数据可以被 BL-420E⁺ 生物机能实验系统的软件所读取，并能继续在该数据上进行分析以及数据提取等操作。其操作步骤如下。

1. 在整个反演数据中查找需要剪辑的实验波形。
2. 将需要剪辑的实验波形进行区域选择，可以同时选择多屏数据。
3. 按下工具条上的数据剪辑命令按钮，或者在选择的区域上单击鼠标右键弹出快捷功能菜单并选择"数据剪辑"功能，就完成了一段波形的数据剪辑；可以通过"设置"→"数据剪辑方式"菜单命令设置只剪辑单个通道数据还是同时剪辑多个通道数据，剪辑的数据段以灰色显示（图 1-4-43）。
4. 重复以上 3 步，对不同波形段进行数据剪辑。
5. 在停止反演时，一个以"cut.tme"命名的数据剪辑文件将自动生成，可以按照自己的需要重命名剪辑文件，但命名的文件不能与打开反演文件重名。数据剪辑的文件存储在 \data 子目录下，其文件扩展名为 tme。

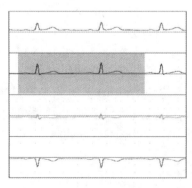 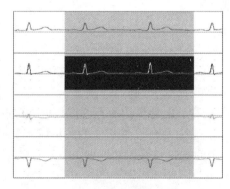

单通道数据剪辑　　　　　　　　　　　多通道数据剪辑

图 1-4-43　数据剪辑

三、图形剪辑

图形剪辑是指将从通道显示窗口中选择的一段波形连同从这段波形中测出的数据，一起以图形的方式发送到 Windows 操作系统的一个公共数据区内，以后可以将这块图形粘贴到 BL-420E⁺ 生物机能实验系统软件的剪辑窗口中，或任何可以显示图形的 Window 应用软件（如 Word、Excel 或画图中），方法是选择这些软件“编辑”菜单中的“粘贴”命令。图形剪辑的目的有两个，一是为了实现不同软件之间的数据共享。例如，用户正在 Word 文字处理软件中将实验结果写成一篇论文，现在需要将典型的实验波形加入论文中，那么用户使用 BL-420E⁺ 生物机能实验系统中的图形剪辑功能即可实现。图形剪辑的另一个目的是将感兴趣的多幅波形图剪辑在一起，形成一张拼接图形（可以在 BL-420E⁺ 生物机能实验系统软件的剪辑窗口中或 Windows 的画图软件中完成图形的拼接工作），然后打印。其操作步骤如下。

1. 在实时实验过程或数据反演中，按下“暂停”按钮使实验处于暂停状态，此时，工具条上的图形剪辑按钮处于激活状态，按下该按钮将使系统处于图形剪辑状态。

2. 对感兴趣的一段波形进行区域选择，可以只选择一个通道的图形或同时选择多个通道的图形。

3. 进行区域选择以后，图形剪辑窗口出现，上一次选择的图形将自动粘贴进入到图形剪辑窗口中。

4. 选择图形剪辑窗口，按右边工具条上的退出按钮退出图形剪辑窗口。

5. 重复步骤 1、2、3、4 剪辑其他波形段的图形，然后拼接成一幅整体图形，此时可以打印或存盘，也可把这张整体图形复制到其他应用程序，如 Word、Excel 中。

四、区间测量数据结果的导出

区间测量数据结果的导出不是严格意义上的数据提取，因为它导出的是处理后的结果数据而非原始数据，但由于它也是将有用数据从实验波形的测量中提取出来，所以还是将其归为数据提取的一种。当在一次实验中使用区间测量进行数据测量时，区间测量的结果将直接写入到 Excel 文件中（图 1-4-44）；同时，这些数据也以 result *n*.txt（*n* 代表通道号）文件名存贮为标准的 Windows 文本文件，之所以同时将测量的数据结果存贮为文本文件，是因为文本文件可以直接被读入到 Excel、Access、Word、写字板、MATLAB 等

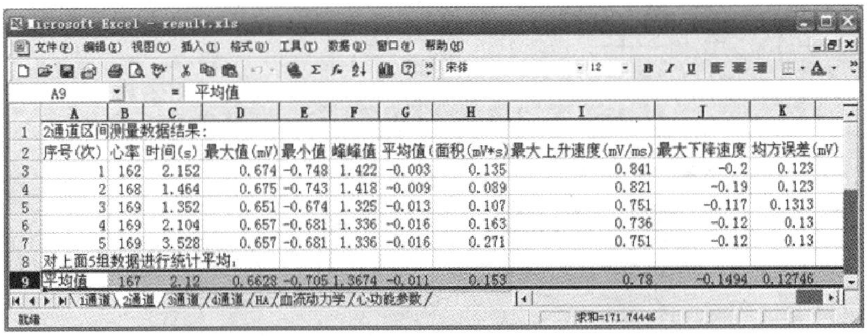
Microsoft Excel - result.xls

A9 = 平均值

	A	B	C	D	E	F	G	H	I	J	K
1	2通道区间测量数据结果:										
2	序号(次)	心率	时间(s)	最大值(mV)	最小值	峰峰值	平均值(	面积(mV*s)	最大上升速度(mV/ms)	最大下降速度	均方误差(mV)
3	1	162	2.152	0.674	-0.748	1.422	-0.003	0.135	0.841	-0.2	0.123
4	2	168	1.464	0.675	-0.743	1.418	-0.009	0.089	0.821	-0.19	0.123
5	3	169	1.352	0.651	-0.674	1.325	-0.013	0.107	0.751	-0.117	0.1313
6	4	169	2.104	0.657	-0.681	1.336	-0.016	0.163	0.736	-0.12	0.13
7	5	169	3.528	0.657	-0.681	1.336	-0.016	0.271	0.751	-0.12	0.13
8	对上面5组数据进行统计平均,										
9	平均值	167	2.12	0.6628	-0.705	1.3674	-0.011	0.153	0.78	-0.1494	0.12746

1通道 2通道 3通道 4通道 HA 血流动力学 心功能参数

就绪 求和=171.74446

图 1-4-44 区间测量的结果存贮为 Excel 文件

Windows 通用软件中进行数据处理，因而可以把存贮的文本文件当作一种中间输出结果。

可被直接导出的测量结果数据不仅包含对各个通道进行区间测量的结果，也包括心肌细胞动作电位的测量结果、血流动力学测量和心功能参数测量的结果。如果要将测量结果导出，首先要使用 BL-420E$^+$ 生物机能实验系统软件工具条上的"打开 Excel"命令打开 Excel 应用软件，只有通过这个命令打开 Excel 软件后，BL-420E$^+$ 生物机能实验系统软件才和 Excel 应用软件之间建立了联系，测量的结果才能被写入。如果没有通过"打开 Excel"命令打开 Excel 应用程序，或者在外部直接打开 Excel 应用程序，都不能将测量结构写入 Excel 中。通过 BL-420E$^+$ 生物机能实验系统软件中的"打开 Excel"命令打开 Excel 应用软件后，将自动建立一个 book1.xls 的 Excel 文件；如果在 BL-420E$^+$ 生物机能实验系统软件中打开另外一个反演数据，则在 Excel 应用软件中将建立 book2.xls 文件与之对应，以此类推。有时通过 BL-420E$^+$ 生物机能实验系统软件打开的 Excel 应用程序没有菜单条和工具条，尽管不影响使用，但这是一个问题，不方便数据的直接处理，只能数据存盘后再重新打开 Excel。

第三节　BL-420N 生物信号采集与分析系统（Ⅱ级）

一、系统概述

以计算机为中心的信号采集与处理系统，在机能学实验中的应用经过 20 多年的发展已经非常成熟，到今天为止，几乎完全取代了传统的笔试二道记录仪。从 20 世纪 90 年代中期开始的近 20 年，不仅是生物信号采集与处理系统发展的 20 年，也是世界范围内计算机网络和信息化发展的 20 年。目前的生物信号采集与处理系统只是计算机化了，但没有网络化及信息化，从某种意义上讲已经落后于这个时代。成都某公司发布了最新一款生物信号采集与分析系统——BL-420N 信息化信号采集与分析系统。该系统除满足原有常规信号采集与处理系统的功能之外，还能够满足信息化、网络化的发展要求，实现了无纸化实验报告（图 1-4-45）。

1. 系统简介　BL-420N 生物信号采集与分析系统，以下简称 BL-420N 系统，是一套基于网络化、信息化的新型信号采集与分析系统。它通过实验室预先配置的 NEIM-100 实验室信息化管理系统将分散、孤立的 BL-420N 系统连接起来，使其除了完成传统信号采集与分析系统的功能之外，还扩展了大量信息化的功能，将传统的医学机能学实验划分为实验前、实验中和实验后 3 个学习阶段，从不同角度帮助学生和科研工作者更好地完成实验（图 1-4-46，图 1-4-47）。

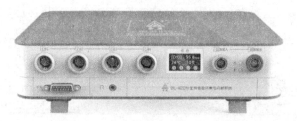

图 1-4-45　BL-420N 生物信号采集与分析系统硬件

第四章 仪器设备应用

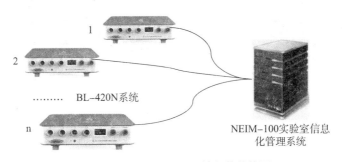

图 1-4-46 BL-420N 系统拓扑结构图

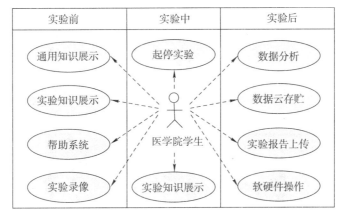

图 1-4-47 学生看到的 BL-420N 生物信号采集与分析系统示意图

（1）实验前：在本系统中嵌入了各种实验多媒体资料（电子教材，录像和虚拟实验操作等），在实验前学生可从系统中学习到关于仪器的基本知识及本次实验知识操作方法。还可与学校虚拟实验教学中心连接，预先在网上虚拟熟悉实验操作（图 1-4-48）。

（2）实验中：在实验过程中，可使用双视功能对比查看本次实验不同时间段记录的数据，打开以前记录文件进行反演和实时对比不同时期的实验结果（图 1-4-49）。

（3）实验后：实验后可直接在系统中提取实验数据，撰写实验报告，并上传到 NEIM-100 实验信息管理中心，教学老师对其进行网上批阅和指导（图 1-4-50）。

2. 系统特点　BL-420N 系统具有以下特点。

（1）信息化展示：系统中指导，系统中学习，系统中实验。

（2）无纸化管理：无纸化实验报告、实验管理、实验指导、实验批阅。

（3）自动记录、统计、管理：自动记录设备使用情况、实验情况等以便统计分析。

（4）实验数据客观可信：存贮完成实验时的各种环境条件（温度、湿度、大气压力等）、使用计算机软硬件信息等，使实验环境数据精确可靠。

（5）通道有智能识别功能：系统每个通道都有智能识别功能，连接厂家智能传感器，可自动识别智能传感器的全部信息。

（6）物理通道自动扩展功能：系统可自动扩展新引入通道，如 1 通道连接一个 3 通道信号传感器，就会自动扩展为 3 个采样通道，由 4 通道变为 6 通道系统。配有人体生理信号无线连接器，可将 HWS0601 人体无线生理信号采集器采集到人体生理信号（图 1-4-51）。

第一篇　医学机能学实验导论

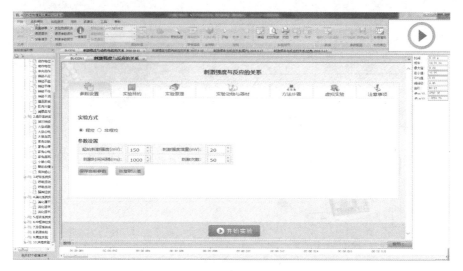

A

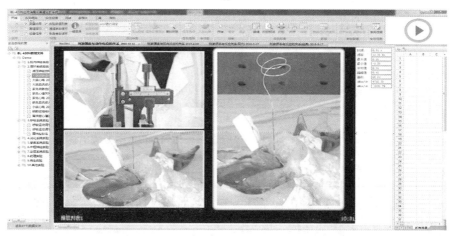

B

图 1-4-48　BL-420N 系统实验前的相关知识展示

A. 实验原理介绍；B. 实验操作录像

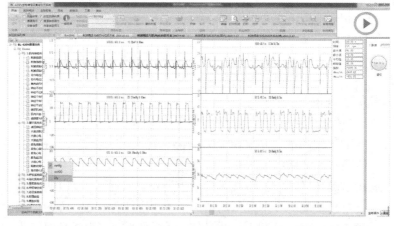

A

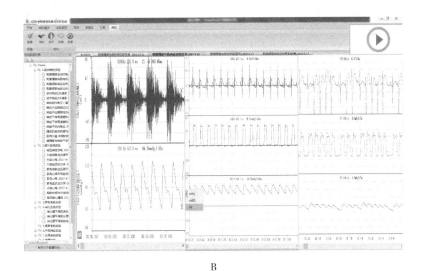

B

图 1-4-49　BL-420N 生物信号采集与处理系统数据对比功能

A. 双视同一实验不同时间段对比；B. 适时反演文件实验结果对比

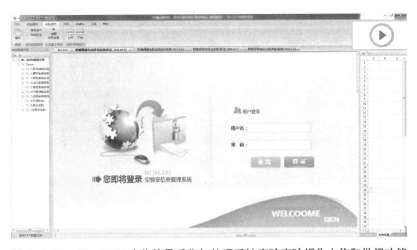

图 1-4-50　BL-420N 生物信号采集与处理系统实验实验报告上传和批阅功能

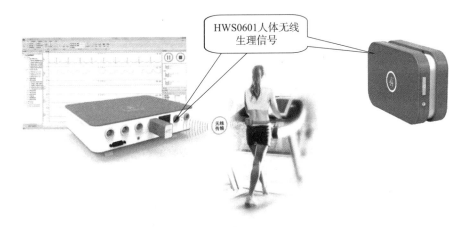

图 1-4-51　BL-420N 系统与 HWS0601 连接工作的示意图

二、系统安装

BL-420N 系统安装包括硬件连接和软件安装两部分，具体如下。

1. 硬件连接　BL-420N 系统的硬件连接包括前面板连接和后面板连接两个部分。

（1）前面板连接：BL-420N 系统硬件前面板上主要包含系统的工作接口，通道信号输入接口（相同的 8 芯 4 通道 CH1-4）、全导联心电输入接口、监听输入接口、记滴输入接口以及刺激输出接口等（图 1-4-52）。

（2）后面板连接：后面板为固定连接口，12 V 电源接口、A 型 USB 接口（方形，与计算机连接）、B 型 USB 接口（偏型，升级固件程序）、接地柱、多台设备级联的同步输入输出接口（图 1-4-53）。

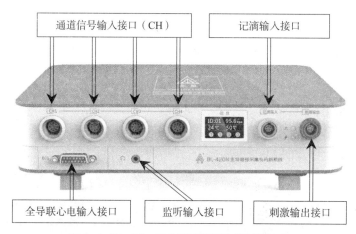

图 1-4-52　BL-420N 系统硬件前面板接口

a. 信号输入线的连接：将信号输入线连接信号输入口，另一端连接到信号源。b. 传感器的连接：将传感器连接到信号输入口，另一端连接到信号源。c. 全导联心电的连接：心电线连接到全导联输入口，另一端按心电图连接方式（红—右前肢、黄—左前肢、绿—左后肢、黑—右后肢、白—胸前）。d. 刺激输出线的连接：将刺激输出线连接到刺激输出口，另一端连接到生物体刺激部位。e. 监听输出：将电喇叭输入线连接到监听输出口

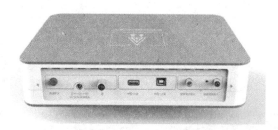

图 1-4-53　BL-420N 系统硬件后面板接口

a. 接口（从左到右）：电源开关；电源接口（12 V 直流）；接地柱；A 型 USB 接口（扁形）；B 型 USB 接口（方形）；级联同步输出接口；级联同步输入接口。b. 连接顺序：先完成其他所有连接后，最后接入电源打开电源开关。c. 固件软件升级：BL-420N 硬件内部的固件软件可单独升级（关闭电源，将有升级固件程序的 U 盘插入到 A 型 USB 接口，打开电源即可自动对固件程序升级），约 60 s 后显示"Success, Take off U disk then restart"（升级成功，拔出 U 盘重启设备）即可。d. 接地线：接地可获得更好电生理实验效果。

(3)启动硬件设备：在后面板连接完成后，就可启动系统工作了。按下电源，显示屏被点亮显示启动画面，30 s 后听到"嘀"一声表示启动完毕（显示屏显示温湿度、大气压力及设备连接状况等。）

2. 软件安装

（1）需要的计算机硬件配置：CPU：Intel 酷睿 i3；主频：3.7 GHz 或以上（高清视频采集要高配置的 CPU）；内存：4 GB 或以上；硬盘：200 GB 或以上；USB 接口：2.0 及以上；显示器：分辨率在 1 024×768 以上。

（2）需要的计算机软件环境：操作系统，Win7/Win8/Win10；Office，Office2003 或更高版本（用于实验报告编辑）；IE 浏览器，IE 浏览器 8.0 以上。

（3）网络环境：局域网或互联网。

（4）实验室信息管理系统软件：NEIM-100 实验室信息管理系统。否则，报告的网上存贮、批阅、实验设备的使用情况上传和统计等都无法实现。但不影响其他各种机能实验。

（5）软件安装步骤：BL-420N 系统软件的安装步骤如下。

第一步：启动安装向导。双击安装目录下的 BL-420N_Setup.exe 安装软件图标启动 BL-420N 系统软件，根据安装向导提示逐步完成软件安装。分别进入开始向导界面、授权协议界面、安装路径选择界面。

第二步：驱动安装。根据驱动安装界面、驱动安装完成界面，分别直接点击"下一步"和"安装"（根据 USB 驱动安装向导进行驱动安装），若出现"Windows 安全警告界面"选择"始终安装此驱动程序软件"直至"驱动安装完成"。

第三步：高清采集卡。点击"确定"进入"高清采集卡（K-Lite Codec Pack 4.7.0）"驱动安装向导（系统配备了高清同步视频采集功能，需安装此卡保证视频质量），直接点击"Next，……Finish"。

（6）软件启动：启动时，直接点击桌面上和 Windows 系统菜单中的"BL-420N 系统"快捷键。

三、BL-420N 系统入门

1. 硬件设备正确连接指示 实验前，先要确认 BL-420N 系统硬件与计算机连接是否正确，是否可以与 BL-420N 软件进行正常通信。打开 BL-420N 系统硬件设备电源开关，启动 BL-420N 系统软件，若 BL-420N 系统顶部功能区上的启动按钮变得可用，表明 BL-420N 硬件和软件间通信正确。

2. 主界面介绍 BL-420N 系统主界面有 4 个视图区（功能区、实验数据列表视图区、波形显示视图区及设备信息显示视图区）。主界面上除了波形视图不能隐藏外，其余视图均可显示或隐藏。视图中除顶部功能区外，其余视图可任意移动（图1-4-54，表1-4-1）。

（1）主界面视图的显示和隐藏：为了适应不同用户的习惯，BL-420N 系统软件中视图位置和显示状态都可改变。

1）功能区的最小化和恢复：功能区位于软件主界面的最上方，功能区可以被最小化。在功能区的分类标题位置单击鼠标右键，会弹出功能区相关快捷菜单，选择"最小化功能区"命令，则功能区分类标题下面的功能按钮被隐藏。如果要恢复被隐藏的功能区按钮，

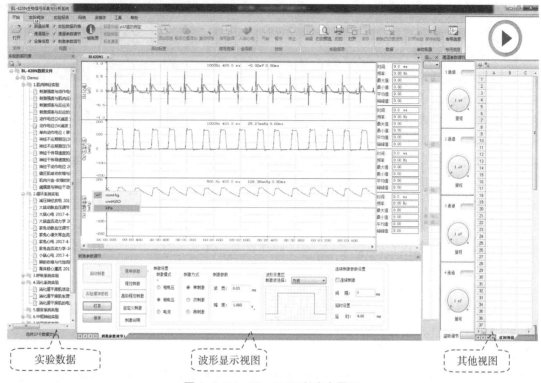

图 1-4-54　BL-420N 程序主界面

表 1-4-1　主界面上主要功能区划分

序号	视图名称	功能
1	波形显示视图	显示采集到或分析后的通道数据波形
2	功能区	主要功能按钮的存放区域，是各种功能的起始点
3	实验数据列表视图	默认位置的数据文件列表，双击文件名直接打开该文件
4	设备信息视图	显示连接设备信息、环境信息、通道信息等基础信息
5	通道参数调节视图	刺激参数调节和刺激发出控制区
6	刺激参数调节视图	刺激参数调节和刺激发出控制区
7	快捷启动视图	快速启动和停止实验
8	测量结果视图	显示所有专用和通用的测量数据

注：若见到软件主界面与图 1-4-54 主界面有所不同，是由于视图可隐藏和移动，且视图之间可能相互覆盖

则需要再次在功能区分类标题上单击鼠标右键弹出快捷菜单，然后选择打钩的"最小化功能区"命令，则可恢复最小化的功能区（图 1-4-55）。

2）视图的隐藏和显示：BL-420N 系统软件中包含有多个视图，除主视图外，其余视图都可被隐藏或显示。这些视图的隐藏显示状态显示在"功能区"→"开始"分类栏下面的"视图"选项中，参见图 1-4-55（A）。当"视图"选项中的某一个视图前面的方框中有一个小钩，表示该视图被显示，比如实验数据列表视图。由于视图在某一个区域中会相

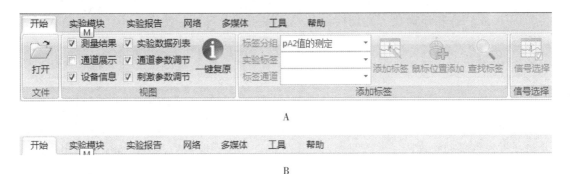

图 1-4-55　BL-420N 软件顶部功能区的最小化与恢复

A. 正常的功能区；B. 最小化的功能区

互覆盖，因此即使该视图处于显示状态，但是它可能被其他视图所覆盖而无法显示。如果要显示这些被覆盖的视图，最简单的方法就是在视图区的下方单击该视图的名称即可。

（2）主界面视图的移动：在 BL-420N 系统中，除波形显示区和功能区外，其余视图都可按需移动或改变。每个视图都有两种状态，一种是紧挨软件主界面边缘的停靠状态，这是视图的默认状态；另一种是以独立窗口形式存在的浮动状态（图 1-4-56，图 1-4-57）。

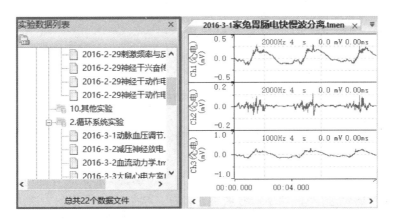

图 1-4-56　BL-420N 实验数据列表视图的停靠状态（和主视图紧挨排列）

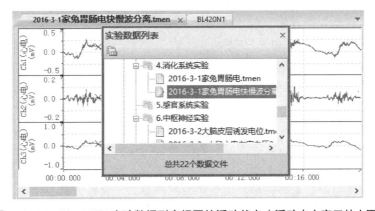

图 1-4-57　BL-420N 实验数据列表视图的浮动状态（浮动在主窗口的上面）

1）停靠状态和浮动状态的切换：在视图标题栏上双下击就可在停靠和浮动状态间切换。

2）停靠状态和浮动状态的移动：在视图标题栏上按下鼠标左键不放就可拖动视图位置。

3）视图停靠位置透明的选择：在视图标题栏上按下鼠标左键不放，在主界面上会出现停靠位置指示透明按钮。视图可以停靠在主视图的上下左右，为了精确停靠视图，则需要将鼠标位置移动到这些停靠按钮上，当鼠标移动到停靠按钮后，选择视图就会出现在主视图相应位置，松开鼠标左键就会将选择视图停靠在指定位置。系统会自动记录用户最近一次移动视图位置，下次打开时视图仍保持原位置和大小。

3. 开始实验　BL-420N系统提供有"从实验模块启动实验、从信号选择对话框进入实验或者从快速启动视图开始实验"3种方式。具体如下。

（1）从实验模块启动实验（适用于学生的教学实验）：功能区选择"实验模块"，然后根据需要选择不同的实验模块开始实验。如"循环"→"期前收缩-代偿间歇"，启动该实验，系统自动根据用户选择实验项目配置各种实验参数（采样通道数、采样率、增益、滤波、刺激等）。适用于学生实验（图1-4-58）。

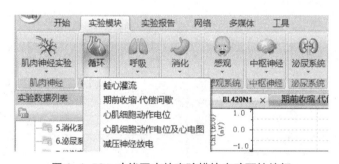

图1-4-58　功能区中的实验模块启动下拉按钮

（2）从选择信号选择对话框启动实验（适用于科研实验或新的学生实验）：工具区选择"开始"→"信号选择"，弹出信号通道对话框，根据实验内容，为通道配置相应实验参数（是最灵活通用的适用于科研工作的开始实验方式），这些参数可存贮为自定义实验模块，以便快速启动实验（图1-4-59，图1-4-60）。

（3）从快速启动视图开始实验（适用于快速打开上一次实验参数）：可从启动视图中快速启动按钮开始实验，也可从功能区"开始"菜单栏中"开始"按钮快速启动实验。第一次快速启动实验系统会采用默认方式，同时打开4个心电通道方式启动实验。如果在上一次停止实验后使用快速启动方式启动实验，系统会按照上一次实验参数启动本次实验。

4. 暂停和停止实验　"启动视图"中点击"暂停"或"停止"按钮，或功能区开始栏中"暂停"或"停止"按钮，就可完成。暂停是指在实验过程中停止快速移动的波形，便于仔细观察分析停留在显示屏上的一幅静止图像数据，暂停时硬件数据采集的过程仍然在进行，但数据不被保存；重新开始，采集的数据恢复显示并被保存。停止是指停止整个实验，并将数据保存到文件中。

第四章　仪器设备应用

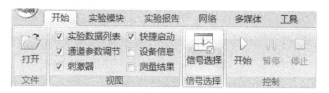

图 1-4-59　功能区开始栏中的信号选择功能按钮

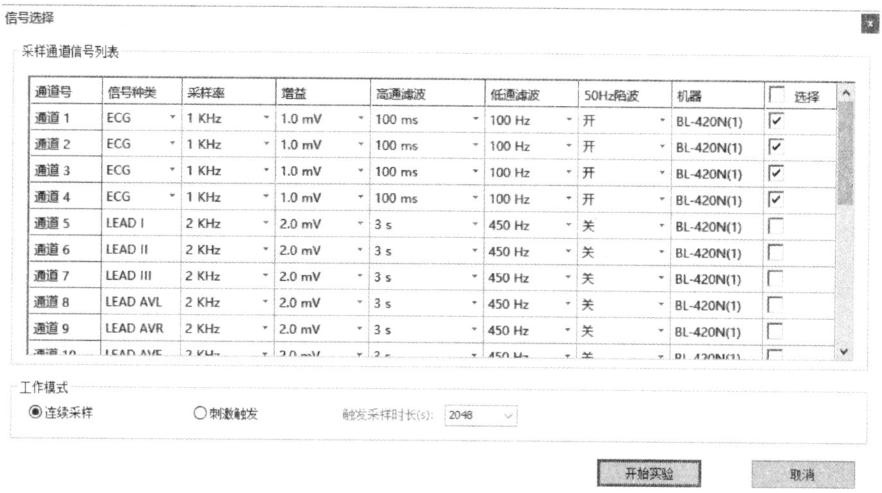

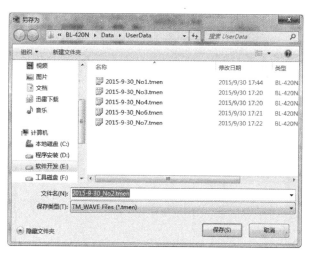

图 1-4-60　信号选择对话框

5. 保存数据　当停止实验时，系统会弹出一个是否停止实验对话框，如果停止实验则会弹出"另存为"对话框保存数据（图 1-4-61）。

图 1-4-61　保存数据对话框

6. 数据反演　是指查已保存的实验数据，可同时最多打开 4 个反演文件。数据反演有两种方法。

（1）在"实验数据列表"视图中双击要反演文件即可。

83

（2）在功能区的开始栏中选择"文件"→"打开"命令，弹出对话框选择要打开的反演文件单击"打开"即可（图1-4-62）。

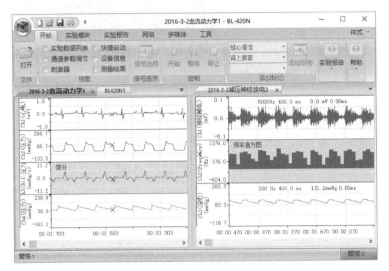

图1-4-62　同时打开两个反演文件进行数据反演

7. 实验报告功能　实验完成后，可直接编辑和打印实验报告，也可将其存贮或上传到NEIM-100实验室信息化管理系统（需要实验室独立配置）。实验报告功能包括6个相关常见功能。即：

（1）编辑实验报告：点击编辑按钮，系统启动实验报告编辑（相当于Word中编辑），输入用户名字、实验目的等，也可从打开的原始数据文件中选择波形粘贴到实验报告中。如果默认的实验报告，则将当前屏显示波形自动提取到实验报告中（图1-4-63）。

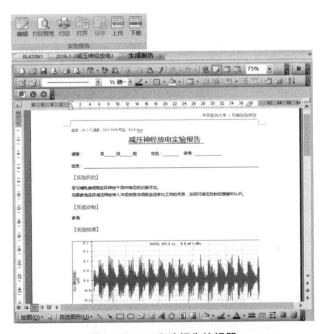

图1-4-63　实验报告编辑器

（2）打印实验报告：单击"功能区"→"开始"→"实验报告"→"打印"，即可。

（3）存贮实验报告：单击"功能区"→"开始"→"实验报告"→"保存"，即可。

（4）打开存贮报告：单击"功能区"→"开始"→"实验报告"→"打开"，即可。

（5）上传实验报告：单击"功能区"→"开始"→"实验报告"→"上传"，即可。上传实验报告是上传到基于 Internet 的 NEIM-100 实验室信息管理系统服务器，将来就可在任何地方下载编辑，在线指导、批阅和保存。

（6）下载实验报告：单击"功能区"→"开始"→"实验报告"→"下载"，即可。

8. 刺激器的使用　在生理实验中会经常使用到刺激器。选择功能区开始栏中"刺激器"，可打开刺激参数调节视图，从上到下或从左到右依次为4个区：启动刺激区、模式选择区、参数调节区、波形示意区（图1-4-64）。

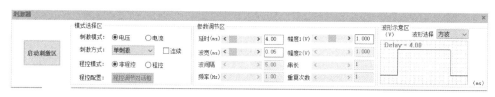

图 1-4-64　水平放置的刺激器参数调节视图

刺激器的启动运行如下。

（1）启动刺激：单击启动刺激按钮，可按设置参数启动向外输出刺激信号。

（2）刺激模式：是控制刺激器工作的基本参数，包括电压、电流刺激模式的选择，程控、非程控刺激方式的选择，连续刺激和单刺激的选择等。

（3）参数调节区：可调节单个刺激参数，包括延时、波宽、幅度、频率等。

（4）刺激波形示意区：波形示意区显示调节参数后的刺激波形状和参数（图1-4-65）。

四、波形显示视图

1. 波形显示视图概述　BL-420N 系统软件波形显示视图是采集到生物信号的主要显示区域，该区域主要包括波形显示区、顶部信息区、标尺区、测量信息显示区、时间坐标显示区、滚动条及双视分隔条7个区域（图1-4-66，表1-4-2）。

BL-420N 系统软件波形显示视图中的"顶部信息区"和"测量信息显示区"可通过通道快捷菜单隐藏和显示。双视分隔条用于打开双视系统（同一生物信号不同时期记录的波形可分别在两套窗口系统中显示，便于前后对比）。打开和关闭双视系统的方式：在双视分隔条上按下鼠标左键，然后左右拖动双视分隔条即可打开或关闭双视系统，也可调节双视系统的宽

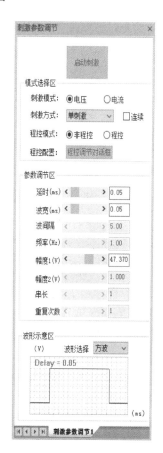

图 1-4-65　垂直放置的刺激器参数调节图

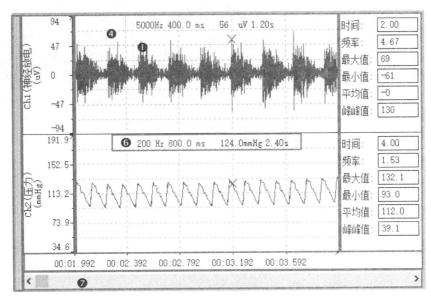

图 1-4-66　BL-420N 系统软件的波形主显示图

表 1-4-2　波形显示视图各部分功能

序号	区域名称	功能
1	波形显示区	以通道为基础同时显示 1→n 个通道的信号波形
2	顶部信息区	显示通道基本信息：采样率、扫描速度和测量数据等
3	标尺区	显示通道幅度标尺，用于对信号幅度进行定量标识
4	测量信息显示区	显示通道区间测量的结果
5	时间显示区	显示所有通道时间位置标尺，以 1 通道为基准
6	滚动条	拖动定位反演文件中波形的位置
7	双视分隔条	拖动双视分隔条可实现波形双视显示，用于波形对比

度占比（图 1-4-67）。

2. 单通道显示和多通道显示切换　BL-420N 系统可同时记录 1→128 通道生物信号（含分析通道）。通常情况下，波形显示视图根据用户选择的记录信号数自动设置相应通道数，当多个通道同时显示时，每个通道平分整个显示区域。在通道很多时，每个通道垂直显示方向较窄，不易观察波形，可通过在要观察通道上"双击鼠标左键"的方式在单通道显示方式和多通道显示方式之间切换（图 1-4-68）。

3. 复制通道波形　完成实验后，编写论文或实验报告时，需将记录的有效生理信号波形复制下来粘贴到论文或实验报告中。BL-420N 系统可非常方便地复制用户选择的信号波形。其步骤如下。

（1）选择区域的左上角按下鼠标左键。

（2）按住鼠标左键不放，向右下方拖动鼠标以确定选择区域的右下角。

（3）选定右下角后松开鼠标左键完成信号波形的选择。

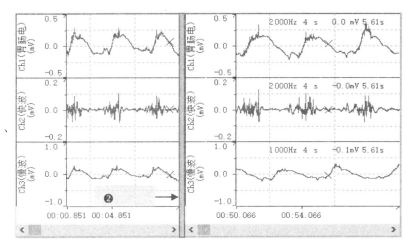

图 1-4-67　BL-420N 系统的双视显示方式

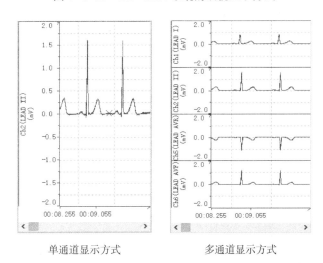

单通道显示方式　　　　　　　　多通道显示方式

图 1-4-68　BL-420N 系统的单通道显示方式和多通道显示方式切换

波形选择后，被选择波形及该波形的时间轴和幅度标尺就以图形方式被复制到计算机内存，就可在 Word 文档中或编辑实验报告中粘贴（图 1-4-69）。

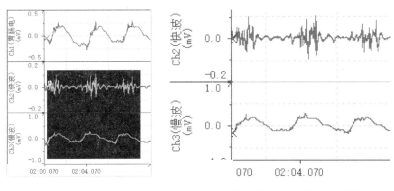

以反显方式显示的信号选择区域　　　　选择区域粘贴到 Word 软件中的图样

图 1-4-69　BL-420N 系统复制通道波形的方法

4. 波形的上下移动　用户可在通道中上下移动波形。其步骤如下。

（1）通道标尺区按下鼠标左键。

（2）按住鼠标左键不放拖动鼠标，波形便跟随鼠标移动。

（3）确认波形移动位置后松开鼠标左键完成波形移动（图1-4-70）。

5. 波形的放大和缩小　为了便于观察，用户可再放大或缩小通道波形。其步骤如下。

（1）将鼠标移动到通道标尺区中。

（2）向上滑动鼠标滚轮放大波形，向下滑动鼠标滚轮缩小波形。

（3）在标尺窗口中双击鼠标左键，波形会恢复到默认标尺大小（图1-4-71）。

6. 波形的压缩和扩展　为了便于观察，用户可压缩或扩展通道中的波形。其步骤如下。

（1）将鼠标移动到波形显示通道中。

（2）向上滑动鼠标滚轮扩展波形，向下滑动鼠标滚轮压缩波形（图1-4-72）。

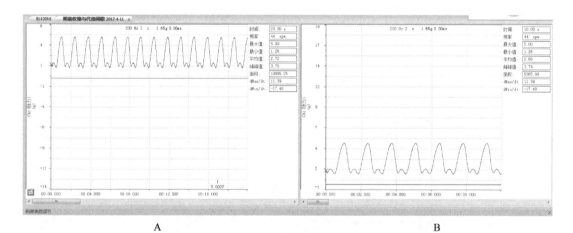

A

B

图1-4-70　BL-420N系统单通道波形的上下移动方法

A. 波形上移图样；B. 波形下移图样

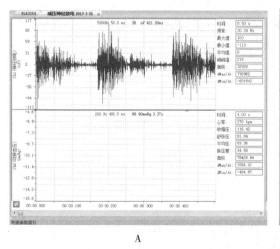 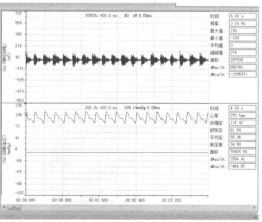

A

B

图1-4-71　BL-420N系统单通道波形的放大和缩小

A. 放大的波形；B. 缩小的波形

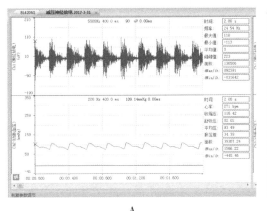 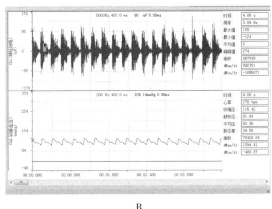

A　　　　　　　　　　　　　　　　　B

图 1-4-72　BL-420N 系统单通道波形的扩展和压缩

A. 压缩的波形；B. 扩展的波形

注：如在波形通道中向上或向下滑动鼠标滚轮，则只影响该通道的扩展或压缩；如在所有通道底部的时间显示区中向上或向下滑动鼠标滚轮，则影响所有通道的扩展或压缩

7. 波形显示区的快捷菜单　当在波形通道中单击鼠标右键时会弹出通道相关的快捷菜单（图 1-4-73）。

通道快捷菜单中包含很多与通道相关的命令，如数据分析、测量、通道信息区的隐藏、叠加波形开关及数据导出等。下面就对这些命令作简单介绍。

（1）分析：BL-420N 系统软件包含分析功能有微分、积分、频率直方图、频谱分析、序列密度直方图和非序列密度直方图等。用户可通过选择分析子菜单中相应分析命令启动对选择通道分析，分析通道"直接插入"或"关闭分析"命令。

（2）测量：BL-420N 系统软件包含测量功能有：区间测量、心功能参数测量、血流动力学测量和心肌细胞动作电位测量等。

（3）添加 Mark 标记：Mark 标记用于配套鼠标移动时的单点测量。在数据反演时，鼠标在波形线上移动，当前点信号值及相对于屏幕起点时间被计算出来，并显示在通道顶部信息区。如果通过该命令在波形上添加 Mark 标记，则移动鼠标测量结果是 Mark 标记点和鼠标点间幅度差和时间差，顶部显示区显示幅度值和时间值前面会添加 Δ 标志"差值"（图 1-4-74）。

（4）测量数据跟随光标：开启此开关进行数据反演，鼠标在波形线上移动，可显示当前位置的坐标值（图 1-4-75）。

（5）隐藏选择通道：若对某通道信息不感兴趣，则可将鼠标移至该通道，点击选项，该通道便会隐藏消失（不能隐藏第一个通道）。

（6）取消所有隐藏通道：当用户点击了一次或多次"隐藏选择通道"后，点击此按钮以恢复所有已隐藏通道为显示状态。

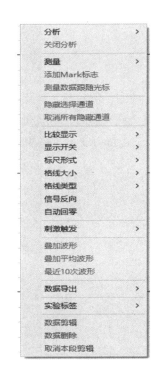

图 1-4-73　BL-420N 系统波形显示区的快捷菜单

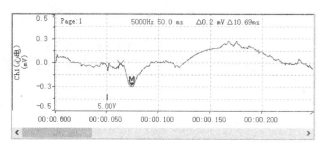

图 1-4-74　BL-420N 系统波形上添加的 Mark 标记

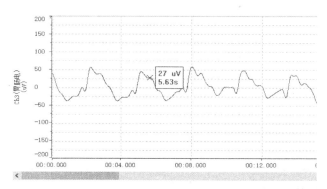

图 1-4-75　BL-420N 系统波形上开启测量数据跟随光标

（7）比较显示：用于当采样或反演，当对某通道波形与另外一个（或多个）通道波形对比感兴趣时，可将进行对比的几个通道的波形在同一个通道以不同颜色显示。如在通道 2 中进行与通道 1 比较显示，在通道 3 中进行与通道 1、2 比较显示等（图 1-4-76）。

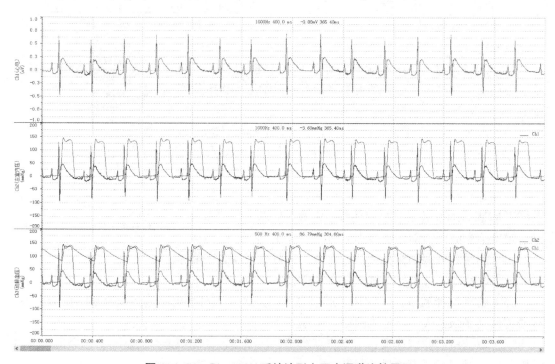

图 1-4-76　BL-420N 系统波形上开启通道比较显示

（8）显示开关：在此菜单中，可切换通道右部/顶部信息区、通道基线、背景格线、记滴信息、实时数据监测、硬件参数调节标志的隐藏和显示。

（9）标尺形式：在此菜单中，可设置标尺为 X 轴基线优先或 Y 轴基线优先。

（10）格线大小：在此菜单中，可设置格线大小为可变或固定。

（11）信号反向：该功能用于将选择通道的波形曲线进行正负反向显示。

（12）自动回零：自动回零功能可使由于输入饱和而偏离基线的信号迅速回到基线上。如给系统信号输入接口加入一个很大的输入信号，该通道放大器信号饱和，执行该命令可立刻消除放大器的零点漂移。

（13）刺激触发：在此菜单中，设置刺激触发的开关状态，且在开状态下，可以设置刺激触发的触发方式：上升沿触发或下降沿触发。

（14）叠加波形：以刺激触发方式采样的信号以定长帧的形式存贮，每一帧数据长度和刺激触发点位置相同，这是信号叠加的基础。其目的是消除信号中包含的随机干扰信号对有效信号的影响，通过波形叠加可突出有效信号而抑制干扰信号，便于观察分析（叠加方式是对采样所有数据帧累加求和）。BL-420N 系统支持刺激触发方式采样叠加成灰色波形。其原理是：微弱生理信号（刺激、听觉和视觉等诱发电位）易被随机信号（噪声、振动等）淹没，一次刺激信号无法直接观察到。这些信号的方向和大小固定，随机干扰信号不确定，有效信号会在累加情况下放大，随机信号在累加的过程中相互抵消而减小。

（15）叠加平均波形：叠加波形往往比较大，不易观察，如果对叠加波形进行平均就可观察到有效信号。BL-420N 系统软件支持对叠加波形平均，平均次数是信号累加次数。

（16）最近 10 次波形：在刺激触发方式下，数据以帧方式进行采集和存贮，不同帧之间数据可存在差异，为对比最近若干帧数据间差异，BL-420N 系统软件支持在通道窗口中同时显示最近 10 帧数据，构成一幅伪三维图形，便于对前后波形比较。在同时显示 10 次波形中，最上面一条波形是时间最近的一条波形曲线，越下面波形时间越远，每两条波形间相隔在 10 个屏幕像素值。

（17）数据导出：数据导出是指将选择的一段反演波形或整个文件长度的原始采样数据以文本格式提取并保存。其目的是其他分析软件（如 Excel、MatLab、SAS、SPSS 等）统计、分析处理。包含："导出本通道选择长度数据、导出本通道整个记录长度数据、导出所有通道选择长度数据、导出所有通道整个记录长度数据"4 种导出方式。如果用户在通道中选择了一段区域，则数据导出命令以选择区域长度为基础；如果用户在执行数据导出命令时未选择区域，则数据导出命令以整个记录文件的长度为导出基础。执行数据导出命令后生成的原始采样数据以文本形式存入到当前目录的 data 子目录下，并以"data n_年_月_日.txt"形式命名（n 为通道号）（图 1-4-77）。注意：原始数据导出功能只在数据反演时有效。

（18）实验标签：在此菜单中，添加、编辑或删除实验标签。

（19）数据剪辑：数据剪辑是指将选择的一段或多段反演实验波形原始数据按 BL-420 格式提取出来并保存。数据剪辑提取的数据格式为 BL-420 数据格式，所以该剪辑数据可被 BL-420 生物机能实验系统软件读取，并能继续在该数据上进行分析及提取等。这个命令只有在操作者对某个通道的数据进行了区域选择后才起作用。在停止反演时，一个以"cut.tme"命名数据剪辑文件将自动生成。

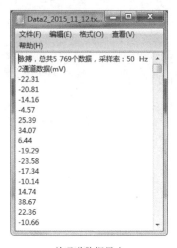 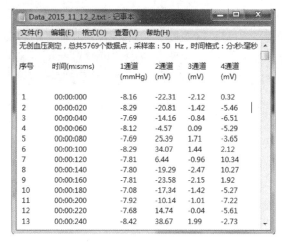

单通道数据导出　　　　　　　　　　　　　单通道数据导出

图 1-4-77　记事本中看到的导出数据

（20）数据删除：与数据剪辑类似，当对某通道数据区域选择后，可点击此按钮来生成删除选中段数据后的反演数据，停止反演后，以"cut.tme"命名数据文件自动生成。

五、功能区

1. 功能区概述　功能区是 BL-420N 系统主界面顶部的功能按钮区域，是操作系统入口，相当于把传统软件用户命令选择的菜单栏和工具栏的整合，既有图标又有标题，类似于 Word 2010 操作风格（图 1-4-78）。

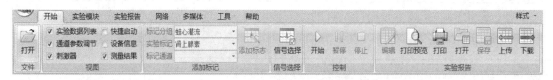

图 1-4-78　BL-420N 功能区

2. 功能区栏目的切换　功能区有开始栏、实验模块栏、实验报告栏、网络栏、多媒体栏、工具栏和帮助栏。默认情况下为开始栏。当需某分类下功能时就直接点击分类名称即可切换。也可将鼠标移动到功能区，滚动鼠标滚轮来切换功能栏（图 1-4-79）。

3. 功能区开始栏　是系统默认的功能区，最常用的功能放在该分类中，包括：文件、视图、添加标记、信号选择、控制和实验报告（图 1-4-80，表 1-4-3）。

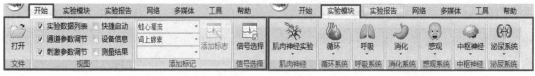

（a）开始栏　　　　　　　　　　　　　　　　（b）实验模块栏

图 1-4-79　BL-420N 功能区栏目切换

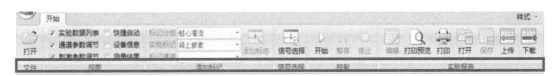

图 1-4-80　BL-420N 功能区开始栏

表 1-4-3　功能区开始栏的功能分类

序号	分类名称	功能
1	文件	打开文件，用于打开指定数据文件进行反演
2	视图	显示或隐藏除主视图外的其他视图，选中打开，否则为隐藏
3	添加标记	添加实验标记，该功能只在采样中可用。下拉框用于选标记分组、名称和添加到的通道
4	信号选择	用户自主选择并设置通道参数，启动实验
5	控制	控制波形采集的开始、暂停和停止
6	实验报告	实验报告的编辑、打印、上传、下载等功能

（1）信号选择：该菜单项只有在实验还未启动，且设备连接正确的情况下使用。点击"开始"→"信号选择"，弹出对话框（可设置采样率、量程、高通滤波、低通滤波、50 Hz 滤波、扫描速度等参数）。默认系统选择前面 4 个通道作采样通。其工作模式分为连续采样和刺激触发采样。设置完参数后按下"开始实验"，系统启动采样。显示通道号以第一选通道号为 1 通道，以此类推（图 1-4-81）。

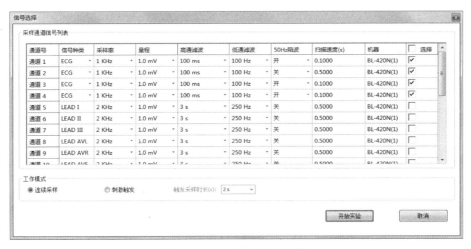

图 1-4-81　信号选择对话框

（2）信号种类：信号选择，如果 BL-420N 信号输入端接入了通用的信号输入线，比如电信号输入线，则用户可以使用该信号输入线完成各种实验，此时，用户可以按照自己完成的实验选择相应的信号类型，比如神经放电、心电等。如果系统接入了唯一识别的传感器，则信号种类确定用户将不能选择其他信号种类。

（3）采样率：显示可供选择的采样率。采样率的单位是 Hz，表示单位时间（s）内采样点的个数，如 1.0 Hz 表示 1 s 只采集一个点。

（4）量程：选择通道信号量程（放大倍数）范围，如选择 1.0 mV 则表示用户选择的输入信号的量程范围为 –1~1 mV，这是心电信号的默认量程范围。

（5）高通滤波：选择该通道的高通滤波参数，即时间常数。

（6）低通滤波：选择该通道的高通滤波参数。

（7）50 Hz 陷波：启动或关闭 50 Hz 抑制开关。

（8）扫描速度：设置波形的扫描速度，以秒 / 格为单位。

（9）机器：显示当前设备名称，如果是级联设备，系统会为接入计算机的每台设备自动分配机器号。

（10）选择：选择或不选择该通道。

4. 功能区实验模块栏　实验模块栏有肌肉神经实验、循环系统、呼吸系统、消化系统、感官系统、中枢神经、泌尿系统、药理实验、病生实验、自定义实验和实验模块视图。前 10 个为实验模块分组，最后一个为是否显示实验模块视图功能。选择实验模块分组下的具体实验模块时，BL-420N 软件会显示关于该实验模块的信息介绍页面，当对这些信息了解并想在下次启动该实验项目时不再显示该实验模块相关信息，并想直接开始实验时，只要取消掉"下次启动显示实验模块"的勾选即可（图 1-4-82，表 1-4-4）。

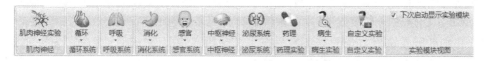

图 1-4-82　BL-420N 功能区实验模块栏

表 1-4-4　功能区实验模块栏的功能分类

序号	分类名称	功能
1	肌肉神经	刺激强度与反应的关系、刺激频率与反应的关系、神经干动作电位引导、神经干兴奋传导速度测定、神经干不应期测定、肌肉兴奋 – 收缩时关系、阈强度与动作电位关系、心肌不应期测定、神经纤维分类、痛觉实验、肌梭放电等
2	循环系统	蛙心灌流、期前收缩 – 代偿间歇、心肌细胞动作电位、心肌细胞动作电位及心电图、减压神经放电、动脉血压调节、左心室内压和动脉血压、急性心肌梗死及药物治疗、血流动力学、全导联心电图等
3	呼吸系统	膈神经放电、呼吸运动调节、呼吸参数采集处理、肺通气功能测定等
4	消化系统	消化道平滑肌电活动、消化道平滑肌的生理特性、消化道平滑肌活动、苯海拉明拮抗参数的测定等
5	感官系统	耳蜗微音器效应、视觉诱发电位、脑干听觉诱发电位等
6	中枢神经	大脑皮质诱发电位、中枢神经元单位放电、脑电图、脑电睡眠分析、突触后电位的观察等
7	泌尿系统	影响尿生成因素
8	药理实验	PA2 的测定、药物阵痛作用、吗啡对呼吸抑制作用及解救、药物对离体肠作用、传出神经系统药物对麻醉动物血压影响、药物对实验性心律失常作用、药物对麻醉大鼠利尿作用、垂体后叶素对小鼠立体子宫作用等
9	病生实验	实验性肺水肿、急性失血性休克及挽救、急性左心衰竭合并肺水肿、急性右心衰竭、急性高钾血症、家兔呼吸功能不全等

续表

序号	分类名称	功能
10	自定义实验	在此目录下,用户可以点击"创建新实验"
11	实验模块视图	用于用户选择下次从实验模块启动时是否显示实验模块页面

BL-420N 系统将生理及药理实验按性质分类,分成不同的实验模块分组和若干个具体的实验模块。当选择一个实验模块后,系统将自动设置该实验所需参数(采样通道、采样率、增益、时间常数、滤波及刺激器参数等),并在实验开始后,可直接进入到数据采集状态。当实验完成后,生成实验报告自动包含实验模块标题,并含不同实验数据及波形截图。例如,选择"肌肉神经实验"分组中的"神经干动作电位的引导"实验模块,系统将自动把生物信号输入通道设为 1 通道,采样率设为 20 kHz,扫描速度设为 2.0 ms,量程设为 20 mV,高通滤波设为 200 ms,低通滤波设为 20 kHz;刺激器参数设为:单刺激,延时 5.00 ms,波宽 0.05 ms,幅度 1 为 1.0 V 等(图 1-4-83)。

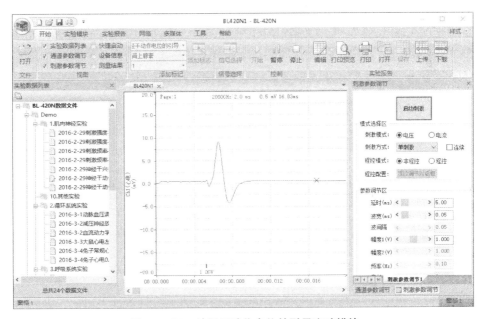

图 1-4-83　神经干动作电位的引导实验模块

除系统内建的实验模块外,BL-420N 系统支持用户自定义实验。当选择特定实验模块后,系统自动对相关通道、刺激器设定,也可对新添加实验进行个性化设置。填入实验名称和保存名称后,可对采样模式设置,也可在对通道数进行加减,对通道参数进行设置,也可对刺激器配置自定义。采样模式设置可设置为连续采样、刺激触发、程控采样;通道参数设置可自定义通道的物理通道号、信号种类、量程等参数;刺激器配置可设置刺激为单刺激、双刺激、串刺激模式。在创建新自定义实验对话框中点击"确定",创建新实验后,点击"自定义实验",新创建的实验就出现在实验列表中,点击菜单中创建好的自定义实验,则可开始该实验(图 1-4-84)。

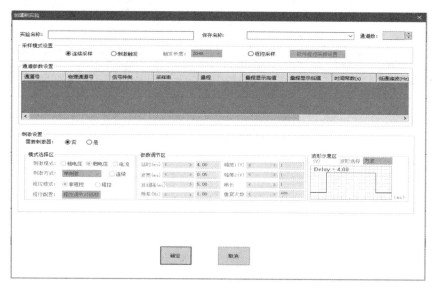

图 1-4-84 创建新自定义实验对话框

5. 功能区实验报告栏 此栏目用于实验报告配置，包括编辑、选择实验报告类型和实验报告基本信息（图 1-4-85，表 1-4-5）。

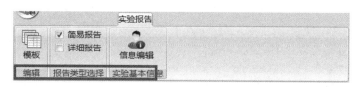

图 1-4-85 BL-420N 功能区实验报告栏

注意：开始栏下实验报告分类中的"编辑"是编辑实验报告；实验报告栏下的"编辑"是编辑实验报告模板

表 1-4-5 功能区实验报告栏的功能分类

序号	分类名称	功能
1	编辑	编辑实验报告模板，编辑实验报告时 BL-420N 会有默认模板，如果想修改模板内容就可使用这里的模板编辑
2	报告类型选择	即选择"简易实验报告模板"或"详细实验报告模板"。前者在一页纸上完成，是默认实验报告模板选择
3	实验基本信息	包括（学院、院系、课程名称），在编辑时系统将自动填入到实验报告

6. 功能区网络栏 含网络操作相关功能。网络栏包括 Internet、系统更新两个分类（图 1-4-86，表 1-4-6）。

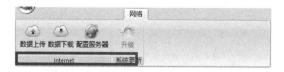

图 1-4-86 BL-420N 功能区网络栏

表 1-4-6　功能区网络栏的功能分类

序号	分类名称	功能说明
1	Internet	数据上传/下载，服务器地址可在软件中手动配置
2	系统更新	BL-420N 软件系统在线升级

7. 功能区多媒体栏　用于管理系统的多媒体功能。多媒体功能包括：视频制作、视频播放、模拟实验操作等（图 1-4-87，表 1-4-7）。

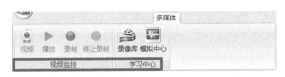

图 1-4-87　BL-420N 功能区多媒体栏

表 1-4-7　功能区多媒体栏的功能分类

序号	分类名称	功能说明
1	视频监控	用于实时监控实验操作以及录制实验操作过程视频
2	学习中心	学习中心用于学生观看实验教学视频和实验模拟动画

8. 功能区工具栏　工具栏包含各种计算工具（数据分析和向量图两个子栏目）。该栏目可持续提供更多的计算工具和方法（图 1-4-88，表 1-4-8）。

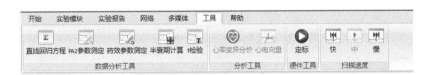

图 1-4-88　BL-420N 功能区工具栏

表 1-4-8　功能区多媒体栏的功能分类

序号	分类名称	功能说明
1	数据分析工具	系统配置专业计算工具，据用户输入的数据计算出相应结果
2	分析工具	系统配置专业分析工具，可进行心率变异和心电向量分析
3	硬件工具	可用于对外部传感器进行定标
4	扫描速度	实时控制波形扫描速度，快慢各分五档，点击"中"按钮速度还原至默认值

9. 帮助栏　点击"帮助"可查看帮助文档说明；点击"关于"可查看软件开发者及版权信息；"反馈"功能对用户非常重要，用户在使用系统中出现任何问题都可通过该功能来反馈给公司，很快对用户问题一对一解决。

10. 其他功能

（1）刺激器配置与查看：在系统配置对话框中，可配置、查看刺激器（包括简单刺激器信息、简单程控刺激器信息、高级程控刺激器信息）（图1-4-89）。

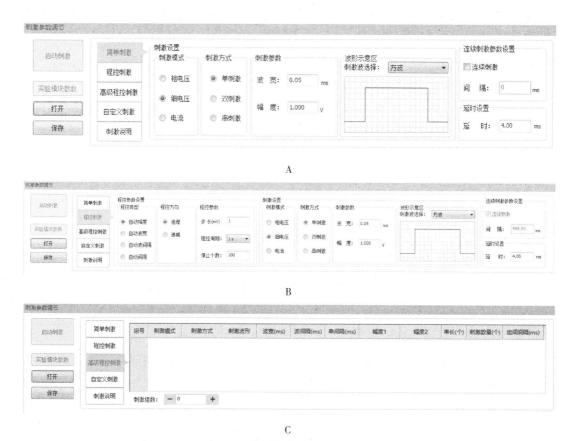

图 1-4-89　刺激器配置与查看

A. 简单刺激器信息配置；B. 程控刺激器信息配置；C. 高级程控刺激器信息配置

（2）系统基本信息、系统服务器信息、路径信息：在其选项卡中，可查看版本号、通道数、通信方式等；在系统服务器信息选项卡中，可查看或配置 FeedBack、NEIM、VMC 服务器地址、端口号、登录名和密码；在路径信息选项卡中，可查看和配置采样数据保存路径、实验报告保存路径、实验报告模板路径、软件日志运行路径等（图1-4-90）。

（3）软件界面布局配置、摄像机配置、实验参数配置：在软件界面布局配置选项卡中，可以对整体布局的相关项目进行配置；在摄像机配置选项卡中，可以配置视频设备的设备名、分辨率；在实验参数配置选项卡中，除了可以实现自定义实验对话框的所有功能，还提供了对系统默认实验的参数重新配置功能，并且添加了对自定义实验的删除功能（图1-4-91）。

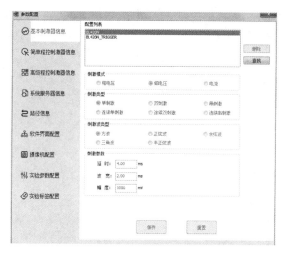

图 1-4-90 系统基本信息、系统服务器信息、路径信息

A. 系统基本信息；B. 系统服务器信息；C. 路径信息

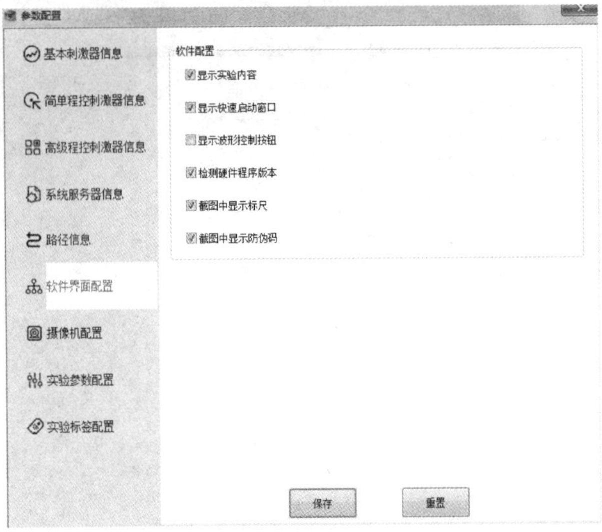

A

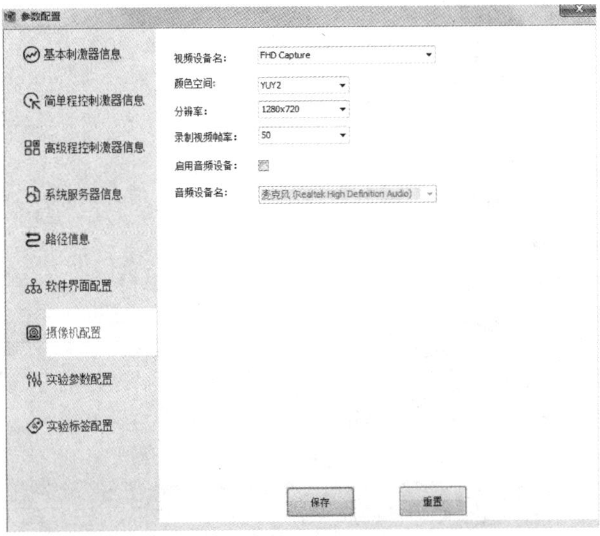

B

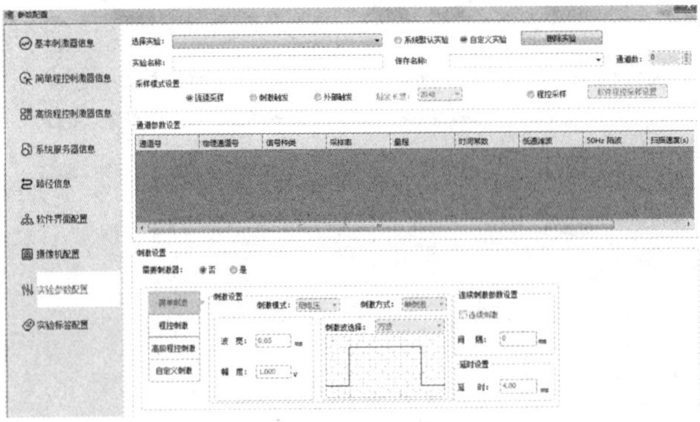

C

图 1-4-91　软件界面布局配置、摄像机配置、实验参数配置

A. 软件界面布局配置；B. 摄像机配置；C. 实验参数配置

六、视图

视图是 BL-420N 软件的特定信息显示区或功能操作区，包含实验数据列表视图、通道参数调节视图、刺激参数调节视图、快捷启动视图、设备信息视图及测量结果视图。

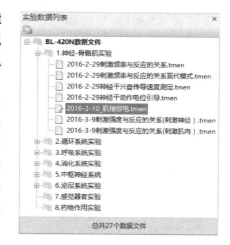

1. 实验数据列表视图 用于列出"当前工作目录 \Data\"子目录下全部原始数据文件，便于快速查看或打开文件反演。双击文件打开反演，该视图文件图标上出现一支铅笔即可。刷新功能是刷新数据里列表视图区，如果用户在 Data\ 目录下对数据文件操作后，可通过使用右键菜单手动刷新数据列表视图（图 1-4-92）。

图 1-4-92 数据文件列表显示区

2. 通道参数调节视图 用于在采样过程中调节硬件系统参数，对应在每一个采样通道都有一个参数调节区域，调节该通道的量程、高通滤波、低通滤波和 50 Hz 陷波等；在参数调节视图区的底部是监听音量调节功能（图 1-4-93）。

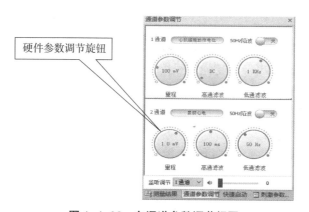

图 1-4-93 多通道参数调节视图

通道号：左上角；通道名称：对应通道信号类型名称；量程调节：调节对应通道的放大器量程（如 1 mV 示范围在 –1 ~ 1 mV）；高通滤波：高于该频率信号不衰减，低于该频率信号会衰减（频率和时间常数转换公式为：$f=1/(2\times\pi\times\tau)$）；低通滤波：低于该频率信号不衰减，高于该频率信号会衰减；50 Hz 陷波：抑制选择开关；硬件参数调节旋钮：单击鼠标左键旋钮逆时针旋转并修改参数，单击鼠标右键旋钮顺时针旋转并修改参数

3. 刺激参数调节视图

（1）刺激器原理：如图 1-4-94 所示。

（2）刺激参数调节视图：包括启动刺激按钮、模式选择区、参数调节区和波形示意区（图 1-4-95）。

1）模式选择区

刺激模式：有电压和电流模式，前者模式下的刺激调节区间为 –100 ~ 100 V，步长为 5 mV，后者刺激调节区间为 –100 ~ 100 mA，步长为 10 μA。当刺激强度小于 30 V 时系统

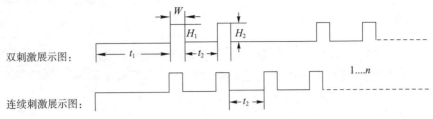

图 1-4-94 刺激器参数分析示意图

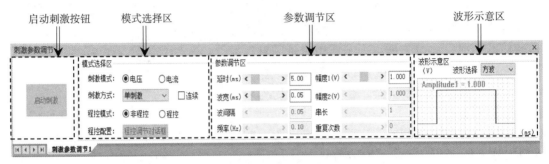

图 1-4-95 刺激参数调节视图

自动判断为低电压状态,反之则自动判断为高电压状态(指示灯亮红色)。刺激方式有单刺激、双刺激和串刺激。

程控模式:以程控或非程控模式启动刺激。例如:当用户选择"刺激强度与反应的关系"开始实验后,程控模式自动变为"程控",并且参数调节区变为无效。若用户想不通过实验模块启动程控时,只需要在开始实验后手动切换程控模式,然后点击"启动刺激"按钮即可以启动程控模式。

2)参数调节区:包括参数名称、单位、参数调节滑动条、参数编辑框。用户可通过拖动滑动块 方式来调节参数,也可点击滑动条两端三角箭头来精细调节,或点击滑动块左右两边 来粗调,还可直接在参数编辑框 中直接输入刺激参数值。

3)波形示意区:显示刺激参数,还可在波形示意区中选择不同刺激脉冲波形(如方波、正弦波、余弦波和三角波等),默认刺激波形为方波。波形类型选择:在"波形选择" 下拉框中选择。当改变刺激参数时,会用绿色字样 Delay = 100.00 显示参数变化(图 1-4-96)。

4. 通道展示视图 在 BL-420N 系统软件中,设计了通道展示视图。上半部分:展示传感器连接概略图;如果存在级联设备,点击下半部分设备节点,则显示相应的设备传感器连接状况。下半部分:设备通道树形结构显示,可查看具体通道传感器名称,通道前复选框选中需开启采样通道,对于扩展通道可点击收缩和展开按钮查看。在采样过程中,BL-420N 软件会判断当前连接传感器与实验需要传感器是否匹配,并在通道展示视图中提示。若未接入传感器显示红色,若已经接入显示黄色(图 1-4-97)。

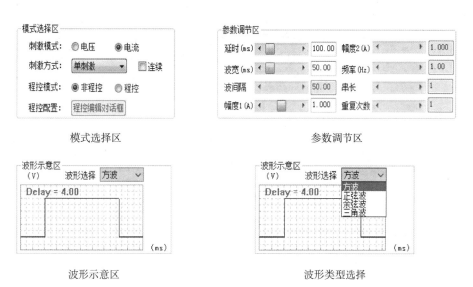

图 1-4-96　参数调节图

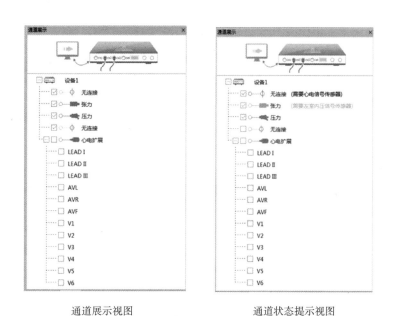

图 1-4-97　通道展示视图

5. 设备信息视图　在设备信息视图中可查看系统硬件所有信息（基本信息、设备的使用信息、设备通道数、全部通道信息和设备环境信息等）（图 1-4-98）。

6. 测量结果视图　用于显示所测量结果。主视图中各种测量结果都可汇聚到测量结果视图中显示（图 1-4-99）。

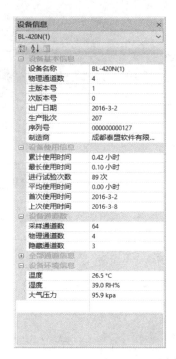

图 1-4-98 设备信息视图

设备基本信息：名称、支持的通道数、版本、生产日期和制造厂商等；设备使用信息：使用时间、使用次数、首次使用时间和上次使用时间等；设备通道数：该硬件支持通道数量（最多支持64通道）；全部通道信息：每个通道详细信息（通道号、传感器的基本信息、采样信息、量程信息和滤波信息）；设备环境信息：显示当前环境（温度、湿度、大气压力等）

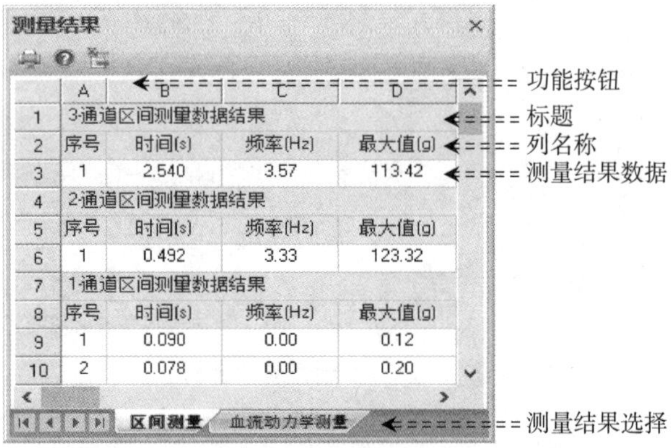

图 1-4-99 测量结果视图

功能按钮：打印、Excel 导出和帮助功能；标题：以通道和测量名称命名的测量结果标题；列名称：根据不同测量方法得到的测量结果数据项；测量结果数据：测量结果值；测量结果选择：用于选择不同测量方法的测量结果信息查看

七、数据分析和测量

数据分析和测量是 BL-420N 系统的重要功能之一。数据分析通常是对信号进行变换

处理，比如频谱分析，是将时域信号变换为频域信号；而数据测量则是在原始数据的基础上对信号进行分析得到某些结果，比如心率的计算等。

1. 数据分析　包括微分、积分、频率直方图、频谱分析、序列密度直方图和非序列密度直方图等。用通道相关快捷菜单启动分析功能，在某个数据通道上单击鼠标右键弹出通道快捷菜单后，就可选择与该通道相关的分析命令。

（1）启动数据分析：所有分析功能启动都是在通道相关快捷菜单中选择相应命令后启动分析。启动后，系统会自动在该通道下面插入一个新的分析通道来显示对原始分析数据的转换结果。例如，对1通道微分分析，在1通道快捷餐单中选择"积分"命令，系统会自动插入一个灰色背景积分分析通道。除频谱分析和非序列密度直方图外，其余分析通道的放大、压缩、拉伸等操作与数据通道的操作相同（图1-4-100）。

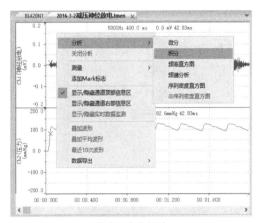 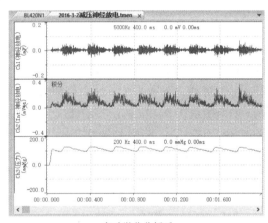

启动微分分析前　　　　　　　　　　　启动微分分析后

图1-4-100　启动数据微分分析

（2）关闭数据分析通道：在波形显示区的数据分析通道上单击鼠标右键，弹出右键菜单，选择"关闭分析"即可。注意在其他非数据分析通道上不可用。

1）微分分析

分析原理："数学中"的微分意义是一个求比值极限过程；"物理学中"是一个变化率概念，即在 X_0 点相对于 X 的变化 $\Delta X(X-X_0)$，Y 的变化为 $\Delta Y(Y-Y_0)$，ΔY 与 ΔX 的比值就表示了在 X_0 点 Y 值相对于 X 值的变化快慢，比值越大说明 Y 值在 X_0 点的变化越快，反之越慢。当 X 无限趋近于 X_0 时，所得到的比值即为 Y 在 X_0 点的变化率，在物理中将 Y 赋予距离 S 的意义，将 X 赋予时间 T 的意义，则得到在 T_0 时速度概念，将 Y 赋予速度 U 的意义，将 X 赋予时间 T 的意义，则得到在 T_0 时加速度概念；"机能学中"，是为观察某一种生物信号的变化快慢。微分值越大信号变化越快，反之则慢。

分析使用：右键单击"波形显示区"→"分析"→"微分"启动微分分析（图1-4-101）。

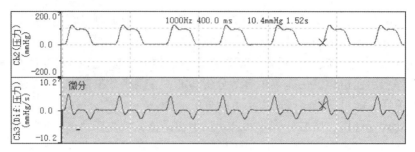

图 1-4-101　微分分析示意图

公式为：

$$\lim_{x \to x_0} = \frac{Y-Y_0}{X-X_0}$$

2）积分分析

分析原理："数学中"，积分是一个求累加和的极限过程，是一个累加和，而曲线 $Y=f(x)$ 的 Y 值有正有负，而 ΔX 始终为正，$Y \times \Delta X$ 则可能为正也可能为负，最后累加的积分结果可能为正或为负，如余弦函数 $\cos(x)$ 的积分为正弦函数 $\sin(x)$，$\sin(x)$ 的值在 x 的取值范围 $0 \sim 2\pi$ 内有正有负（$-1 \sim 1$）；"物理学中"，是求曲线下面积概念，即求直线 $X=X_1$、$X=X_2$、$Y=0$ 和曲线 $Y=f(x)$ 所围成的面积。

其公式为：

$$\lim_{\Delta X \to 0} \sum_{X=X_1}^{X_2} (Y \times \Delta X)$$

分析使用：右键单击"波形显示区"→"分析"→"积分"启动（图1-4-102）。

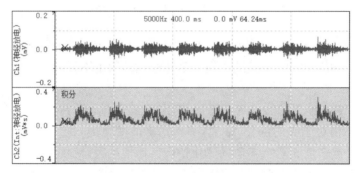

图 1-4-102　积分分析示意图

3）频率直方图分析

分析原理："物理学中"，是一个在单位时间内波形计数概念，从直方图上可以看出生物信号频率的快慢，体现一段时间内生物信号周期性重复次数（与微分不同，微分是观察生物信号在某一点上的变化快慢）。频率直方图系统会根据数据自动设置分析的数据时长（相当于指定分析生物信号频率的时间范围，这个范围太小，观察不到），用于神经放电等快速电生理信号的分析。其公式为：

$$F = \frac{计数值}{计数时间}$$

分析使用：右键单击"波形显示区"→"分析"→"频率直方图"启动（图1-4-103）。

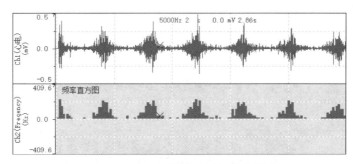

图1-4-103　频率直方图分析示意图

4）频谱分析

分析原理："数学中"，其基础是傅里叶变换，自然界中任何的波形都是由最简单波形（正弦波和余弦波）的各种不同频率复合而成。通过傅里叶变换可将时域空间（波形随着时间的变化而变化，正如观察到的生物信号波形）波形变换到频域空间（以频率为横坐标，频率的能量谱为纵坐标形成的波形，表示某种频率波形在整个波形能量中的占比）中。如果对一个标准正弦波进行频谱分析，其频谱图是一直线 $X=f$，f 是指正弦波的频率。如果对噪声进行频谱分析，将得到一个在整个横坐标上 Y 值波动不大的图形，表明被分析的波形包含有各种频率正弦波。如果使用滤波功能，高频部分能量谱将减弱（高频噪声的能量被削弱），因此，频谱分析可用于脑电波分析。

分析使用：右键单击"波形显示区"→"分析"→"频谱分析"启动。图1-4-104。

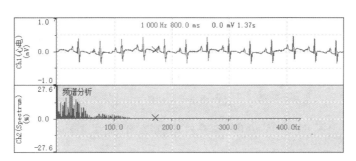

图1-4-104　频谱分析示意图

5）序列密度直方图分析

分析原理："物理学中"，频率是单位时间内波形计数概念，从序列密度直方图上可看出生物信号频率的快慢。与微分不同，微分是观察生物信号在某一点上的变化快慢，而序列密度直方图则是观察一段时间内生物信号周期性重复的次数（频率）。BL-420N系统会根据数据自动设置分析的数据时长，数据时长相当于指定分析生物信号频率的时间范围，如果范围太小，可能观察不到生物信号的周期性重复。与频率直方图的原理相同，只是分析数据的长度更长，用于神经放电等快速电生理信号分析。其公式为：

$$F=\frac{计数值}{计数时间}$$

分析使用：右键单击"波形显示区"→"分析"→"序列密度直方图"启动。图 1-4-105。

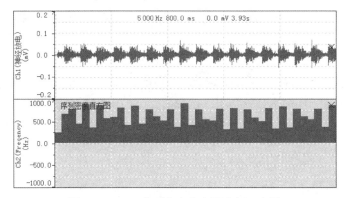

图 1-4-105　序列密度直方图分析示意图

6）非序列密度直方图分析

分析原理：是对序列密度直方图的二次分析，即分析某种频率放电的个数。

分析使用：右键单击"波形显示区的序列密度直方图分析通道"→"分析"→"非序列密度直方图"启动（图 1-4-106）。

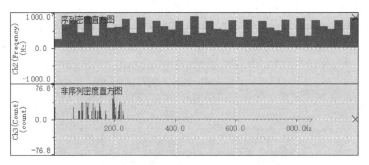

图 1-4-106　非序列密度直方图分析示意图

2. 数据测量　包括区间测量、心功能参数测量、血流动力学测量、心肌细胞动作电位测量和肺功能测量。跟数据分析相似，数据测量功能也通过右键点击波形显示区中通道，在弹出的快捷菜单中选择相应的"测量"命令启动测量。结果显示在通道右部信息中。单击鼠标右键结束本次所有测量后，结果会传递到测量结果视图中（图 1-4-107）。

（1）测量步骤：在系统中所有测量方法的步骤都是一致的，步骤如下。

1）启动区间测量：右键单击"波形显示区"→"测量"→"某某测量"启动。

2）选择测量起点：鼠标在波形显示区中移动时的一条垂直直线（贯穿所有通道），移动到任意通道中需要测量的波形段的起点位置，单击鼠标左键，出现一条短垂直直线，按下鼠标左键的地方固定，即测量起点。

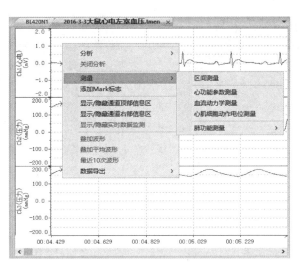

图 1-4-107　数据测量功能示意图

3）确定测量终点：再次移动鼠标，另一垂直直线出现且随鼠标移动（确定测量的终点），直线右上角将动态显示两条垂直线间的时间差，单击鼠标左键确定终点。可重复测量。

4）退出测量：在任何通道中按下鼠标右键即可。

5）查看测量结果：退出测量后，在测量结果视图中可更新测量结果（图1-4-108）。

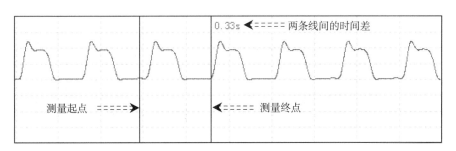

图 1-4-108　数据测量示意图

（2）区间测量：用于测量任意通道波形中选择波形段的时间、频率、最大值、最小值、平均值、峰值、面积、最大上升速度（$d$max/dt）及最大下降速度（$d$min/dt）等，测量步骤同上，测量结果如图1-4-109所示。

（3）心功能参数测量：用于测量心电波的各种参数（心率、RR间期、PR段、QT间期、QTC间期、QRC时限、ST时段、P波幅度、R波幅度、T波幅度、S波幅度、Q波幅度和ST波幅度等），测量步骤同上，测量结果如图1-4-110所示。

（4）血流动力学测量：选择血流动力学模块实验时，启动血流动力学测量，则BL-420N软件测量结果视图中显示与血流动力学相关的测量数据。须用1通道观察心电、2通道观察左心室内压、3通道观察动脉血压。左心室内压必须通过2通道引入（动脉血压的数据包括动脉舒张压、动脉收缩压和动脉平均压）。为保证数据的完整性，建议开启3通道观察动脉血压。测量步骤同上，测量结果如图1-4-111，测量参数意义见表1-4-9。

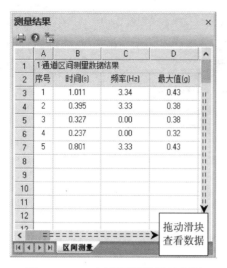

图 1-4-109　区间测量结果示意图

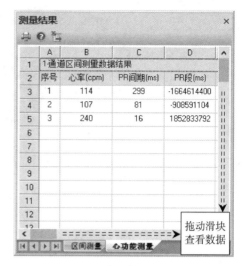

图 1-4-110　心功能参数测量结果示意图

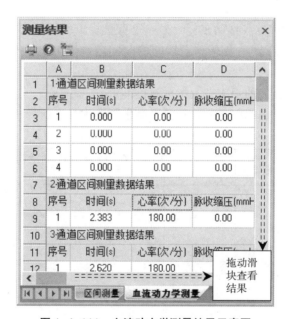

图 1-4-111　血流动力学测量结果示意图

表 1-4-9　血流动力学测量参数

序号	参数指标	意义	单位
1	HR	心率	次/分
2	SP	动脉收缩压	kPa 或 mmHg
3	DP	动脉舒张压	kPa 或 mmHg
4	AP	动脉平均压	kPa 或 mmHg
5	LVSP	左心室收缩压	kPa 或 mmHg
6	LVDP	左心室舒张压	kPa 或 mmHg

续表

序号	参数指标	意义	单位
7	LVEDP	左心室终末舒张压	kPa 或 mmHg
8	dp/dtm	左心室内压最大上升速率	kPa/s 或 mmHg/s
9	$t-dp/dtm$	左心室开始收缩至 dp/dtmax 的间隔时间	ms
10	$-dp/dtm$	左心室内压最大下降速率	kPa/s 或 mmHg/s
11	V_{pm}	左心室心肌收缩成分实测最大缩短速度	1/s
12	V_{max}	左心室心肌收缩成分零负荷时的缩短速度	1/s
13	V_{40}	左心室压力为 40 mmHg 时心肌收缩缩短速度	1/s
14	T	左心室压力下降时间常数	s

（5）心肌细胞动作电位测量：对单个心肌细胞动作电位测量后，在分时复用区中可显示所测 12 个指标。测量步骤同上，测量结果如图 1-4-112 所示，测量参数意义见表 1-4-10。

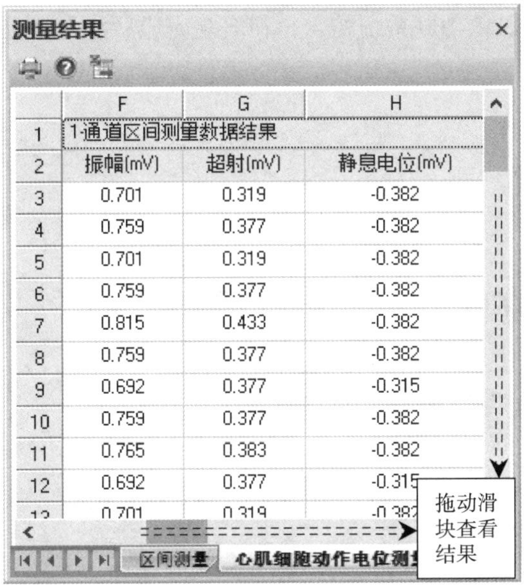

图 1-4-112　心肌细胞动作电位测量示意图

表 1-4-10　心肌细胞动作电位测量参数

序号	参数指标	意义	单位
1	APD10	复极 10% 的动作电位时程	ms
2	APD20	复极 20% 的动作电位时程	ms
3	APD50	复极 50% 的动作电位时程	ms
4	APD90	复极 90% 的动作电位时程	ms
5	APD50/APD90		

续表

序号	参数指标	意义	单位
6	RP	静息电位	mV
7	OS	超射	mV
8	APA	振幅	MV
9	MDP	最大舒张期电位	MV
10	Vmax	0期最大除极化速度	V/s
11	VmaxV	最大复极化速度	V/s
12	VaveV	平均复极化斜率	V/s

八、信息化功能

1. 信息化功能概述　基于NEIM-100实验室信息化管理服务器（校园网的实验室信息管理与实验报告评阅系统），必须具备：实验室预约管理、实验室设备管理、用户权限管理、实验报告管理、实验数据管理等功能。主要用于管理员对实验室使用时间分配、老师自定义实验内容、学生申请实验室并上传实验报告和数据，且个人电脑通过浏览器访问。BL-420N系统与NEIM-100系统结合，在实验完成后能立即上传实验所得的数据与报告（图1-4-113）。

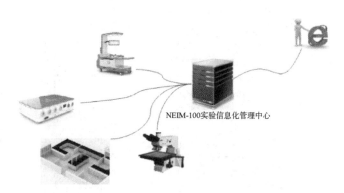

图1-4-113　NEIM-100系统及组成

基于NEIM-100实验室信息化管理服务器，否则不能实现。可参考《NEIM-100使用手册》了解

2. 网络地址的设置　配置服务器后，点击网络功能就会出现登录界面。
3. 实验报告的上传和下载

（1）上传："功能选择区"→"开始"→"实验报告"→"上传"。设置用户名和密码，就可上传到自己用户名下（图1-4-114）。

（2）下载："功能选择区"→"开始"→"实验报告"→"下载"。同样输入用户名密码后，选中下载文件，点击 》到下载文件，点击"下载"即可（图1-4-115）。

4. 实验数据的上传和下载　与实验报告的上传下载功能类似。
5. 实验设备使用信息的上传和统计　如果有NEIM-100服务器，并配置了服务器地址，系统会自动上传设备的使用信息。可登录后台系统查看信息及统计数据。

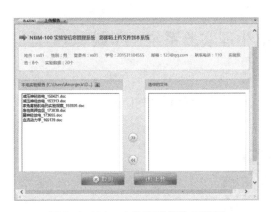

图 1-4-114　上次实验报告示意图

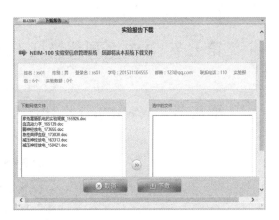

图 1-4-115　实验报告下载

九、系统维护及常见问题与解决办法

1. 系统维护　应按下面几点做好系统的日常保养工作。

（1）系统长期不使用，应包装后放在干燥、通风和阴凉处，注意防尘、防水、防潮、防晒、防磁、防震。

（2）本产品使用带有接地端 220 V 交流电源，电源插座的接地端必须良好接地，确保安全和防止干扰。

（3）保持系统清洁，可用乙醇或消毒剂消毒，不可高温消毒，使用完毕后，应保持干净清洁。用温水（低于 35°）或清洁剂洗净。

（4）电极位置应根据被使用电极的臂或腿所移动使用。

（5）经常对系统通电检查，经常让系统处于正常工作状态。

（6）系统要正常工作状态，需要其他相关附件支持（传感器、引导电极和刺激电极），因此需要经常检查附件。

2. 常见问题及解决　在笔记本 Win10 系统上，在 USB 驱动安装成功的情况下插上设备打开软件没有反应，是由于笔记本自带电源保护系统，电池低电量时自动保护关闭了设备连接。只需在驱动属性的"电源管理"中取消勾中"允许计算机关闭此设备以节约电源"。

第四节　BL-420I 信息化集成化信号采集与处理系统（Ⅰ级）

第五节　Pclab-530C 生物医学信号采集处理系统（Ⅰ级）

第六节　BI-2000 医学图像分析系统

第七节　HF 系列超级抗干扰电生理实验系统（Ⅰ级）

第八节　WebChart-400 人体生理学实验系统（Ⅲ级）

（请扫码学习第四节～第八节内容）

第九节　智能热板仪（Ⅱ级）

智能热板仪是应用于药理镇痛实验教学及科研工作的一代药理仪器。它结构紧凑，采用大鼠、小鼠一体式设计方式，并吸收先进的液晶显示技术，提供轻触式按钮，脚踏开关和手控开关多种控制方式，提供外置式热敏打印机，实验数据现场打印，提供 RS-232 数据接口。可以与 PC 机通信连接，传送实验数据，分析数据，打印实验报告（图 1-4-116）。

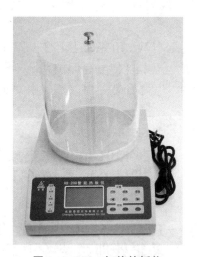

图 1-4-116　智能热板仪

第十节　常用换能器的类型及其使用（Ⅰ级）

换能器又称传感器，传感器是将一种能量形式转变为另一种形式的器件，它是实现自动检测和自动控制的首要环节。如果没有传感器对原始实验数据的采集和测量，那么就不可能得到准确的实验数据。医学生物学常用的换能器是将一些非电信号（如机械、压力、光、温度、化学等的变化）转变为电信号，然后输入不同的仪器进行处理，以便对其所代表的生理变化做深入分析。换能器的种类很多，包括：①根据输入物理量分为张力传感器、压力传感器、速度传感器、温度传感器、气敏传感器等；②根据工作原理分为电感式、电容式、电阻式、电势式等类型传感器；③根据输出信号分为模拟式和数字式传感器；④根据能量转换原理分为有源式和无源式传感器。下面主要介绍几种在教学、科研实验中常用的换能器。

一、肌肉张力换能器

这是一种实验经常使用的换能器（图1-4-117），主要用于测量肌肉张力、呼吸等生理信号。根据量程不同又分为0~10 g、0~30 g、0~50 g、0~100 g等几种型号。张力换能器是利用某些导体或半导体材料在外力作用发生变形时，其电阻会发生改变的"应变效应"原理，将这些材料做成薄的应变片，用这种应变片制成的两组应变元件（R1、R2、R3、R4）分贴于悬梁臂的两侧，作为桥式电路的两对电阻，两组应变片中间联一可调电位器，并与一3V直流电源相接。当外力作用于悬梁臂的游离端并使其发生轻度弯曲时，则一组应变片的一片受拉，一片受压，电阻向正向变化，而另一端的变化相反。由于电桥失去平衡，即有微弱的电流输出，经放大后可输入到记录仪。换能器的灵

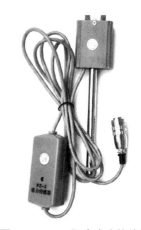

图1-4-117　肌肉张力换能器

敏度和量程决定于应变元件的厚度，悬梁臂越薄越灵敏，量程的范围越小。因此，这种换能器的规格应根据所做实验来决定，蛙腓肠肌实验的量程应在100 g以上，肠平滑肌实验应在25 g，小动物心肌乳头肌实验应在1 g以下。

使用方法及注意事项如下。

1. 先将肌肉的一端固定，在保持肌肉自然长度的情况下，将肌肉另一端的扎线穿过悬梁臂前端的小孔，并结扎固定。

2. 机械-电换能器的应变元件非常精细，使用时要特别小心，实验时不能用猛力牵拉或用力扳弄换能器的悬梁臂，以免损坏换能器。

3. 换能器应水平地安置在支架上，正式记录前，换能器应预热30 min，以确保精度。

4. 使用时，防止生理盐水等溶液渗入换能器。

二、压力换能器

压力换能器（图1-4-118）是机能实验中最常用的一种换能器，主要用于测量动物的

动脉和静脉血压，还可用于胸膜腔负压的测量等。压力换能器是将各种压力变化（如动脉血压、静脉血压、心室内压等）转换为电信号，然后将这些电信号经过放大输入到记录装置。原理同前。压力换能器的头端是一个半球形的结构，内充生肝素溶液，其内面后部为薄片状的应变元件，组成桥式电路。其前端有两个侧管，一个用于排出里面的气体，另一个通过导管与测压力的探头相连。使用方法及注意事项如下。

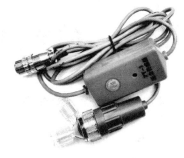

图 1-4-118　压力换能器

1. 压力换能器在使用时应固定在支架上，不得随意改变其位置，使用前预热 30 min，待零位稳定后方可进行测量。

2. 换能器在进行测量前，要将两个压力接嘴分别与三通接好，不得有泄漏现象，可用压力计先预压 2~3 次，然后再调整零位基准。

3. 换能器结构中有调零电位器，可以单独调节零点位置，也可与记录仪配合调整。

4. 注意将"O"形垫圈垫好，以免漏水。

三、呼吸流量换能器

本换能器主要用于测量动物的呼吸、呼吸流量。本换能器由呼吸流量头和差压换能器组成，量程有（0~±5）kPa 和（0~±10）kPa 两种。注意事项：根据实验动物的不同选用不同量程的换能器（图 1-4-119）。

四、呼吸换能器

本换能器是基于压电装置的呼吸换能器。不要求激励或前置设备，该换能器产生与长度变化呈线性的电压，适合动物和人体呼吸波的测量。

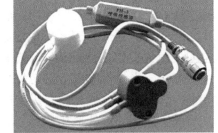

图 1-4-119　呼吸流量换能器

五、脉搏换能器

脉搏换能器是一种小型带压脉带的压电式脉搏换能器，可测量脉搏率、科罗特夫音或小动物的呼吸活动。该换能器是无源换能器，使用时将换能器绕在手指上即可，安全、方便、无创伤，特别适合在教室使用。

六、心音换能器

心音换能器主要用于测量心音、心尖后搏动等生物信号。

七、体温传感器

体温传感器属换能器的一种类型，是热敏电阻型的温度传感器，主要用于测量动物的体内和体表温度。

八、胃肠运动换能器

胃肠运动换能器主要用于测量胃肠蠕动收缩活动，测量环行肌活动时，将换能器平放在胃的环行肌上,与纵行肌垂直,测量十二指肠等与测量胃的方法相同。

九、握力换能器

握力换能器主要用于康复测试以及运动员训练测试等。测量范围有（0~600）N、（0~800）N、（0~1 000）N三种类型。

第十一节 HV-4离体组织器官恒温灌流仪（Ⅱ级）

HV-4离体组织器官恒温灌流仪是用于血管环、肌条张力测量的实验装置，它提供带氧气输入的数控恒温环境，从而保证离体组织器官的生理活性，使相关实验顺利进行，可用于平滑肌、血管环、大肠等组织器官的生理学以及药理学研究，该设备具有可同时测量4道离体组织的张力，提高实验效率。完善的二级预热系统，充分保证恒温环境，传感器固定支架顶端，采用微分筒调节（精度0.01 mm），精确加载前负荷，通氧管与微调固定器一体化设计。采用上进气模式，有效避免传统下进气模式因药物沉淀底部所导致的气路阻塞。每个恒温灌流浴槽和储液瓶的通氧量单独可调。配套完善。提供数控2路输出超级恒温水浴，提供直径为0.25 mm免脱落不锈钢固定挂钩。用于固定悬挂标本，操作简便，配0~5 g张力传感器和生物信号采集系统（图1-4-120）。

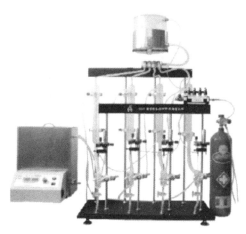

图1-4-120 HV-4离体组织器官恒温灌流仪

第十二节 心电图机（Ⅰ级）

第十三节 血气分析仪（Ⅰ级）

第十四节 膜片钳技术（Ⅲ级）

（请扫码学习第十二节~第十四节内容）

第十五节 电子天平（Ⅰ级）

一、机能实验常用电子天平介绍与分类

天平有狭义和广义之分。狭义的天平专指双盘等臂机械天平，是利用等臂杠杆平衡原理，将被测物与相应砝码比较衡量，从而确定被测物体质量的一种衡器。广义的天平则包括双盘等臂机械天平、单盘不等臂机械天平和电子天平3类。电子天平是用于称量少量物体质量的高精度测量仪器，故仪器安装平台一定要稳定、平坦，避免震动，避免阳光直射和受热，避免在湿度大的环境工作，避免在空气直接流通的通道上（图1-4-121）。

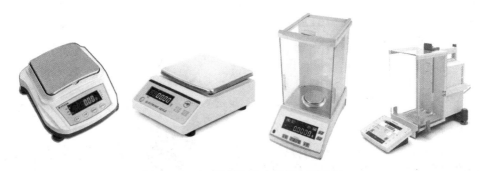

图1-4-121 机能实验室常用电子天平

机能实验室精密称量时常用天平为电子天平，如药品称量，即称量量在0.001 g起。另机能实验室称量质量较大的物品时，会用到精密度为1/100的粗电子天平，即最小称量为0.01 g，通常用来称鼠类体重或0.1 g以上药品，鼠类称量时，通常将鼠类动物放在容器里称量，若为家兔等体重较大的动物，则只能采用婴儿秤称量，称量原则都是天平处于正常状态，水平位放置，称量物品前归零处理，再进行称量，最后关机。

二、机能实验常用电子天平的使用方法

下面详细介绍精密电子天平的使用方法。

1. 天平搁置　天平应放在稳定、平坦、避风的安全位置，避震、避热、避湿、避阳光直射和避撞击。

2. 用前检查　检查天平是否干净，必要时予以清扫。天平开机前，检查天平是否水平，若不水平（观察天平后部水平仪内的水泡是否位于圆环的中央），可通过天平的地脚螺栓调节，左旋升高，右旋下降，使气泡位于水平仪中间。

3. 预热自检　天平在初次接通电源或长时间断电后开机时，至少需要30 min的预热时间。因此，实验室电子天平在通常情况下，不要经常切断电源。使用时，接通电源，让天平自检（显示屏上）出现"OFF"时，自检结束后，单击ON键，天平处于可操作状态。让秤盘空载点击ON键，天平进行自检，当天平回零时，天平就可以称量了。

4. 物质称量　将称量纸或称量空容器放在天平的托盘上，按显示屏两侧的Tare键去皮，待显示器显示零时，再在称量纸上或称量容器中放置称量样品，则显示净重。

5. 后续处理　点击去皮键清零，按 ON/OFF 键，关断显示器。检查天平托盘上及周围是否有遗留污物，若有，必须擦拭干净，待干燥后放回原处。

三、机能实验常用电子天平使用注意事项

下面详细介绍电子天平使用注意事项。

（1）必须将电子天平置于稳定的工作台上，避免振动、气流及阳光照射。

（2）必须在使用前调整水平仪气泡至中间位置。

（3）若有特殊要求的试剂，必须按说明书的要求进行预热。

（4）称量易挥发和具有腐蚀性物品时，必须盛放在密闭的容器中，以免腐蚀和损坏电子天平。

（5）必须经常对电子天平进行自校或定期外校，保证其处于最佳状态。

（6）如果电子天平出现故障应及时检修，不可带"病"工作。

（7）操作天平不可过载使用以免损坏天平。

（8）经常保持天平室内的环境卫生，更要保持天平称量室的清洁，一旦物品撒落在天平内应及时小心清除干净。若长期不用电子天平时应暂时收藏为好。

数字课程学习

📥 教学 PPT　　　🔷 拓展阅读

第五章　实验结果的处理及其表示

　　实验结果包括实验过程中观察到的现象、记录曲线、数据等，这些结果一般称为原始资料（包括计量资料和计数资料）。实验前应做好对实验题目、时间、地点、参加人员、室温、动物（或标本）来源、药品及给药量、主要仪器参数，以及相关试剂产地和批号等的记录。实验期间应认真观察、检测和记录实验结果。实验结束后应及时对原始记录进行整理分析，不论是预期结果还是非预期结果，均应实事求是地整理表达。实验结果可分成数据资料和图形资料，前者应以正确的单位和数值作定量的表示，也可用适当的统计表或统计图表示。统计表常用三线表格的形式来表示。实验项目一般置于表格首列，由上而下排列；观察指标一般按时间顺序或主次顺序置于表格首行，从左到右排列。统计图可以是曲线图、柱形图和比例图等。图形资料主要有各类记录曲线、心电图等，要做好标记，较长曲线图在不漏掉有意义的曲线部分前提下可适当裁剪粘贴。实验结果一般以科学研究论文的形式表述出来，因此，学生一定要学会撰写实验报告。实验报告的写作要求如下。

1. 格式 实验报告的格式如表 1-5-1 所示。

表 1-5-1 （学校）医学机能学实验报告

系部：　　　授课教师：　　专业：　　　班级：　　学号：　　　实验日期：　年　月　日

实验题目：
实验目的：
实验原理：
实验动物：
器材药品：
实验方法：
实验结果：
结果分析：
结论：

报告完成时间：　年 月 日　　　报告批改时间：　年 月 日　　　教师签名：

2. 书写要求 完整填写实验报告有关项目，字迹规整，文字精练。实验目的和原理要求简洁明朗，论点突出。写明主要仪器、器材和药品。实验方法要简明扼要，突出主要步骤与过程、实验处理、记录方法和观察指标等。实验结果要真实可靠，图形、表格要简单明了。结果分析要理论与实验结合；若失败要分析失败的原因，总结经验教训。结论要以实验结果为依据，最终归纳出具有代表性的实验结果或推论，并提出自己的见解和依据。

数字课程学习

📥 教学 PPT　　◆ 拓展阅读

第六章　科学研究思维与创新（Ⅱ级）

本章内容请扫码学习。

第七章 实验设计和实验研究论文的书写

第一节 实 验 设 计

科学研究包括调查研究和实验研究。研究者进行调查研究时，只是"被动"地观察客观实际情况，不对研究对象施加任何干预措施；而进行实验研究时，研究者给研究对象人为地施加干预因素，然后观察这种干预因素产生的效应。在进行调查研究时，先要进行调查设计，在进行实验研究时，也要进行实验设计。实验设计（experimental design）是运用有关知识对所建立的假说进行全面考虑并做出周密的安排，这一具体的验证方法计划便称为实验设计。从整个实验研究过程来看，实验设计是科研工作的中心环节，基本要素包括受试对象、处理因素和实验效应。运用机能学基础理论和知识以及统计学原理，自行设计实验方案；用已知探寻未知，培养创新思维；使实验因素在其他所有因素都被严格控制的条件下，实验效应能够精确地显示出来；最大限度地减少实验误差；使实验达到高效、快速和经济的目的。

无论是新药的创制，还是机能学效应的验证，都应根据立题，提出假说，确定题目。在开题前应查阅资料、考察研究现状、借鉴他人经验；遵循有关研究指导原则；写出开题报告和论证材料，注重创新性、科学性、可行性，制订出实验设计方案。实验设计虽不能改变事物发展的本质，但有助于揭示、反映事物发展的内在联系。一个科学、缜密、合理的实验设计可使研究工作顺利、有序地进行，收到事半功倍的效果。

一、实验设计的主要内容及要点

1. 调研选题　主要来源于现实生活中观察到的现象以及文献资料，选题的好坏决定研究工作的价值和实验的成功率。一个好的选题应该具有以下特征。

（1）创新性：科学研究的实质是创新。研究的内容必须是以前没人研究过的，或者有人研究过但未有结论的问题。因此决定选题之前必须检索国内外有关的科研文献及最新进展，以保证选题的创新性。

（2）科学性：研究问题必须首先确立一个具有一定科学根据的设想（假说），然后设计科学的实验方法去证明设想是否正确。即选题要有科学性。

（3）可行性：必须具备完成该课题研究所需要的实验条件。如果不具备必要的实验研究条件，即便是最好的研究课题也无法完成。

2. 明确实验研究目的和意义　根据实验研究要解决的中心问题，进行项目指标、定量要求等设计。不要把与实验无关的内容加入实验设计中。总之，目的要明确、突出，不能贪多。

3. 确定实验对象　根据实验目的、方法、指标确定实验对象。医学研究在最初阶段只能以实验动物作为实验对象。应根据实验研究的特殊需要，选用标准化实验动物，即遗传背景明确、体内微生物得以控制、符合一定标准的实验动物（包括清醒、麻醉动物，病理模型）。同时符合经济节约原则。既有整体动物，又有离体器官、组织、细胞。理想的病理模型对于研究药物的治疗作用是非常有益的。

4. 确定实验方法　根据研究目的确定实验方法。实验方法中处理因素是实验设计的要素之一。处理因素即实验中根据实验研究目的确定的人为施加给受试对象的外部干预。设置处理因素时，应注意以下几点。

（1）设计主要处理因素：①单因素，便于分析，但深度、广度及效率低。②多因素，省时省钱，但条件难以控制。必要时可设计多个小实验组成系列。

（2）确定处理因素强度：强度（如药物剂量）适当才能获得科学、客观、真实的结果。需查阅资料并通过预实验摸索后确定。

（3）注重处理因素标准化：处理因素如系药物，其质量必须标准化，才能保证实验结果的科学、客观、准确性。

（4）明确并控制非处理因素（年龄、性别等），将干扰因素减至最小。

（5）实验药物：实验中如需使用药物，则方法中给药途径应考虑其操作方便。一般要求两种以上给药途径。还应考虑药物的性质及生物利用度。

（6）观察时间：以药物起效及维持时间长短而定。离体急性实验观察数分钟、数十分钟；在体急性实验观察数小时至数十小时；抗癌药、抗生素、激素则需较长时间观察。剂量应尽量参考已有资料，如无则通过体表面积换算等方法确定。

5. 确定观察指标　确定观察指标的标准是客观、灵敏和定量，具体应注意以下几点：①客观指标优于主观指标；②计量指标优于计数指标；③变异小的指标优于变异大的指标；④动态指标优于静态指标；⑤所选指标要便于统计分析；⑥要选择能反映研究问题本质和关键的指标。具有唯一可靠性。

6. 拟定实验记录格式及数据处理方法

（1）实验记录：包括实验名称、样本条件（动物种类、品系、体重、性别）、药物情况（来源、批号、剂型）、环境状况（温湿度）、实验进程及结果、实验参与者签名等。

（2）数据处理：进行合理的统计学处理（如 t 检验、F 检验、X 检验等），从而得出科学合理的结论。

二、实验设计的基本原则

实验设计应遵循三大原则：对照、重复、随机。

1. 对照原则　没有比较就没有鉴别，对照是比较的基础。不设立对照的实验是缺乏科学性的实验。在生物科学实验中，影响实验结果的因素很多。有些因素可以控制，有些则难以控制。为解决多因素及难以控制因素的影响，实验中设立对照组，利用两者之间的比较来消除各种无关因素的影响，使实验结果误差尽可能缩小，达到正确评价实验结果的目的。根据实验研究内容不同，选用不同的对照形式。常用下列 6 种。

（1）空白对照：不加任何处理条件进行观察的对照。

（2）安慰剂对照：对照组采用一种无药理作用的假药，它在药物剂型或处置上不能为受试者识别，称安慰剂。

（3）阴性对照（假处理对照）：除不施加实验步骤（例如不使用研究的药物）外，经受同样的处理。

（4）阳性对照（标准对照）：已知药典药物在标准条件下与实验药物进行的对照。既可验证实验方法的可靠性，又因为受试药物与经典药物比较，从而评价受试药物的效价强度。

（5）组间对照：设立若干个实验组，处理强度不同，进行组间比较。如受试药分成若干剂量组，进行组间对照，以便说明剂量效应关系（或剂量依赖性）。一般至少3个剂量组。

（6）自身对照：对照与实验在同一受试对象进行，如观察同一受试者用药前后的变化。可较好地减少个体差异的影响。

无论采取何种对照形式，其前提必须符合"齐同对比"（即相同时间、地点、环境、种类、重量、批号）的要求，对照才有意义。

2. 重复原则　是指在类似条件下，把实验结果复制、重现出来的原则。稳定的重复性是评价实验结果可靠性的重要依据。由于生物个体差异和实验误差，仅根据一次实验或一个样本就得出结论，是草率、不科学的，也往往是错误的。重复原则在具体应用指导实验设计时，主要起着以下两方面的作用。

（1）确定样本大小：加大样本数固然可以提高实验精度，但消耗人力物力，不符合经济原则。样本数过小又难以得出正确结论。为在少量样本下获得可靠结论，应注意考虑下列因素。

1）药效学方面：药效作用强时样本数可少，反之则应增加样本数。

2）生物差异：变异系数（CV）大则样本数应大。

3）可信限（置信区间）：P值要求小，则样本数应增加。一般情况下，小动物计量资料组间对比时，每组不小于10例；计数资料则每组不小于50例。中等动物每组8~12例。大型动物每组5~10例。

4）按统计学原理：两组样本数相同时，实验效率高；量反应比质反应指标效率高；自体实验（自身对照）比分组实验效率高。

（2）控制干扰因素：将可能控制的因素设法控制一致。包括以下几方面：

1）动物：品系、体重、年龄、性别、饲料、环境。

2）测量仪器：精密度、灵敏度、操作水平。

3）药物：批号、纯度、剂量。药物结构是否明确或主要成分含量能否控制对实验能否重复至关重要。尤其是中药研究。非单体物质或有效成分含量难以控制的药物研究论文难以发表原因就在于此。

3. 随机原则　医学机能学实验的对象是生物标本，它们之间常常存在差异。因此，把各实验对象在机会均等的条件下进行分配和处理，可有效消除主观因素和其他客观因素的干扰，减少误差。根据实验要求确定分组数。然后按随机原则进行分组。做到体重、性别分布情况相似。总量应符合统计学要求。

近年来提倡"均衡下的随机"。主要方法有以下几种。

（1）配对随机法：先将动物按性别、体重或其他因素配对。然后将每对动物随机分配于两组中。使两组动物体重、性别取得均衡,以减少组间生物差异。此法效率高,优于完全随机法。

(2)区组随机法:是配对随机法的扩大。将全部动物按性别、体重或其他因素分成若干组,每组动物数与拟划分的组数相等,各组动物体质条件相似。再给每组动物编号,利用随机表将动物分到各组。

学生由于条件限制,可以选择较小的研究课题,查阅有关文献资料后做出实验设计。

三、实验设计大纲格式

实验设计大纲格式一般包括课题名称、课题来源、设计班级、设计人员、设计日期和指导老师六大内容。具体如表 1-7-1 所示。

表 1-7-1 实验设计大纲格式

| 一、实验设计的目的与意义 |
| (一)目的与意义 |
| (二)国内外研究现状 |
| (三)存在的问题 |
| (四)解决问题的思路 |
| (五)参考文献 |
| 二、实验设计方案
(一)实验设计目标

拟解决的关键问题

(二)实验设计
1. 实验专业设计

2. 实验动物设计
(1)实验动物的选择
1)遗传背景

2)微生物质量控制 |

续表

3）饲养管理 （2）动物模型 3. 实验统计设计 4. 实验方法设计 （1）实验技术路线 （2）实验技术方法 1）实验分组 2）模型复制 3）结果处理 （三）可行性分析 （四）预期效果 （五）实验设计工作时间安排
三、完成实验的条件 （一）仪器设备情况 （二）实验动物情况 （三）药品试剂来源

第二节 实验研究论文的书写

进行实验研究，要经过选题、设计、实验、收集实验资料、整理分析实验资料和撰写论文等几个阶段。实验研究论文的书写是医学机能学实验一项重要内容。一篇高水平的实验研究论文应能充分体现作者研究工作的新发现、新方法、新观点及其研究价值。科学价值和表达形式是构成研究论文的两大要素，科研设计和实验结果决定科学价值，表达形式则通过资料整理和写作来反映。因此一篇好的医学论文，要求具备两个方面要素：其一是论文内容的科学性、先进性、实用性；其二是写作技巧上要文字简洁、观点鲜明、图表恰当。可见，严密的科研设计和真实、有效的实验结果是高水平研究论文的基础，而准确、良好的表达形式则能充分体现科研水平与意义。由此可见，如何撰写出高质量的研究论文，除了需要有深厚的科研功底外，还要有较强的逻辑表达能力，注重科学性、创新性与可读性，做到多读、多思、多问、多写、多改。

医学论文是科技论文的一种，有其独特的属性，即科学性、创新性、理论性、规范性、可读性、简洁性等。医学论文的撰写方法，不单是一般文章的写作技巧和语言修辞，还是研究方法和研究过程在文字上的一种科学表述和再提高，是撰写者在实际过程中知识广度和综合能力的体现，也是医学科学自身发展的结晶。医学论文的撰写一般分为资料的准备、构思、拟定提纲、拟写草稿、修改等过程。

一、一般要求

（一）拟订提纲、进行资料整理

1. 拟订提纲　撰写论文之前，应先拟定提纲作为全文的骨架，使其形成结构，起到疏通思路的作用。拟定提纲，一方面可帮助作者从全局着眼，明确层次和重点，文章才写得有条理，结构严谨。另一方面，通过提纲把作者的构思、观点用文字固定下来，做到目标明确，主次分明，随思路的进一步深化，会有新问题、新方法和新观点的发现，使原来的构思得到修改和补充完善。医学研究论文一般包括文题、作者、摘要、关键词、引言、材料与方法、结果、讨论和参考文献9个部分。其中引言、材料与方法、结果、讨论和结论是主要内容。拟订提纲有利于从文献及结果中理清思路，分析实验结果是否能充分说明问题，必要时应及时补充实验，尽量避免在审稿中发现重大缺陷造成退稿。

2. 合理组织材料　包括实验结果与文献资料的整理。对实验结果的表述一般有图、表格和文字概括等形式。作图应简单明了，便于表示连续、直观的结果；表格能展示较精确或较复杂（如多因素、多指标）结果；以文字对实验条件进行说明与结果概要；以统计学方法及 P 值表明差异的显著性，对重复性不够好的结果不予收载。同时收集、整理相关文献资料。为说明某种观点或论证某一结果，常引用文献作依据。

（二）论文格式

论文投稿分外文期刊和中文期刊两大类。

1. 外文期刊　1978年1月一批国际知名医学期刊的编辑于加拿大发表了著名的《温哥华宣言》（*Vancouver Declaration*），对生物医学期刊稿件格式提出了统一的要求，称为"生物医学期刊稿约的统一要求（uniform requirements for manuscripts submitted to biomedical journals）"。目前已修订到第5版，该统一要求已被世界上大多数生物医学期刊采用，并定期由"国际医学期刊编辑委员会"（International Committee of Medical Journal Editors, ICMJE）进行修订。因此，向外文期刊投稿前须充分阅读该要求及各期刊具体的来稿须知（instructions for authors 或 information for contributors），也可参阅欲投稿期刊刊登的论文格式。

2. 中文期刊　随着中国加入WTO，中文期刊的稿约要求将与国际通用的统一要求全面接轨。此外，在向中文医学期刊投稿时应采用最新版的《中国药典》和《药名词汇》中的标准药名；采用全国自然科学名词审定委员会公布的《医学名词》中的标准医学名词。中文期刊常需标注中文分类号、字数、资助基金的来源及作者简介，其他见各期刊的来稿须知。

（三）写作要求

1. 注重科学性　应把握实验设计的三大原则，即对照、重复与随机。具体有：①被试因素应符合自然科学的基本规律，搭配合理并标准化或固定化；②受试对象应标准化；③观察指标应合理、可行与先进；④反映重复性的样本达到所需例数；⑤设立随机、合理的对照。

2. 观点鲜明、创新性强　创新是科学的生命，全文应紧扣主题，突出创新性，充分展示实验中的新发现，归纳出新的观点。

3. 把握尺度、推理严谨　应在充分阅读文献的基础上对实验结果进行周密考察、充分论证后再下结论。避免以简单的或不全面的结果推导出绝对的结论。

4. 注重可读性　研究论文的目的是让人能清楚其中的科学意义。因此，论文应客观朴实，层次分明，逻辑性强。少用长句与疑难字、词，少用第一人称，不滥用非标准的缩略语，做到用词通俗、准确、规范。

二、各项具体内容的写作

（一）题目

题目（title）应包括被试因素、受试对象、试验效应及变化特点等。力求准确概括论文的性质、内容及创新之处。关键性词汇使用要恰当。题目字数一般为25个字以内或100个英文印刷符号以内。

（二）摘要与关键词

1. 摘要（abstract）　可置于论文的开始，构成研究论文的一部分。也可与题目一起独立出现于各种检索系统。要求紧扣主题，观点鲜明，简明扼要，重点突出，充分体现本研究的创新之处，一般为100~300字。研究论文摘要的写作多采用结构式，包括目的（objective 或 aim）与方法（method），结果（result）与结论（conclusion），即OMRC。其中结论必须是本文实验结果的一级推理，而其他作者的支持性工作和本研究的外延推理部分不应列入摘要中。

2. 关键词（key words）　也称主题词或索引词，可以是单词或短语，列出关键词便于图书索引与读者检索。关键词应能充分体现论文中重要的主题并能吸引读者。除主要从Index Medicus 的 MESH（Medical Subject Headings）表查找外，还可以从《汉语主题词表》《医学主题词注释字顺表》及《中医药主题词表》中得到补充。个别查不出相应词的，可选择直接相关的几个词组搭配或最直接的上位关键词等。关键词可选用3~10个，一般为3~5个；各词汇之间空两格，英文关键词的第一个字母要大写。

（三）引言

引言（introduction）常采用从宽到窄的"漏斗式"（funnel shape）结构，从叙述与主题相关的已知的一般知识（known）开始，进入该主题特定领域研究现状（unknown），然后提出本论文要解决的问题（question）。即围绕提出问题的依据、解决问题的关键、本文在解决该问题中的地位及可能的创新点进行简明扼要的说明。应该注意的是，引言中所提出的问题即研究目的，应能在实验结果中加以证实。在引言中可适当引用参考文献，但一般不超过 3 条，引言的字数为 300~600 字，约占全文的 1/10。引言不同于摘要，本文的结论不列在引言中。

（四）材料与方法

材料与方法（material and method）主要说明实验的方法学依据，包括材料、方法和研究的基本过程，并利于其他人重复与借鉴。

1. 受试对象　对人，应说明受试者的选择标准。年龄、性别、病情判断依据、病程长短、并发症、用药及疗程观察指标等。选择志愿者时应注明对照的合理性。对动物，则应说明来源、性别、年龄、体重、饲养条件、健康情况、麻醉（药品、剂量、给药途径）及手术方法。有动物模型时要简介复制方法。

2. 实验材料　实验中采用的化学药品、实验仪器应说明名称、来源、规格、批号等。生物材料（器官、组织、细胞等）应说明名称、来源、采样时间、保存或运输方法等。

3. 被试因素　应描述被试因素与受试对象的组合原则，对照设置，被试因素作用的方法、时间与强度等。

4. 观察指标与实验步骤　具体说明观察指标的种类、特点、处理过程和测定方法等，并按实验过程和先后顺序逐一介绍。

5. 数据统计学处理　说明统计量的表示方法，如平均值 ± 标准差（$\bar{x} \pm s$）；差异显著性的检测方法及其评定标准。必要时写明计算手段与统计软件名称。

（五）结果

实验结果（result）叙述研究中所发现的重要现象，由此判断实验研究的成败，推导相应的结论和推论。表述结果有文字描述和图表两种方式。表述实验结果时一般不用原始数据，而用统计量，并应有统计学结论。

1. 文字描述　一般用于结果的概况和要点。叙述顺序按重要性大小排列，分别为主要实验结果、次要实验结果和对照组结果。对主要实验结果要重点描述；对有显著性变化的结果，需指出其变化的特点与规律及差异的显著性；必要时重复一些关键的数据或变化百分率。

2. 以表格或图提供具体数据　表格或图设计应正确合理，简单明了，读者通过表格或图就能对实验内容（如药物、给药途径、指标与单位、结果等）有大致的了解。

3. 表格的制作　一般采用"三线表"，即顶线、标目线和底线三条横线构成栏头、表身。一般行头标示组别，栏头标示反应指标。表格应有序号与表题。表底下方可加必要的表注。

4. 图的绘制　一般以柱形图高度表达非连续性资料的大小，以线图、直方图或散点图表达连续性或计量资料的变化，以点图表示双变量之间的关系。有时为说明两个或多个指标变化，可设立双坐标。图序号与标题置于图的下方。一般纵坐标与横坐标长度之比为 3 : 4 较合适。

（六）讨论

讨论（discussion）是对实验结果进行论证、分析，实现透过现象看本质，以达到理论上的升华。因此，讨论部分可反映出论文的学术水平。讨论应包括：①对实验结果（预期结果和预期以外的结果或现象）进行理论的解释和分析；②将结果与其他作者类似实验的结果进行分析比较，解释其结果异同的原因，提出自己的见解；③引用有关文献来说明和支持本文的观点和结论；④客观地总结实验的经验和教训；⑤客观地评价研究的水平及研究结果的科学价值；⑥对研究过程中遇到的问题及尚未解决的问题，提出研究方向和设想。

（七）鸣谢

鸣谢（acknowledgement）又称致谢，是作者对帮助过自己的人表示谢意的书面形式。致谢的对象包括科研的指导者、论文的修改者、资料的协助者及物质经费的提供者。致谢多放在文末与参考文献之前。

（八）参考文献

参考文献（reference）是指本科研工作所参考过的主要文献目录。是作者撰写论文的科学依据及向读者提供有关的信息出处，同时也是作者对他人成果尊重的反映。选择参考文献一般应遵循有效（主要选择期刊）、易获得及新而精的原则。引用文献正确，除按论文格式中提到的《生物医学期刊稿约的统一要求》外，亦应认真阅读欲投稿期刊的"来稿须知"中对参考文献的具体要求。同时要保证引用参考文献信息的准确性、公正性及相关性。特别注意参考文献一定是作者亲自阅读过，而且采用该文的观点，才予以收录，参考文献数量以 8~10 篇为宜，文献综述一般控制在 20~30 篇。

数字课程学习

教学 PPT　　　拓展阅读

第八章 处方概述（Ⅰ级）

一、处方的种类与意义

根据《处方管理办法》第二条规定：处方是指由注册的执业医师和执业助理医师（以下简称医师）在诊疗活动中为患者开具的，由取得药学专业技术职务任职资格的药学专业技术人员（以下简称药师）审核、调配、核对，并作为患者用药凭证的医疗文书。处方包括医疗机构病区用药医嘱单。处方是医师对患者用药的书面文件，是药剂人员调配药品的依据，具有法律、技术、经济责任。处方的种类如下。

1. 按性质分类　分为中药处方和西药处方。
2. 按部门和药物分类　分为普通处方（医保处方、自费处方）、急诊处方、儿科处方、麻醉药品处方、一类精神药品处方、二类精神药品处方，按规定用不同颜色的纸张印刷，并在处方右上角以文字注明。

由于处方的开写和调配差错造成的医疗事故，医师或药剂人员负有法律上的责任。处方的技术意义在于它写明了药物的名称、数量、制成何种剂型及用量用法等，保证了药剂的规格和安全有效。从经济观点看，按照处方来检查和统计药品的消耗量，尤其是贵重药品、毒药及麻醉药品，可作为报销及预算采购的依据。

二、医师处方的结构及内容

医师处方应有一定的结构及内容，完整处方可分为六部分，依次排列如下：①医疗单位全称；②处方前记，包括患者姓名、性别、年龄、处方日期、住址、单位、门诊号或住院号、科别等；③处方头，凡处方都以 R 或 Rp. 起头，来源于拉丁文"Recipe"，有"取"的意义，即"取下列药品"；④处方正文，为处方的主要部分，包括药物的名称、剂型、规格和数量；⑤用药方法，通常以 sig.（拉丁文 signare 的缩写）为标志，包括一次用量、次数和给药途径；⑥医师签名、配方人签名以示负责。

三、处方书写注意事项

（1）记载患者一般情况、临床诊断应清晰、完整，并与病历记载相一致。

（2）每张处方限于一名患者的用药。

（3）字迹清楚，不得涂改。如需修改，应当在修改处签名并注明修改日期。

（4）处方一律用规范的中文或英文名称书写。①医疗机构或医师、药师不得自行编制药品缩写名称或者使用代号。②药品剂量、规格、用法、用量要准确规范；药品用法可用规范的中文、英文、拉丁文或缩写体书写，不得使用"遵医嘱""自用"等含糊不清的字句。

（5）患者年龄应当填写实足年龄，新生儿、婴幼儿写日、月龄，必要时要注明体重。

（6）西药和中成药可以分别开具处方，也可以开具一张处方，中药饮片应当单独开具处方。

（7）无论西药、中成药处方，每一种药品应当另起一行，每张处方不得超过5种药品。

（8）中药饮片处方的书写，一般应当按照"君、臣、佐、使"的顺序排列；调剂、煎煮的特殊要求（如布包、先煎、后下）要注明在药品右上方，并加括号；对饮片的产地、炮制有特殊要求的，应当在药品名称之前写明。

（9）药品用法用量应当按照药品说明书规定的常规用法用量使用，特殊情况需要超剂量使用时，应当注明原因并再次签名。

（10）除特殊情况外，应当注明临床诊断。

（11）开具处方后的空白处画一斜线以示处方完毕。

（12）处方医师的签名式样和专用签章应当与院内药学部门留样备查的式样相一致，不得任意改动，否则应当重新登记留样备案。

（13）医师开具处方应当使用经药品监督管理部门批准并公布的药品通用名称、新活性化合物的专利药品名称和复方制剂药品名称。医师可以使用由国家卫生健康委员会公布的药品习惯名称开具处方。如对乙酰氨基酚（通用名）是一种退烧药，不同药厂对它生产的制剂商品名不同等。因此，必须使用通用名。

（14）药品剂量与数量用阿拉伯数字书写。剂量应当使用法定剂量单位：重量以克（g）、毫克（mg）、微克（μg）、纳克（ng）为单位；容量以升（L）、毫升（mL）为单位；有些以国际单位（IU）、单位（U）为单位；中药饮片以克（g）为单位。片剂、丸剂、胶囊剂、颗粒剂分别以片、丸、粒、袋为单位；溶液剂以支、瓶为单位；软膏剂及乳膏剂以支、盒为单位；注射剂以支、瓶为单位，应当注明含量；中药饮片以剂为单位。

（15）处方一般不得超过7日用量；急诊处方一般不得超过3日用量；对于某些慢性病、老年病或特殊情况，处方用量可适当延长，但医师应当注明理由。

（16）麻醉药品、精神药品、医疗用毒性药品、放射性药品的处方用量应当严格按照国家有关规定执行。开具麻醉药品处方，应有病历记录。

四、处方的一般写法

1. 总量法　溶液剂、合剂、糖浆剂、酊剂、软膏剂和外用不分包散剂等剂型规格上不分一次用单量，每次用单量要临时从总量中分出，因此采用总量法开写。即给药时在药名后开写出总量，用法上说明每次分量和次数。

处方（中文）格式：

```
R
药名及剂型      浓度-总量
用法：每次量，用药次数，给药途径
```

处方（英文、拉丁文）格式：

```
R
剂型、药名      浓度-总量
用法（sig.）每次量   次数   途径
```

注意：①糖浆、酊剂、口服合剂因药典已规定其统一浓度，故此项可免写；②有时浓度可写在药名、剂型之前；③外用必须注明，口服免写；④用药时间特殊者（如睡前、饭前、饭后）注明在给药途径之后。

例1：为某消化不良患者开具稀盐酸合剂处方，每日3次，每次10 mL，饭后服用。

R

稀盐酸合剂　　　　100.0

用法：每次10.0，每日3次，饭后服用

R

Mist. Acidi Hydrochloric Diluti 100.0

Sig. 10.0 t.i.d. p.c.

例2：为某失眠患者开具10%水合氯醛溶液处方，规格60.0 mL/瓶，每次10.0 mL，睡前服

R

水合氯醛溶液　　　10%-60.0

用法　每次10.0，睡前服用

R

Sol. Chlorali Hydratis 10%-60.0

Sig. 10.0 h.s.

2. 单量法　片剂、注射剂、内服可分包的散剂、丸剂、胶囊剂等剂型的特点是每次用的单量是独立可分的，如片剂每片单量是一定的，每次服用1片或几片。因此要采用单量法开写。即每个制剂有一定的规格或含量，写在"×"号左边，总量（个数）写在"×"号右边，用法上写明每次用量和给药次数。

处方（中文）格式：

```
R
药名及剂型　规格（单量）× 总个数
用法　每次量，每日次数，给药途径
```

处方（英文、拉丁文）格式：

```
R
剂型、药名　规格（单量）× 总个数
用法　每次量，每日次数，给药途径
```

注意：①药典规定含有固定成分和含量的复方制剂，可以不必写出含量，如复方阿司匹林片；②需要皮试的注射剂，如青霉素、链霉素、细胞色素C、破伤风抗毒素等必须注明皮试（A.S.T.）；③制剂规格常为mg/片、g/片、g/（mL·支）、mg/（mL·支）、U/（mL·支）等，处方上只写含量。

例3：为某痢疾患者开具小檗碱，常用量每次0.1 g，一天3次，开3天量。小檗碱规格有50 mg/片，0.1 g/片。

R　　　　　　　　　　　　　　　R

小檗碱　0.1×9　　　　　　　　Tab. Berberini 0.1×9

用法　每次0.1，每日3次　　　　Sig. 0.1 t.i.d.

例4：为某扁桃体炎患者开具青霉素G注射剂处方，每次肌内注射40万U，每日2

次，3天量，规格40万U/支、80万U/支。

R

青霉素G注射剂　40万U×6

用法　每次40万U，每日2次，肌内注射（皮肤试验后）

R

Inj. Penicillini G Natrri 400 000 u×6

Sig. 400 000 U i.m. b.i.d.（A.S.T）

五、处方中常见拉丁文简缩字表

处方中常见拉丁文简缩字见表1-8-1。

表1-8-1　处方中常见拉丁文简缩字

分类	拉丁缩写	中文意义	分类	拉丁缩写	中文意义
药物制剂	Amp.	安瓿剂	给药次数和给药时间	a.c.	饭前
	Caps.	胶囊剂		a.m.	上午
	Emul.	乳剂		b.i.d.	每日2次
	Extr.	浸膏		h.s.	睡前
	Inj.	注射剂		p.c.	饭后
	Lot.	洗剂		p.m.	下午
	Loz.	喉片		q.d.	每日1次
	Mist.（Mixt）	合剂		q.o.d.	隔日1次
	Ocul.	眼膏剂		q.i.d.	每日4次
	Ol.	油剂		q.4.h.	每4h1次
	Past.	糊剂		q.6.h.	每6h1次
	Sol.	溶液剂		q.8.h.	每8h1次
	Syr.	糖浆剂		q.m	每晨
	Tab.	片剂		q.n	每晚
	Tr.	酊剂		S.O.S.	必要时间
	Ung.	软膏剂		st.（stat.）	立即
				tid.	每日3次
剂量单位	gtt	滴	其他	aa.	各
	g或gm	克		ad	加至
	U	单位		Aq.dest.	蒸馏水
	μg（mcg）	微克		Co.	复方的
	mg	毫克		et.	及
	mL	毫升		No.	数量

续表

分类	拉丁缩写	中文意义	分类	拉丁缩写	中文意义
给药途径	i.m.	肌内注射		或 Rp	请取
	i.v.	静脉注射		S 或 Sig	注明用法
	p.o.	口服		Prim.vic	首剂（第一次剂量）
	p.r.	直肠给药			
	s.c	皮下注射			
	i.v.gtt 或 i.v.drip.	静脉滴注			
	us.ext.	外用			

数字课程学习

📥 教学 PPT　　　📖 拓展阅读

第九章 医学机能学实验室安全（Ⅱ级）

随着我国高校整体办学水平和实力的提升，作为教学、科研、学习、实验重要场所的高校实验室的规模不断扩大、实验仪器设备不断更新、实验方法不断改进。随之而来的实验室安全管理问题也日渐凸显，尤其是近年来，实验室安全事故时有发生，逐渐使人们对实验室的安全问题予以高度重视。实验室安全主要体现在实验室的实验操作安全、危化物品安全、生物医学安全、实验室废弃物安全、实验室网络信息软件安全等。本章从医学机能学实验的角度，对实验室安全的现状与意义、实验室操作安全、实验室危化物品安全、实验室生物安全、实验室废弃物安全以及实验室网络信息软件安全6个方面予以介绍。

第一节 实验室安全的现状与意义

一、实验室安全的现状

医学机能学实验室与其他类别实验室有所不同，所开展的实验项目涉及人体组织样本、动物组织样本、化学物品、物理方法、网络信息软件等各个方面，存在较多的危险因素和安全隐患。因此，实验室的安全管理工作需要从多角度、多方面入手，结合不同类别安全问题的特点，制订有针对性、全覆盖的高效管理制度及进行相应安全教育引导。

1. **实验室安全的认知现状** 有人对参与过实验的学生进行调查问卷，涉及实验室生物安全的概念、生物安全柜、高压灭菌锅、实验动物、气溶胶、消毒、实验室装备操作与使用、实验室生物安全防护（如手套、口罩、鞋套等）、生物安全法律法规等不同维度。结果显示，了解实验室生物安全概念的学生数占比不足60%，清楚实验室生物安全法规的不足30%，希望老师对实验室安全防护进行讲解的接近98%，对生物安全柜使用了解的只有28%，了解高压蒸汽灭菌锅使用的只有64.6%，了解气溶胶可能引起实验室感染的不足12.39%。表明参与实验的广大学生在实验室安全认知方面还很不足，亟待大力宣传教育。

2. **典型实验室安全事故案件** 据国外学者统计，美国在2005年就发生了近万起实验室安全事故，造成2%的研究者伤亡。可以说实验室安全事故无国不有、无实验室不存在，因为实验室本身就是一个安全隐患集中地。归纳起来，实验室安全事故大致包括以下8种类型。

（1）病毒感染事故：实验室病毒感染不仅对实验人员自身造成严重威胁，甚至还可能使病毒泄露，导致大范围人群传播，这是对实验人员乃至人类威胁最大的事情。1956年，苏联某实验室9支装有委内瑞拉马脑炎病毒的安瓿被打破，几天内造成24名人员感染。1961年，苏联莫斯科一家研究所的实验室人员从流行性出血热疫区捕野鼠带回实验室，导致该实验室上百人感染流行性出血热。1967年，德国马尔堡病毒实验室里的一名工作人员忽然发生高热、腹泻、呕吐、大出血、休克和循环系统衰竭，当地病毒学家快速调查后发现，此种症状同样出现在法兰克福和贝尔格莱德的实验室，这些实验室都曾经用来自乌干达的猴进行脊髓灰质炎疫苗研究，一共有37人感染上了这种疾病，其中约有1/4的人死亡，3个月后德国专家才找到罪魁，是与埃博拉病毒为同一家族的外形如蛇形棒状的马尔堡病毒。1998年，我国某高校一名医学生在做实验时被老鼠咬伤，最后造成9人感染流行性出血热。2003年，新加坡国立大学由于不当的实验程序，导致西尼罗病毒样本与SARS冠状病毒在实验室里交叉感染，一名27岁的研究生感染SARS病毒。

（2）细菌感染案例：1886年，科霍发表的霍乱病实验室感染报告可能是最早的与实验室生物安全有关的报告。1979年4月，苏联斯维尔德洛夫斯克的生物武器实验室发生爆炸，导致约10 kg炭疽芽孢粉剂泄露，释放大量细菌雾，造成1 000多人发病，数百人死亡。1990年，有人调查了联邦德国、奥地利和瑞士三个国家的77个结核病实验室内获得性结核分枝杆菌感染情况和发病率，既有确诊的病例，也有经结核菌素皮肤试验的可疑者，按照职业病的规定来确诊是否感染，3 349人中有88人感染（感染率2.63%）。2003年，美国密歇根州立大学布鲁氏菌病实验室的一起羊布鲁氏菌泄露事件，感染了45人，其中1人死亡。同年，美国华盛顿国立卫生研究院的一次由贝纳柯克斯体所致的Q热实验室感染，导致153人发病，1人死亡。2010年，我国某大学在实验中使用了未经检疫的山羊，导致27名学生和1名教师感染布鲁氏菌病。

（3）寄生虫感染事件：随着对寄生虫相关实验研究活动的增多，暴露于具有感染性寄生虫病原环境中的相关研究人员，也有因意外接触而被感染的潜在风险。1924年至今，实验室意外微创伤引起获得性寄生虫感染时有发生，而且涉及多种寄生虫感染，包括利什曼原虫感染、疟原虫感染、刚地弓形虫感染、克氏锥虫感染、罗德西亚锥虫感染、贾第鞭毛虫感染等。感染人员有学生、实验室管理员、技术员、调查员等，遍及世界各国，其中一半以上实验室意外获得性感染的病例来自英、美、法、德、日等发达国家，也曾有报道中国学者在吸取杜氏利什曼原虫无鞭毛体或前鞭毛体感染血时引发感染。

（4）实验室中毒事件：1995年，我国香港某大学化学系一位工作人员打翻一瓶试剂，没有及时清理，后来该工作人员忘记并离开了实验室，试剂挥发产生毒气，导致一名研究生因吸入毒气而死。2009年，我国浙江某大学化学系，一位工作人员在实验过程中误将本应接入307室的一氧化碳气体接至211室输气管路，导致一位女博士中毒死亡。

（5）实验室火灾事件：2004年，我国浙江某大学化工系实验室发生爆炸事故，事故起因是该实验室用机械温控冰箱储存化学试剂，试剂微泄露后，冰箱启动产生电火花引发爆炸。2008年，我国江苏某大学大火烧毁了10个实验室，火灾原因是导线短路。2008年，美国加州大学洛杉矶分校的一位女研究助理在实验时全身被大面积烧伤，虽经抢救仍不幸身亡。事故原因是该研究助理在把一种遇空气立即着火的化学制剂抽入注射器时，活塞滑出了针筒，制剂燃烧引燃衣服，但其未能在第一时间使用应急淋浴装置，而且其并未穿防护服。由于没有安全培训记录，学校被法院判罚3万美金，教授面临最高4年监禁。2013年4月，我国江苏某大学一处废弃实验室发生爆炸，造成1死3伤。经调查，事故是因外来施工人员私自撬开实验室大门，用明火切割金属构件，引起多年前存放化学药品的实验室发生爆炸。

（6）实验室爆炸事件：这是实验室发生事故最多、最频繁也是最为严重的事件。2006年，我国上海某大学实验室突发爆炸，放置室内的试管、容器等相继发生连锁爆炸，所幸未酿成人员伤亡。2008年，我国云南某大学微生物实验室发生化学爆炸，一名博士生被严重炸伤。2011年，我国四川某大学实验室在做常压流化床包衣实验时，实验物料意外爆炸，导致3名学生受伤。2013年，我国江苏某大学校内一废弃实验室拆迁施工发生意外爆炸，现场施工的4名工人2名重伤，2名轻伤，其中1名重伤人员经医院抢救无效死亡。2015年，我国江苏某大学化工学院一实验室发生爆炸事故，致5人受伤，1人抢救无效死亡。2015年，我国安徽某中学实验室爆炸，3名教师受伤。2015年，我国北京某大学实验室发生爆炸事故，一名正在做实验的博士后实验人员当场死亡。2016年，我国上海某公司发生厂房爆炸，造成包括一名在读研究生在内的3人遇难。2018年，我国北京某大学实验室发生爆炸事故，造成3人死亡，事故直接原因为学生在使用搅拌机对镁粉和磷酸搅拌、反应过程中，料斗内产生的氢气被搅拌机转轴处金属摩擦、碰撞产生的火花点燃并发生爆炸，造成3名学生死亡。

（7）未穿戴防护装备而致伤亡事件：2011年，美国耶鲁大学一名女生在实验室内死亡，原因是其操作机器时未按要求将长发束起并戴安全帽，致使头发被机器绞住而窒息。2011年，我国上海某大学两名研究生在化学实验室不慎遭遇爆炸受伤，事故原因是其在做氧化反应实验时，添加双氧水、乙醇等速度太快，未按规定要求拉下通风橱门，未穿戴个体防护装备。2016年，我国上海某大学实验室发生爆炸，导致两名研究生眼部受伤而失明，面部严重毁损；1名学生受轻伤。事故系实验室3名研究生进行氧化石墨烯的实验时，未穿实验服、戴护目镜。

（8）其他事故：实验动物外逃，可能造成严重的生物资源的失衡，甚至病原微生物交叉感染造成人类毁灭性灾难；实验动物抓咬实验人员，可能造成狂犬病等感染；实验废物丢弃和实验有毒有害物质泄漏污染环境，破坏生态；危化物品被人利用造成他人伤害。

二、实验室安全教育的意义

医学机能学实验室是锻炼医学生实践能力，开展医学人才培养和社会服务活动的重要技能性实验场所，具有使用频繁、人员集中、存放重要物品资料多等特点，要常规性使用和储存医学实验动物、化学试剂、有毒物品、有毒有害易燃气（液）体、仪器设备、医疗锐利器械、玻璃仪器、高温高压反应设备，以及水、电、火源等，存在实验动物伤人、微生物与寄生虫感染、化学试剂中毒、仪器设备伤害、热电火灾、化学试剂爆炸燃烧等多种安全隐患。

"祸患藏于麻痹，事故出于人为"。安全事故的发生往往是由于处于"物品的不安全状态"中，辅以"环境的不安全条件"下，加上"人的不安全行为"操作，在同一时空的相互交织所致，也就是说若没有"人的不安全行为"，事故是不会发生的。因此，实验室的安全除了采取制度保障、师资保障、硬件保障等措施外，从事实验的人员安全常识、安全意识、安全技能更关键。可以说，实验室安全教育是根本，是防微杜渐、预防为先的关键。通过实验室安全教育引导，可以增强从事实验人员的安全意识，增加从事实验人员的安全常识，提升从事实验人员的安全技能、安全素养，从源头上降低事故概率，意义重大。同时，严谨安全有效的实验方法与手段，还能使学生得出正确的实验结果，提高其探索创新的兴趣，培养其严谨治学的精神。

第二节　医学机能学实验室安全概述

医学机能学实验室安全包括操作安全、实验室危化物品安全、实验室生物安全、实验室废弃物安全，以及实验室网络信息软件安全。"安全第一、预防为主"是实验室安全管理的基本方针。事实证明，只要真正做到了安全第一、预防为主，那么实验室的安全运行、员工的人身安全就有了可靠的保障；反之，无论什么时候若违背了这个方针，都有可能导致无可挽回、无法弥补的损失。

一、医学机能学实验室安全的几个重要概念

1. 医学机能学实验室安全　是指医学机能学实验室免除了不可接受的损害风险的状态。医学机能学实验室是一个复杂的场所，经常用到各种化学药品和仪器设备，以及水、电、燃气，还会遇到高温、低温、高压、真空、高电压、高频和带有辐射源的实验室条件和仪器，若缺乏必要的安全管理和防护知识，会造成生命和财产的巨大损失。医学机能学实验室在运行过程中可能会涉及电气、机械、非电离辐射、化学和微生物等危险因素，应针对这些因素，制定相应的安全标准，以提升实验室的安全管理能力和安全技术能力，降低试验运行的安全风险。具体手段是制定严格的机能学实验室安全管理规定，加强宣传引导，使学生掌握必要的安全防护知识（防毒、防爆、防火、安全用电）。

2. 医学机能学实验室生物安全　是在医学机能学实验室用生物（实验动物、微生物）开展实验研究时为确保安全应遵守的规则。实验动物携带微生物的致病性是影响生物危害评估最重要的决定性因素。实验动物携带感染性微生物的危险度等级分类为实验室生物危害评估和确立生物安全防护水平奠定了基础。一般而言，危害度等级高的微生物需要的生物安全防护水平较高。但是，即便是对于同一种微生物，不同的实验操作可能产生的潜在危害是不同的。所以在确定适当的生物安全水平时，除考虑病原体的危害度等级以外，还应考虑其他因素。生物危害评估也可能在相关信息不足的情况下进行，这时应按照WHO《实验室生物安全手册》第三版要求采取较为保守的标本处理方法。

3. 医学机能学实验室生物安全防护　生物安全防护水平为：一级实验室（Bio-Safety Level 1 Lab，BSL-1，P1），适用于操作在通常情况下不会引起人类或者动物疾病的微生物；二级实验室（BSL-2，P2），适用于操作能够引起人类或动物疾病的微生物，但一般情况下对人、动物或环境不构成严重危害，传播风险有限，实验室感染后很少引起严重疾病，并且具备有效治疗和预防措施的微生物；三级实验室（BSL-3，P3），适用于操作能够引起人类或者动物严重疾病，比较容易直接或间接在人与人、动物与人、动物与动物间传播的微生物；四级实验室（BSL-4，P4），适用于操作能够引起人类或动物非常严重疾病的微生物，以及我国尚未发现或者已经宣布消灭的微生物，如埃博拉病毒、SARS等对人体具有高度危险性、尚无预防和治疗方法的病毒。

4. 医学机能学生物安全实验室　是指能提供防护屏障和管理措施达到生物安全要求的机能学实验室或动物实验室。

5. 医学实验室分区　分为清洁区、半污染区、污染区。清洁区通常指无实验因子、

人员通道、前室、机房、洗涤室等无须做个人防护的区域。半污染区是指有轻微污染的区域，包括第一缓冲区和准备间，培养基、细胞、制剂配置、低温冰箱等放置处，需要一层防护服、口罩、手套。污染区是操作实验因子的区域，必须做好全部个人防护。

6. 缓冲间　是指清洁-半污染、半污染-污染之间的区域。其功能包括空气隔离、更衣换鞋、去污染消毒淋浴。传递窗是清洁-半污染、半污染-污染之间设的物流通道，两门连锁，并可以进行消毒。

7. 生物安全柜（biological safety cabinet，BSC）　是指具备气流控制及高效空气过滤装置的操作柜，可有效降低实验过程中产生的有害气溶胶对操作者和环境的危害。其作用是保护操作对象、保护操作者、保护环境。生物安全柜是为操作原代培养物、菌毒株及诊断性标本等具有感染性的实验材料时，避免暴露于上述操作过程中可能产生的感染性气溶胶和溅出物而设计的。

8. 消毒　是指能杀死病原微生物、但不一定能杀死细菌芽孢的方法。通常用化学的方法来达到消毒的作用。用于消毒的化学药物称为消毒剂。

9. 灭菌　是指把物体上所有的微生物（包括细菌芽孢在内）全部杀死的方法，通常用物理方法来达到灭菌的目的。

10. 防腐与无菌　防腐是指防止或抑制微生物生长繁殖的方法。用于防腐的化学药物称为防腐剂。无菌指不含活菌，是灭菌的结果。防止微生物进入机体或物体的操作技术称为无菌操作。

11. 六步标准洗手法　该法步骤如下：①取适量肥皂（皂液）均匀涂抹至整个手掌、手背、手指和指缝，先掌心相对，手指并拢，相互揉搓；②手心对手背沿指缝相互揉搓，交换进行；③掌心相对，双手交叉指缝相互揉搓；④弯曲手指使关节在另一掌心旋转揉搓，交换进行；⑤右手握住左手拇指旋转揉搓，交换进行；⑥将五个指尖并拢放在另一掌心旋转揉搓，交换进行（图1-9-1）。

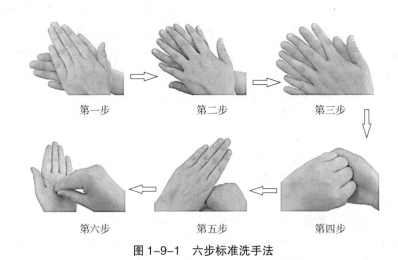

图1-9-1　六步标准洗手法

二、医学机能学实验室安全准则

1. 必须坚持安全第一、预防为主的原则　进入实验室的学生，必须爱护仪器设备和实验器材，节约水、电、气和实验药品，损坏设备器材，要及时报告、登记；实验室应常规性配备相应种类和数量的消防器材和设施，实验室工作人员及从事实验的人员都必须掌握基本的灭火方法，会使用所配备的消防器材和消防设施；实验室内应保持整洁、安静、严肃，严禁吸烟，未经批准不得带无关人员进入实验室；在实验室工作或进入实验室从事实验工作的所有人员都应熟悉"实验室安全准则"和其他有关安全的规章制度，应了解机能学实验室整体布置，掌握消防安全常识，熟悉实验室基本操作规范、实验室设备仪器及器材的正确使用，懂得医学生物安全（尤其是实验动物）、化学危险品安全、实验室废弃物安全、实验室网络信息软件安全；所有人员应认真遵守操作规范，掌握常规性事故的处理方法。

2. 新进机能学实验室做实验的学生，均须经过安全教育、培训和考核，合格者方能进行实验。必须熟悉实验室相关水、电、气等主要开关阀门的位置、控制范围及使用方法，最好了解实验室大致的线路。必须熟悉实验室消防器材的位置、消防通道的路径。

3. 在所有实验进行过程中，操作者不得擅自离开实验室，离开时必须有人代管（具有安全保障和仪器运行可靠的实验可短时间离开）。

4. 所有实验应按要求佩戴相应的防护手套和口罩，穿实验服，不可披散长发，不可佩戴耳环、手镯等。进行危险性实验时（存在易燃易爆、有毒有害危险物品、可能产生有毒有害废液等），最好指定熟练的、精力充沛的人员或团队专程示范操作（尽量减少围观人员，最好视频观光），并必须穿戴相应的防护用具、防护手套、防护衣物和防护眼镜。还要有第二人员陪伴，陪伴者也应能清晰并完整地观察操作的全过程。

5. 遵守安全防护规程，绝对禁止在使用毒物或有可能被毒物污染的实验室内进食、吸烟或在实验室的冰箱内存放食物。生活衣物与实验服不在一起存放。

6. 机能学实验室的一切物品、器材，尤其是化学试剂的管理均应按有关规定进行归类，严密保管。若实验人员不了解其性质、使用方法及用途，不得随意取用，更不得随意带出实验室。贵重试剂、依赖性或成瘾性药品及剧毒试剂应有专人负责保管。对器材及药品的领取、回收、贮存、借用、报废等均须办理专门手续，建账立卡。

7. 实验结束时，必须清洗、清点所有实验器材，并归类摆放，退出实验仪器系统，关闭实验仪器电源，分组轮班搞好实验室卫生。若怀疑有微生物污染，必须专门对实验室进行消毒处理。离开实验室前，所有实验人员均应用洗手液或洗洁精洗手，并反复冲洗。最后离开实验室的人员，必须认真检查水、电、气及窗户是否关好，并请求实验老师检查、验收、确认，无隐患后方可锁好门离开。

第三节　医学机能学实验室危化物品与用电安全细则

医学机能学实验室的安全要以人为本，以物为优，在绝对保证实验人员的安全与健康的前提下，确保实验室财产安全，最大限度防止环境污染，这是保证实验室工作安全而有效运行的根本宗旨。机能学实验室安全除了与其他实验室安全（包括防火、防爆、防毒、防腐蚀危化物品，以及注意电气安全和环境污染风险安全等）具有共同任务外，还有生物安全、动物尸体（或器官）保存与处理风险安全。

一、防止有毒有害危化物品中毒伤害

1. 有毒有害危化物品的使用　医学机能学实验室与其他实验室一样，也要常规性使用许多危化物品、有毒有害的药品及试剂，有中毒、器官功能损伤、化学灼伤或致癌致畸的安全隐患，除了严格管理、严格规范遵循操作规程和严密执行防护措施外，实验应在通风良好的空间内进行，并随时准备好对应处理或急救药品。

为了降低安全风险等级，所有进入实验室的学生，应以《化学危险物品安全管理条例》和《国家教育委员会关于加强学校实验室化学危险品管理工作的通知》为准则，严格遵守学校制定的《实验室化学危险品管理制度》，听从教师指导；学生开展实验时原则上不允许使用剧毒物品，确因教学需要必须使用时，必须由指导老师在场指导，检查使用情况，严禁学生单独进行实验，严禁把剧毒物品带出实验室外，实验结束时废物必须妥善处理和保管，严禁乱倒乱放；实验前必须认真预习，明确实验目的、原理和方法，熟悉仪器设备的性能及操作规程，做好实验前的各项准备；所有进入实验室的学生，必须严格遵守操作规程，实验进行时，要仔细观察，详细记录，注意安全，未经教师批准，不得擅自离开岗位；凡有危险性的实验必须在教师的监护下进行，不得随意操作，实验中实验人员不擅自离开岗位；对学生领取、使用、剩余、废弃用品的数量必须详细记录，使用的容器、变质料、废液，应妥善处理，严禁随意乱抛，用剩的物品必须存放在专用铁柜内。

2. 常见化学试剂中毒与急救

（1）无机物中毒与急救

1）强酸：若误服强酸，应立刻饮服 200 mL 氧化镁悬浮液，或者氢氧化铝凝胶、牛奶及水等液体，迅速把毒物稀释，然后再吞服多个打匀的鸡蛋作缓和剂（因碳酸钠或碳酸氢钠会产生二氧化碳气体，故不要使用）。若强酸沾着皮肤，应用大量水冲洗 15 min（若立刻中和会产生中和热，扩大伤害），再用碳酸氢钠之类的稀碱液或肥皂液进行洗涤（若是草酸，用碳酸氢钠中和会产生很强的刺激物），还可用镁盐和钙盐中和。若强酸进入眼睛，应撑开眼睑，用水洗涤 15 min。

2）强碱：若误吞食强碱，应立刻送至医院，用食管镜观察，用 1% 的醋酸水溶液将患部洗至中性，然后迅速饮服 500 mL 稀食用醋（1 份食用醋加 4 份水）或鲜橘子汁将其稀释。若强碱沾着皮肤，应立刻脱去衣服，尽快用水冲洗至皮肤不滑为止，再用经水稀释的醋酸或柠檬汁等进行中和（若沾着生石灰，则用油类除去生石灰）。若强碱进入眼睛，应撑开眼睑，用水连续洗涤 15 min。

3）氨气：吸入时，立刻将患者转移到空气清新的地方，然后给其输氧；进入眼睛时，让患者躺下，用水洗涤角膜至少 5 min。此后，再用稀醋酸或稀硼酸溶液洗涤。

4）无机氰化物（如氢氰酸、氰化钾、氰化钠、氯化氰等）：立刻每隔 2 min，给患者吸入亚硝酸异戊酯 15~30 s（氰基与高铁血红蛋白结合生成无毒的氰化高铁血红蛋白），接着给其饮服硫代硫酸盐溶液，使其与氰化高铁血红蛋白解离的氰化物相结合，生成硫氰酸盐。

5）二氧化硫、二氧化氮、硫化氢气体：把患者移到空气清新的地方，保持安静，进入眼睛时，用大量水洗涤，并洗漱咽喉。

6）砷及砷化物：使患者立刻呕吐，然后喝 500 mL 牛奶，再用 2~4 L 温水分次洗胃，每次用 200 mL。

7）汞及汞化物：吞服打匀的鸡蛋白液，用水及脱脂奶粉作沉淀剂，之后立刻饮服二巯丙醇溶液，以及于 200 mL 水中溶解 30 g 硫酸钠制成的溶液作泻剂。

8）其他重金属：吞食镉、锑时，使患者呕吐；钡及钡化物吞服中毒时，将 30 g 硫酸钠溶解于 200 mL 水中，然后经口饮服，或用洗胃导管加入胃中；吞食硝酸银时，将 3~4 茶匙食盐溶解于一酒杯水中饮服，然后服用催吐剂，或者进行洗胃或饮牛奶，接着用大量水吞服 30 g 硫酸镁泻药；吞食硫酸铜时，将 0.3~1.0 g 亚铁氰化钾溶解于一酒杯水中，然后饮服，也可饮服适量肥皂水或碳酸钠溶液；吞食铅及铅化物时，保持患者每分钟排尿 0.5~1 mL，至连续 1~2 h 以上，同时饮服 10% 的右旋糖酐水溶液（按每千克体重 10~20 mL 计算），或以 1 mL/min 的速度，静脉注射 20% 的甘露醇水溶液，至每千克体重达 10 mL 为止。

（2）有机溶剂中毒与急救：有机溶剂由于种类繁多、化学结构各异，其理化性质差异甚大，从卫生学角度着眼，可归纳出以下几点共性：①常温常压下呈液态，挥发性强，具有各自独特气味及一定刺激性；②大部分（除酯类、部分卤烃外）具有易燃易爆性；③具有优良的脂溶性，可经皮肤吸收，易透过血脑屏障。上述共同性质也决定有机溶剂具有两个共同毒性（刺激作用、麻醉作用），应立即送往医院进行救治。

（3）有机磷农药中毒与急救：见药理学相关章节。

二、防火、防爆

医学机能学实验室的很多实验都要用到酒精灯、电炉、电热套、烘箱、烤箱、恒温箱、水浴锅等加热装置，有时还要使用易燃、易爆物品，如最常见的乙醇、乙醚、苦味酸、高锰酸钾、重铬酸钾、二甲苯、次氯酸钙、甲醛、氟烷、甲醇等，有时还需使用气体钢瓶（CO_2、O_2、H_2 等）。因此，机能学实验室也是易燃易爆的高危实验室，必须高度重视，除了严格管理和实验前规范教学示范外，学生必须严格按操作规程进行实验。

1. 气体钢瓶的存放与使用　实验室应尽量保持使用的气体钢瓶最少数量、最新瓶罐、最佳位置、最优实验，并有专人管理、指导、使用，低气温环境下可放在室外，但气瓶应有气瓶柜并加锁。放在室内的气瓶应有支架立放或卧放，钢瓶上应有安全帽、橡皮圈，以防滚动倾倒爆炸。易燃性气瓶和助燃性气瓶必须分开存放，必须放在室外的专用气瓶房中，内存气瓶的设备和管道必须密封，严防气体外溢或空气渗入引起危险。移动或搬动气体钢瓶时应轻拿轻放，严防撞击。气瓶内气体不能用完，必须留有剩余压力，气体钢瓶应离明火 10 m 以外，不得靠近暖气或其他热源，应避免暴晒，夏天应注意降低室温，并经常检查，防止漏气。

2. 易燃、易爆试剂药品的使用　操作易燃、易爆试剂药品时，必须远离火源。瓶塞打不开时，切忌用火加热或用力敲打。倾倒易燃液体时还必须谨防静电。加热易燃、易爆试剂药品时，必须在水浴或者严密的电热板上严格按温度要求缓慢进行，严禁用明火或电炉加热。蒸馏液体时，应先通水再通电加热，如果需要补充液体，应先待其冷却后再补充。烘箱、电炉周围严禁放有易燃物或带挥发性的易燃、易爆试剂药品。如果在实验过程中发生火灾，应立即将电源和热源（或可燃液体、气体等）断开。起火范围小可以立即用合适的灭火器材进行灭火，但若火势有蔓延趋势，必须同时立即报警。尽量避免或减少损失,并保护好现场,协助组织调查处理。常用灭火器及其适用范围见表 1-9-1。

表 1-9-1 常用的灭火器及其适用范围

类型	药液成分	适用范围
酸碱式	H_2SO_4、$NaHCO_3$	非油类及电器失火的一般火灾
泡沫式	$Al_2(SO_4)_3$、$NaHCO_3$	油类失火
二氧化碳	液体 CO_2	电器失火
四氯化碳	液体 CCl_4	电器失火
干粉灭火	主要为 Na_2CO_3 等盐类物质,加入适量润滑剂、防潮剂	油类、可燃气体、电气设备、文件记录和遇水燃烧等物品的初起火灾
1211	CF_2ClBr	油类、有机溶剂、高压电气设备、精密仪器等失火

三、实验室用电安全

实验室所用电气设备的线路绝缘必须合乎规定并且完好无损,由专人走线,做到合理整齐。严禁私拉乱接电源、超线路负载或擅自放大负载。实验室的电气设备必须装有可熔保险或自动开关设施。电气设备和线路的安装要符合规定要求,设备开关和配电装置应有专人负责管理和定期维修。电气设备的金属外壳,如因绝缘损坏而带电时,必须采取接地或接零的保护措施。实验过程中必须使用电炉、电热器时,将电炉、电热器设置在固定位置,设专人负责保管。禁止用烘箱烘烤易燃品、爆炸品,在同一烘箱内,不得同时烘干不同性质的几种物品。对正在使用的电炉、酒精灯等明火应严加看管,电炉不得私用于烧水、取暖、煮食物等。提前排除安全隐患,发现存在安全隐患或发生事故风险时,实验室人员均有义务和责任及时采取有效措施排除。

第四节 医学机能学实验室锐性器械使用安全

医学机能学实验室同外科手术室一样,也要经常进行手术实验操作,制作在体或离体动物器官标本、动物活体模型时,需要使用许多手术器械。这些手术器械很多系锐性器械,如手术刀、手术剪、缝合针、杀蛙针、颅骨钻、咬骨钳、眼科镊、金属探针、粗剪刀、玻璃分针、锌铜弓、血管钳等。许多院校学生机能学实验均有学生受伤事件发生,其主要原因是这些器械锐性强,若使用不当,很容易刺伤、划伤和割伤实验人员的手。降低这类风险的主要措施就是实验前认真听取教师讲解,学会正确的使用方法,使用后立即归还原位并规范摆放。

第五节 医学机能学实验室生物安全

一、医学机能学实验室防菌安全与规则

1. 医学机能学实验室管理方面 实验室应对使用或产生的细菌、真菌等不同菌种定期进行适当消毒灭菌,以保持工作环境的洁净,消灭细菌繁衍生长的条件。消毒可采用紫外灯照射、辐射灭菌、药液高温熏蒸及喷洒灭菌(消毒)药液等方法。

2. 实验人员方面 实验人员(尤其是学生),凡是有接触(或存在接触)微生物及寄生虫风险的所有实验都必须进行防护,以防感染造成人身伤害,甚至造成社会传播风险。实验人员必须谨慎操作,减少细菌向容器外繁衍及生长的可能,细菌室的废弃物应及时妥善处理,不得随意丢弃。实验人员操作时必须穿戴工作服、手套、口罩等防护用品,避免皮肤直接接触细菌及培养基、液体等。操作完毕应立即用肥皂或消毒液洗手,必要时进行全身消毒灭菌。用过的器皿和工作服等防护用品也应及时清洗消毒。严禁在有(或存在)微生物及寄生虫繁殖风险的场所休息、吃饭、喝水、吸烟、娱乐。

3. 生物安全柜(BSC)安全

(1) BSC 类型:为满足不同生物研究和防疫要求,生物安全柜被设计为三种类型,分别为一级生物安全柜(BSC-1)、二级生物安全柜(BSC-2)和三级生物安全柜(BSC-3)(图 1-9-2)。

1) 一级生物安全柜(BSC-1):可保护工作人员和环境而不保护样品。其气流原理和实验室通风橱一样,不同之处在于排气口安装有 HEPA 过滤器。所有类型的生物安全柜都在排气口和进气口使用 HEPA 过滤器。一级生物安全柜本身无风机,依赖外接通风管中的风机带动气流,由于其不能对试验品或产品提供保护,目前已较少使用。

2) 二级生物安全柜(BSC-2):是目前应用最为广泛的柜型。与 BSC-1 一样,BSC-2 也有气流流入前窗开口,被称作"进气流",用来防止在微生物操作时可能生成的气溶胶从前窗逃逸。与 BSC-1 不同的是,未经过滤的进气流会在到达工作区域前被进风格栅俘获,因此实验品不会受到外界空气的污染。BSC-2 的一个独特之处在于经过 HEPA 过滤器过滤的垂直层流气流从安全柜顶部吹下,被称作"下沉气流"。下沉气流不断吹过安

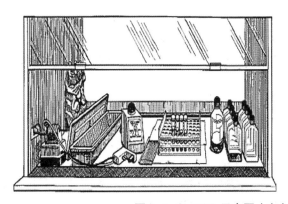
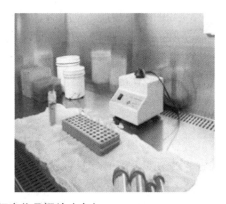

图 1-9-2 BSC 示意图(左)及柜内物品摆放(右)

全柜工作区域，以保护柜中的试验品不被外界尘埃或细菌污染。按照美国国家卫生基金会-NSF49规定，BSC-2依照入口气流风速、排气方式和循环方式，可分为4个级别：A1型、A2型（原B3型）、B1型和B2型。所有BSC-2都可提供工作人员、环境和产品的保护。

3）三级生物安全柜（BSC-3）：是为P4级实验室生物安全等级而设计的，是目前世界上最高安全防护等级的安全柜。柜体完全气密，100%全排放式，所有气体不参与循环，工作人员通过连接在柜体的手套进行操作，俗称手套箱（glove box），实验品通过双门的传递箱进出安全柜以确保不受污染，适用于高风险的生物实验。在允许循环化学气体的操作条件下，可以使用外接排放管道盖（exhaust collar）的A2型BSC-2。如果不允许循环化学气体，则必须使用装备硬管的B2型BSC-2。

（2）BSC的使用方法

1）物品摆放原则：BSC内物品摆放原则是平行摆放原则、避免震动原则、操作移动原则（动作轻缓，减少进出BSC，污染控制于柜内）。

2）使用前准备：用生物安全柜之前，确认生物安全柜经过认证，关闭紫外灯，打开荧光灯，用适当的消毒剂消毒工作台面，把需要使用的器材摆入柜内，工作前吹风机需开5~10 min。

3）使用中注意事项：工作过程中，所用的材料和设备需要放置在靠近生物安全柜的后缘，特别是能够产生气溶胶的设备，但是不能阻塞任何通气孔，尽可能减少飞溅和产生气溶胶，所有工作流程应从干净到脏的区域，操作轻柔，尽量减少动作，避免引起气流产生，生物安全柜内尽量不使用明火。

4）使用后处理：每天工作结束时，需要打开吹风机5 min净化，把所有设备和材料消毒后移出，消毒操作台，关闭吹风机和荧光灯，打开紫外灯。

5）常规维护：每天两次擦拭工作台面，每周对紫外灯表面进行擦拭，每月对生物安全柜外表面进行擦拭，每年两次紫外灯强度监测，每年一次甲醛熏蒸，每年一次认证。

（3）BSC注意事项

1）应参考国家标准和相关文献，对所有可能使用BSC者都必须介绍生物安全柜的使用方法和局限性，应当发给工作人员书面的规章、安全手册或操作手册，特别需要明确的是，当出现溢出、破损或不良操作时，安全柜就不再能保护操作者。

2）BSC运行正常时才能使用。

3）BSC在使用中不能打开玻璃观察挡板。

4）BSC内应尽量少放置器材或标本，不能影响后部压力排风系统的气流循环。

5）不要使实验记录本、移液管及其他物品阻挡空气格栅，因为这将干扰气体流动，引起物品的潜在污染和操作者的暴露。

6）在BSC内操作时，不能进行文字工作。

（4）BSC内物品和设备：拿入BSC前要用消毒剂（可用乙醇）外表面消毒，做完实验后，所有BSC内物品外表面要视如已被污染处理，要用对操作的微生物有效的消毒剂擦拭后拿出。如果该消毒剂对物品有腐蚀性，要用无菌水或70%乙醇再擦拭一遍。

（5）BSC感染材料溢出的处理：当发生少量溢洒时，应用吸收纸巾立即处理，并立即用浸满消毒液的毛巾或纱布对生物安全柜及其内部的所有物品进行擦洗，工作面消毒后应更换手套，不论是摘下手套还是更换手套都要洗手。当发生大量溢洒时，液体会通过 BSC 前面或后面的格栅流到下面，BSC 内所有的物品都应该进行表面消毒并拿出 BSC，在确保 BSC 的排水阀被关闭后，可将消毒液倒在工作台面上，使液体通过格栅流到排水盘上，所有接触溢出物品的材料都要进行消毒或高压灭菌处理。

二、医学机能学实验动物管理与使用规则

1. 实验室动物管理应执行《实验动物管理条例》《国家医药管理局实验动物管理办法》和《实验动物管理实施细则（试行草案）》。实验动物实验（观察）室的实施条件应参照以上三个文件中相应等级的实验动物饲育条件执行。

2. 必须使用合格的实验动物和合格的实验药品试剂与实验条件，实验动物一般应达到 SPF 级，凡来源不明、健康和遗传不清楚、不合格的动物不得进入实验动物实验室。实验室人员必须在查看并验收动物供应单位的实验动物合格证后，才能与供应单位签订供需计划，接受动物。凡使用微生物情况不明的实验动物或野生动物时，均应经过严格的检疫后，方可移入实验室。不同品种、同一品种不同品系、不同品系不同等级、不同品系但同一毛色的实验动物不得混养于同一实验（观察）室内。

3. 同一实验室内，不得做互相干扰的药物实验。进行同位素、致癌物或传染性动物实验时，其实施条件应符合国家相应的法规和条例。

4. 进行动物实验时，实验人员操作应善待动物，尽量轻柔，以免影响实验结果并惊吓其他动物。不得戏弄和虐待动物，处死动物时应采用符合实验动物伦理学规范的方法，从事实验可致动物痛苦时，应尽量采用麻醉的方法。

5. 实验动物的尸体往往是使用过许多有毒有害药物的或制作模型标本的，也有毒有害，甚至污染环境，造成人体感染或疾病传播，根据实验动物伦理学福利要求，应尽量将其恢复原样，不得随意丢弃甚至当作食物，应置于焚尸炉内统一烧毁或暂存于冰柜中再做统一处理。

6. 科研课题立项、成果鉴定和药品安全检验必须应用合格的实验动物并具备相应的动物实验（观察）室条件实施，应用不合格实验动物或不具备合格的动物实验条件的，不予批准科研课题立项，所做实验数据和测试结果均无效。

三、防止实验动物的咬伤、抓伤以及传播微生物或寄生虫感染

机能学实验室的大多数实验都要用到实验动物，尤其是大鼠、小鼠、豚鼠、家兔、猫、犬、猪、鸡等，这些动物中许多具有攻击性，尤其是使用最多的大鼠和小鼠，若使用不当，很可能被其咬伤或抓伤。因此，学生要认真学习，善待动物，熟练抓取、固定、给药和处理。除此之外，还要穿戴手套等防护物。一旦受伤，须立即报告给实验老师，并立即进行伤口消毒处理，必要时注射相应疫苗（如狂犬疫苗）。因为一旦被咬伤或抓伤，轻则导致实验进行受阻，重则导致疾病的感染与传播（狂犬病、鼠疫、布鲁氏菌及寄生虫感染等），甚至引起社会灾难性传播。虽然实验动物一般均为较安全的 SPF 级，但由于这些疾病的感染与传播存在多种环节和途径，不能完全排除感染与传播的风险。因此，实验人员应加强自我防护，操作时应穿戴工作服、工作帽、口罩和手套，以防被动物咬（抓）伤或细菌感染。

第六节　医学机能学实验室危险废弃物安全

医学机能学实验室在实验过程中可能产生许多有毒有害废弃物,因此做好危险废弃物精准分类收集、存放、处理工作,从试剂的入校到危险废弃物的出校,要做到相关数据信息可视化、可预测化,如果条件允许,可建设学校自己的预处理系统,降低成本,减少浪费,最终实现危险废弃物处置的安全、精准和高效的目标。

一、实验室危险废弃物管理与处置

从学校层面实行危化试剂药品规范管理,从供应商的资质到实验室的采购行为,实验的使用、存贮,以及废弃物产生、处置等环节,全监控,做到规范、精细、标准、精准。在实验室相应区域应摆放有专门废弃物收集桶,按规定做好固体、液体分类。液体危险废弃物可再细分为有机废液与无机废液,无机废液再分酸性废液和碱性废液。由各实验室按现有分类标准将危险废弃物放入危险废弃物桶,贴上标签,标明来源与成分后收集放置,然后每周固定时间、地点,由专门人员将收集桶集中转移到校内实验室危险废弃物暂存柜,暂存柜处由学校统一安排的专门管理人员,做好出入暂存柜台账记录,同时,入柜的危险废弃物信息上传至专业固体废弃物管理系统。由第三方危险废弃物处置企业的工人将危险废弃物搬运至危险品运输车辆,运到该企业的处置地点进行处置。

二、危险废弃物管理与处置安全教育

在所有实验前,必须进行实验室危险废弃物管理与处置安全宣传,对相关师生进行安全知识、能力、环保、健康、意识准入制。

第七节　医学机能学实验室个体防护安全

机能学中的多种实验均存在有毒有害、易燃易爆、污染环境、感染传播疾病等多种危险因素。因此,所有人员个体防护也不能马虎。个体防护装备主要涉及劳动防护和卫生防护两种。按照所涉及的防护部位分类,个体防护装备又可分为头面部防护、呼吸防护、听力防护、手部防护、足部防护、躯体防护等。每一类又可分成若干种类,分别具有不同的防护性能。在机能学实验室中配备个体防护装备,可以防止实验人员受到实验室相关的伤害或感染。实验室所用的任何个体防护装备应符合国家有关技术标准的要求,个体防护装备的选择、使用和维护都应有明确的书面规定、程序和使用指导。使用前应仔细检查,不得使用标志不清、破损或泄漏的个体防护装备。

一、头部防护

头部防护保护人体头面部,使其免受冲击、刺穿、挤压、擦伤和脏污等伤害的各种防护装备,包括工作帽、安全帽、安全头盔等。眼部防护是为避免眼部受伤或尽可能降低眼部受伤的危害,凡是有毒有害、易燃易爆实验过程中,实验者都最好佩戴防护眼镜(或避免面对实验容器),以防飞溅的液体、颗粒物及碎屑等对眼部冲击或刺激,以及毒害性气

体对眼睛的伤害。普通的视力矫正眼镜不能提供可靠防护（尤其是隐形眼镜），实验过程中最好在矫正眼镜外另戴防护眼镜，有时候还要佩戴面罩或在实验装置与操作者之间安装透明的防护板等。操作各种能量大、对眼睛有害的光线时，则需使用特殊眼罩来保护眼睛。

二、呼吸防护

呼吸防护是防御有毒有害气体、缺氧空气和空气污染物进入人体呼吸道，从而保护呼吸系统免受伤害的防护，可以选择和使用呼吸防护装备。根据其工作原理可分为过滤式和隔离式两大类呼吸防护装备。前者是根据过滤吸收的原理，利用过滤材料滤除空气中的有毒、有害物质，将受污染的空气转变成清洁空气供人员呼吸的防护装备，如防尘口罩、防毒口罩、过滤式防毒面具等；后者是根据隔绝的原理，使人员呼吸器官、眼睛和面部与外界受污染物隔绝，依靠自身附带的气源或导气管引入受污染环境以外的洁净空气为气源供气，保障人员正常呼吸的呼吸防护装备，也称为隔绝式防毒面具、生氧式防毒面具等。根据供气原理和供气方式，可将呼吸防护装备主要分为自吸式、自给式和动力送风式3种。自吸式呼吸防护装备是指依靠佩戴者自主呼吸克服部件阻力的呼吸防护装备，如普通的防尘口罩、防毒口罩和过滤式防毒面具。自给式呼吸防护装备是指依靠压缩气体钢瓶为气压动力，保障人员正常呼吸的防护装备，如贮气式防毒面具、贮氧式防毒面具。动力送风式呼吸防护装备依靠动力克服部件阻力，提供气源，保障人员正常呼吸，如军用过滤送风面具和送风式长管呼吸管。

三、眼面部防护装备

眼面部防护装备是防御电磁辐射、紫外线及有害光线、烟雾、化学物质、金属火花和飞屑、尘粒，抗机械和运动冲击等伤害眼睛、面部和颈部的防护装备，包括太阳镜、安全眼镜、护目镜和面罩等。在所有易发生潜在眼睛损伤（如紫外线、激光、化学溶液或生物污染物溅射等）和面部损伤的实验室工作时，必须佩戴眼面部防护装备。在化学类、生物类实验室工作时，不得佩戴隐形眼镜，以防止眼角膜烧伤等事故的发生。实验室里不能以隐形眼镜、普通眼镜来代替护目镜或安全眼镜。

四、手部防护装备

1. **防护手套和袖套** 实验人员经常受到各种有害因素的影响，如实验操作过程中可能接触实验动物、有毒有害物质、各种化学试剂、传染源，被上述物质污染的实验物品或仪器设备，高温或超低温物品等都是实验危险的重要因素。手部防护装备可以在实验人员和危险物之间形成初级保护屏障，是保护手和前臂免受伤害的防护装备，主要是各种防护手套和袖套等，以防止化学品、微生物、放射性物质、实验动物的伤害，以及烧伤、冻伤、烫伤、擦伤、电击等伤害。在实验时应戴好手部防咬手套（防咬、防抓、防微生物、防寄生虫），尤其经常要抓取大鼠、小鼠等动物被咬伤、抓伤，或者存在感染微生物、寄生虫等风险。如果手套被污染、破裂，应立即更换，妥善处理后丢弃。手套应按照所从事操作的性质，并符合舒适、灵活、握牢、耐磨、耐扎和耐撕的要求，能对所涉及的危险提供足够的防护。常见有防热手套（如从烘箱、马弗炉中取出灼热的物品，从电炉上取下热的溶液时防烫伤)、低温防护手套(用于液氮、干冰等制冷剂或冷冻药品低温环境以防手部冻伤)、化学防护手套(危险化学品操作,如橡胶、腈类、氯丁橡胶、聚氯乙烯、聚乙烯醇等手套)。

2. 手套佩戴注意事项　①手套使用培训:实验人员必须接受手套选择、使用前和使用后的佩戴及摘除等方面的培训。②手套的规范选择:乳胶、橡胶、聚氯乙烯、丁腈类手套,可以用来防护强酸、强碱、有机溶剂和生物危害物质的伤害。接触抓取动物,接触强酸、强碱、高温物体、超低温物体等特殊实验时,必须选用材质合适的手套。③手套的检查:在使用手套前应仔细检查手套是否褪色、破损(穿孔)或有裂缝。④手套的使用:选择适宜手套种类和厚度。生物实验室根据实验室生物安全不同的级别需佩戴一副或两副手套,如果外层手套被污染,应立即将外层手套脱下丢弃并按照规范处理,换戴上新手套继续实验。若手套被动物咬破、损坏或被污染应立即更换并按规范处置(一次性手套不得重复使用),不得戴着手套离开实验室。手套破损更换新手套时应先对手部进行清洗、去污染后再戴上新的手套。⑤注意:避免手套"交叉污染",戴着手套的手避免触摸鼻子、面部、门把手、橱门、开关、电话、手机、键盘、鼠标、仪器和眼镜等其他物品。⑥戴手套和脱手套注意要点:在戴手套前,应选择合适的类型和尺寸的手套;在实验室工作中要根据实验室的工作内容,尽可能保持戴手套状态;脱手套时,用一只手捏起另一近腕部的手套外缘,将手套从手上脱下并将手套外表面翻转入内,用戴着手套的手拿住该手套;用脱去手套的手指插入另一手套腕部处内面,脱下该手套使其内面向外并形成一个由两个手套组成的袋状;丢弃的手套根据实验内容采取合适的方式规范处置。

五、足部防护装备

足部防护装备是指保护实验人员的小腿及脚部免受物理、化学和生物等外界因素伤害的防护装备,主要是各种防护鞋、靴。当实验室中存在物理、化学和生物试剂等危险因素的情况下,穿合适的鞋、鞋套或靴套,以保护实验人员的足部免受伤害。禁止在实验室(尤其是化学、生物和机电类实验室)穿凉鞋、拖鞋、高跟鞋、露趾鞋和机织物鞋面的鞋。鞋应该舒适、防滑,推荐使用皮质或合成材料的不渗液体的鞋类。鞋套和靴套使用完后不得到处走动带来交叉污染,应及时脱掉并规范处置。

六、躯体防护装备

躯体防护装备是保护实验人员躯干部位免受物理、化学和生物等有害因素伤害的防护装备,主要有工作服和各种功能的防护服等。防护服包括实验服、隔离衣、连体衣、围裙及正压防护服。在实验室的工作人员应该一直或持续穿工作服或防护服。清洁的防护服应该放置在专用存放处,污染的实验服应该放置在有标志的防泄漏的容器中,每隔一定的时间应更换工作服或防护服以确保清洁,当工作服或防护服已被危险物质污染后应立即更换。离开实验室区域之前应该脱去工作服或防护服。清洗和消毒防护服时必须与其他衣物完全分开,避免其他衣物受到污染。禁止在实验室中穿短袖衬衫、短裤或裙装。不可穿着已污染的实验服进入办公室、会议室、食堂等公共场所。实验服应经常清洗,但不应带到普通洗衣店或在家中洗涤。此外,实验者不得在实验室穿拖鞋、短裤,应穿不露脚面的鞋和长裤,实验过程中长发应束起。

第八节　医学机能学实验室网络信息软件安全

医学机能学实验室涉及许多网络信息化操作软件，必须有系统的保护机制、预警机制和突发状况反应机制，确保实验室相关网络信息软件安全，及时进行病毒防范清除、软件和网络漏洞检测。根据具体情况和要求，选用适当的安全的信息软件产品，建立网络信息软件安全的预警机制和突发状况反应机制。积极宣传贯彻、监督落实国家计算机信息网络软件安全政策，严禁非法访问，使用个人或机构必须遵守有关法律法规，不得借助本网站的传播能力，从事非法活动（制作、复制、查阅和传播非法信息）。

数字课程学习

⬇ 教学 PPT　　　📖 拓展阅读

第二篇
基础实验部分（E 实验）

第一章　Ⅰ级实验

实验一　红细胞渗透脆性实验

【实验原理】

红细胞在低渗盐溶液中发生膨胀破裂的特性称为红细胞渗透脆性（osmotic fragility of erythrocyte），简称脆性。在机体内，各红细胞的渗透脆性是不同的。在发生完全溶血的低渗溶液，可引起所有不同渗透脆性的红细胞全部破裂，红细胞的形态及其膜的异常均可引起渗透脆性的改变。本实验的原理是将红细胞放入 NaCl 溶液中，当开始出现溶血现象时，此时的 NaCl 浓度为红细胞最小抵抗力（正常为 0.42%～0.46% NaCl 溶液，即红细胞的最大脆性）；当完全出现溶血时，此时低渗 NaCl 溶液浓度为红细胞的最大抵抗力（正常为 0.28%～0.32% NaCl，即红细胞的最小脆性）。对低渗溶液抵抗力小，表示红细胞的脆性大；对低渗溶液抵抗力大，则表示红细胞的脆性小。

【实验目的】

①学习红细胞渗透脆性的测定方法；②观察红细胞在不同浓度 NaCl 溶液中的形态变化。

【实验对象】

家兔。

【实验药品与器材】

1% NaCl 溶液，蒸馏水，10 mL 试管 10 支，2 mL 吸管 2 支，2 mL 注射器 1 个，8 号针头，试管架，滴管，载玻片，显微镜。

【实验方法、步骤和项目】

1. 制备不同浓度的低渗 NaCl 液　取干净试管 10 支，从 1 到 10 编号，分别排列在试管架上，按表 2-1-1 配制各种浓度的低渗 NaCl 溶液。

表 2-1-1　不同浓度低渗 NaCl 液的配制

溶液	试管									
	1	2	3	4	5	6	7	8	9	10
1% NaCl 溶液（mL）	1.40	1.30	1.20	1.10	1.00	0.90	0.80	0.70	0.60	0.50
蒸馏水（mL）	0.60	0.70	0.80	0.90	1.00	1.10	1.20	1.30	1.40	1.50
NaCl 浓度（%）	0.70	0.65	0.60	0.55	0.50	0.45	0.40	0.35	0.30	0.25

2. 采集血液标本　用干净的 2 mL 注射器从兔耳缘静脉中取血 1 mL，向每支试管内加入血滴 1~2 滴，用拇指盖住试管口上下轻轻颠倒，将每个试管中的溶液与血液充分混匀，静置 1 h 后观察结果。

3. 观察实验结果　观察各个试管的色调和透明度。可出现 3 种结果。

（1）试管内液体分层，下层为混浊红色，上层为无色或淡黄色的透明液体，表明红细胞没有溶血。

（2）试管内液体分层，下层为混浊红色，上层为红色的透明液体，表明部分红细胞破裂，称为不完全溶血。

（3）试管内液体不分层，完全变成透明红色，说明红细胞全部破裂，称完全溶血。

4. 记录红细胞的渗透脆性范围　通过观察结果，可以清楚了解家兔红细胞的渗透脆性范围，即开始溶血的 NaCl 溶液浓度到完全溶血的 NaCl 溶液浓度。

5. 取第 3 管和第 6 管的红细胞悬浮液各 1 滴，分别放在两张载玻片上，盖上盖玻片，在显微镜下观察红细胞的形态，比较两者的区别。

【注意事项】

实验过程中，应注意：①试管应按编号顺序放置，以防颠倒弄错。②吸取的蒸馏水和 NaCl 溶液量要准确；每支试管内所加血液量应尽可能一致。③向试管内加血液时应轻轻滴入然后轻轻混匀，切勿剧烈振荡，避免破坏红细胞而造成假象。④观察实验现象应在以白色为背景和光线明亮处进行。

【思考题】

1. 测定红细胞渗透脆性有何临床意义？
2. 何谓红细胞的最小脆性和最大脆性？

实验二　出血时间的测定

【实验原理】

出血时间（bleeding time，BT）是指小血管受到破损后，从血液流出至小血管封闭自行停止出血所需的时间，又称止血时间。正常人出血时间为 1~3 min。

【实验目的】

通过测定出血时间的长短，了解毛细血管及血小板止血功能。

【实验对象】

人。

【实验药品与器材】

采血针，吸水纸，秒表，消毒棉球，75% 乙醇。

【实验方法、步骤和项目】

1. 用 75% 乙醇棉球消毒耳垂或指端后，用消毒采血针刺入皮肤 2~3 mm 深，勿施加压力，让血液自然流出，立即计时。

2. 每隔 30 s 用吸水纸吸干流出的血液 1 次，并使血迹在吸水纸上依次排列，直至血液不再流出为止。

3. 按吸水纸上血滴数计算出血时间，正常人出血时间为 1~3 min。

【注意事项】

实验过程中,应注意:①采血部位严格消毒,以防感染;②吸血时,勿使吸水纸接触伤口,以免影响结果的准确性。

【思考题】

出血时间测定的临床意义是什么?

实验三　凝血时间的测定

【实验原理】

本实验是利用新鲜血液离体后,凝血因子被异物(玻璃)激活启动内源性凝血而导致血液凝固。血液凝固所需时间为凝血时间(clotting time,CT)。

【实验目的】

通过测定凝血时间的长短,了解凝血因子是否齐备及凝血功能是否正常。

【实验对象】

人。

【实验药品与器材】

采血针,秒表,干净玻片,毛细玻璃管(长约10 cm,内径0.8~1.2 mm),大头针,消毒棉球,75%乙醇。

【实验方法、步骤和项目】

1. 玻片法　用75%乙醇棉球消毒耳垂或指端后,用一次性采血针刺入皮肤2~3 mm深,让血液自然流出,将第一滴血置于玻片上,立即计时,每隔30 s用大头针挑血滴1次,直至挑起细纤维状的血丝为止。从出血开始到挑起细纤维血丝的时间就是凝血时间。玻片法凝血时间正常值为2~8 min。

2. 毛细玻管法　采血时先用棉球吸去第一滴血,然后用毛细玻璃管吸血并使其充满,立即计时,并折断毛细玻璃管一小段,至断端出现细纤维为止即为凝血时间。毛细玻璃管法凝血时间正常值为2~7 min。

【注意事项】

实验过程中,应注意:①采血部位严格消毒,以防感染;②用针挑血时切勿多方向不停地乱挑,应由血滴边缘向中央轻挑,以免破坏纤维蛋白网状结构,造成不凝假象。

【思考题】

临床上凝血时间的测定意义是什么?

实验四　红细胞沉降率的测定

【实验原理】

红细胞膜表面有一层带负电荷水化膜,血浆白蛋白带负电荷,球蛋白带正电荷,使得红细胞不易叠连下沉处于悬浮状态。若加入抗凝物质,红细胞就会因为重力而下沉。临床上以第1 h末红细胞下降的距离作为红细胞沉降率指标(血沉)。任何影响红细胞重力和与血浆间摩擦力的因素均可影响红细胞沉降率。本试验就是将抗凝血置入沉降管垂直静置观察红细胞沉降率。

【实验目的】

学习和掌握红细胞沉降率的测定方法（魏氏法）。

【实验对象】

家兔。

【实验药品与器材】

3.8% 柠檬酸钠溶液，5 mL 注射器，8 号针头，小试管，魏氏沉降管，红细胞沉降率架，橡皮吸球。

【实验方法、步骤和项目】

1. 取干净小试管 1 支，事先加入 3.8% 柠檬酸钠溶液 0.4 mL 备用。用注射器从家兔耳缘静脉取血 2 mL，向盛有 3.8% 柠檬酸钠溶液的试管内注入血液 1.6 mL，用手指封住试管口上下颠倒 2~3 次，使血液与抗凝剂充分混匀，制成抗凝血液。

2. 将橡皮吸球置于魏氏沉降管的顶端，吸取抗凝血液至 "0" 刻度处，操作过程中不能有气泡混入。拭去沉降管尖端外周的血迹，将血沉管垂直固定于血沉架上静置，立即计时。

3. 到 1 h 末，观察沉降管内血浆层的距离，即只有淡黄色血浆的一段（沉降管的上端）。并记下数值，该值即为红细胞沉降率（mm/h）。

4. 读取数据后，小心取下沉降管，排去管内血液，用清水洗涤晾干。

【注意事项】

实验过程中，应注意：①小试管、沉降管、注射器均应清洁、干燥；②抗凝剂应新鲜配制，血液与抗凝剂的容积比例为 4∶1；③本实验操作应在 2 h 以内完成，以免影响结果的准确性。

【思考题】

1. 临床上影响红细胞沉降率的因素有哪些？
2. 红细胞沉降率正常值（魏氏法）是多少？

实验五　血型的鉴定

【实验原理】

血型（blood group）是指红细胞膜上特异抗原的类型。若将血型不相容的两个人的血液滴加在玻片上并混合，则红细胞可凝集成簇，这一现象称为红细胞凝集（erythrocyte agglutination）。ABO 血型是根据红细胞膜上是否存在相应凝集原而分成的 4 种血型（A、B、AB 和 O），相应血型的人的血清中含有不同的凝集素，但不含有对抗其自身红细胞凝集原的凝集素。输血时必须鉴定血型。对于在生育年龄的妇女和需要反复输血的患者，还须使供受者的 Rh 血型相合（临床上一般只做出现频率最高 D 抗原的鉴定）。在 ABO 系统血型相同的人之间进行输血，在输血前还必须进行交叉配血试验（供受血者的红细胞与血清交叉配合实验）。

（一）ABO 血型的鉴定

【实验目的】

观察红细胞凝集现象。掌握 ABO 血型的鉴定原理及方法。

【实验对象】

人。

【实验药品与器材】

生理盐水，75% 乙醇，A 标准血清和 B 标准血清，采血针，双凹玻片，小试管，滴管，消毒棉球，显微镜，离心机，竹签，记号笔，试管架。

【实验方法、步骤和项目】

本实验采用玻片法进行 ABO 血型鉴定

1. 用乙醇棉球消毒耳垂和指端，用消毒的一次性采血针刺破皮肤 2～3 mm 深，取 1～2 滴血液于 0.5 mL 生理盐水的小试管中混匀，制成红细胞混悬液。

2. 将双凹玻片两端分别标上"A"和"B"，并在相应的小凹中加入 A 型（含抗 B 凝集原）或 B 型（含抗 A 凝集原）标准血清 1 滴，然后在两个小凹中各加入一滴红细胞混悬液，并用竹签将其混匀，静置于实验台上。

3. 10 min 后，用肉眼观察红细胞有无凝集现象。如肉眼看不清楚，可置于显微镜下观察。然后根据红细胞凝集现象的结果鉴定血型。是否凝集判断标准：如红细胞呈均匀分布，无凝集颗粒，显微镜下红细胞分散存在，无凝集现象为阴性；如红细胞聚集，呈红色颗粒状或小片状凝集块，红细胞出现凝集为阳性（图 2-1-1）。

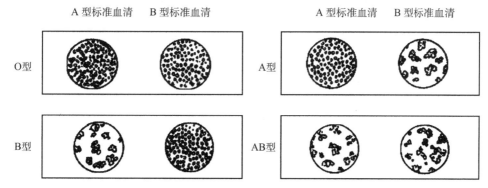

图 2-1-1 显微镜下红细胞的形态变化

【注意事项】

实验过程中，应注意：①取血部位应严格消毒；②玻片法中，用竹签混匀时，要防止两个小凹内的液体合在一起；③红细胞混悬液和血清应新鲜、清洁，防止出现自然凝集。

【思考题】

1. 临床上输血原则有哪些？

2. 为什么要坚持"同型血相输"的原则？

3. 如果你是 A 型血或 B 型血，在没有标准血清的情况下，能否检查未知人的血型？

（二）Rh 血型鉴定

【实验目的】

掌握 Rh 血型鉴定的原理及方法。

【实验对象】

人。

【实验药品与器材】

生理盐水，75%乙醇，RhD（IgM）血型定型试剂（单克隆抗体），其他器材同上。

【实验方法、步骤和项目】

1. 玻片法

（1）按ABO血型鉴定的玻片法步骤1制成红细胞悬液。

（2）加1滴抗D试剂于玻片上。

（3）再加1滴35%～45%的被检红细胞悬液。该红细胞悬液可以是盐水悬液，也可以是悬浮于自身血浆或血清中的红细胞。

（4）在圆形玻片区域中混匀（直径约20 mm），前后缓慢摇晃玻片。2 min左右后肉眼判读结果。不要将试剂的干燥与凝集相混淆。

（5）如果呈阴性，需用试管法重做一遍试验。

2. 试管法

（1）加1滴抗D试剂于一支预先标记好的试管中（75mm×12 mm或75mm×10 mm）。

（2）再加1滴3%～5%的被检红细胞悬液于试管中。混匀。

（3）离心，速度和时间可选择：① 转速1 000 r/min，时间1 min；②转速3 400 r/min，时间15 s。

（4）检查是否有溶血（溶血可能是阳性结果，或者是细菌污染），然后轻轻摇晃，使细胞再悬浮起来。

（5）观察凝集状况，并立即记录结果。必要时可借助显微镜。

（6）若是阴性结果，需在37℃孵育15～30 min，然后再离心观察结果。结果若呈阴性需进一步确认是否是弱D。

3. 实验结果　阳性反应：出现红细胞凝集，为RhD阳性。阴性反应：红细胞不出现凝集，为RhD阴性。

【注意事项】

本实验的注意事项同ABO血型鉴定。

【思考题】

Rh阳性和阴性血患者的输血原则是什么？

实验六　蛙心起搏点的观察

【实验原理】

正常情况下，哺乳动物以窦房结（两栖动物蛙类的静脉窦）的自律性最高，心房次之，心室最低。因此，心脏的节律性活动是由窦房结主导的，它自动产生的兴奋向外扩布，依次激动心房肌、房室交界、房室束、心室内传导组织和心室肌，引起整个心脏兴奋和收缩。窦房结通过抢先占领和超速驱动压抑机制控制着潜在起搏点，是主导整个心脏兴奋和跳动的正常部位，故称为正常起搏点（normal pacemaker）。只有当正常起搏点破坏或传导系统发生障碍时，窦房结以外的自律组织才可能自动发生兴奋，这些异常的起搏部位则称为异位起搏点（ectopic pacemaker）。

【实验目的】

①学习暴露蛙类心脏的方法，认识心脏的结构；②观察心脏各部分自动节律性活动的频率及兴奋传导次序。

【实验对象】

蟾蜍。

【实验药品与器材】

林格液，温水，冰块，常用蛙类手术器械，蛙板，蛙钉，蛙心夹，秒表，滴管，丝线。

【实验方法、步骤和项目】

1. 暴露心脏　取蟾蜍1只，用探针损毁脑和脊髓后，将其仰卧位固定于蛙板上。左手持手术镊提起胸骨剑突下端的皮肤，剪开一个小口，然后将剪刀由切口处伸入皮下，向左、右两侧锁骨方向剪开皮肤。将皮肤掀向头端，再用手术镊提起胸骨剑突下端的腹肌，在腹肌上剪一口，将剪刀伸入胸腔（勿伤及心脏和血管），沿皮肤切口方向剪开胸壁，剪断左右乌喙骨和锁骨，使创口呈一倒三角形。用眼科镊提起心包膜，用眼科剪小心地剪开，暴露心脏。蟾蜍心脏结构如图2-1-2所示。

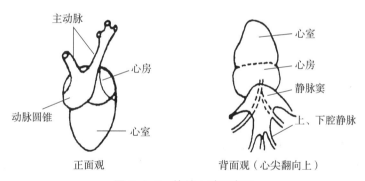

图 2-1-2　蟾蜍心脏示意图

2. 观察心脏的结构　从心脏的腹面可看到心房、心室及房室沟。心室右上方有一动脉圆锥，是动脉根部的膨大。动脉干向上分成左、右两分支。用玻璃分针将心脏翻向头侧，可以看到心房下端有节律搏动的静脉窦。在心房与静脉窦之间有一条白色半月形界线，称为窦房沟。

3. 观察心搏过程　仔细观察静脉窦、心房及心室收缩的顺序和频率。

4. 分别用盛有35～40℃热水或冰块的小试管底部接触静脉窦以改变它的温度，观察和记录心脏搏动次数的变化。

5. 待心搏恢复正常后，从腹面用眼科镊在主动脉干下方穿一条细线，将心脏翻向头端，准确地在窦房沟处做一结扎，阻断静脉窦和心房之间的传导，称为斯氏第一结扎。观察心脏各部分搏动节律的变化，用秒表计数每分钟的搏动次数（待心房和心室恢复搏动后，分别计数其搏动频率）。

6. 在房室交界处穿线，准确地结扎房室沟，称为斯氏第二结扎。待心室恢复搏动后，分别计数每分钟心脏各部分的搏动次数。

7. 将以上记录结果填入表 2-1-2。

表 2-1-2　不同条件及不同结扎状态下蟾蜍心脏不同部位的跳动频率（次/min）

心脏部位	正常	35~40℃	冰块	斯氏第一结扎	斯氏第二结扎
静脉窦					
心房					
心室					

【注意事项】

实验过程中，应注意：①实验时室内温度应适宜；②三角形创口不要太大，尽量不要暴露肺和肝，剪胸骨和肌肉时紧贴胸壁，以免损伤心脏和血管；③提起和剪开心包膜时要细心，避免损伤心脏；④做斯氏第一结扎时，结扎部位一定要准确，不可扎住静脉窦；⑤实验中注意滴加林格液，保持暴露的组织湿润。

【思考题】

1. 斯氏第一结扎后，房室搏动发生什么变化，为什么？
2. 斯氏第二结扎后，房室搏动频率有何不同，为什么？
3. 当静脉窦局部温度发生变化时，心率如何变化？为什么？

实验七　蛙肠系膜微循环的观察

【实验原理】

微循环指微动脉和微静脉之间的血液循环，是血液与组织细胞进行物质交换的场所。由于蛙类的肠系膜组织很薄，易于透光，可以在显微镜下或利用图像分析系统直接观察其微循环血流状态、微血管的舒缩活动及不同因素对微循环的影响。在显微镜下，微动脉管壁厚，管腔内径小，血流速度快，血流方向是从主干流向分支，呈光滑的索条状，毫无颗粒感，为线流，可见脉搏样搏动，节律为 5~10 次/min；微静脉管壁薄，管腔内径大，血流速度慢，稍有颗粒感，为线粒流，血流方向是从分支向主干汇合；小血管内血流呈层流形式，表现为血浆多沿管壁流动，流速较慢，而血细胞集中于中轴线上流动，流速较快，形成轴流；毛细血管透明，几乎无色，管径最细，血流速度最慢，在高倍显微镜下可见单个细胞依次通过。

【实验目的】

学习用显微镜或图像分析系统观察蛙肠系膜微循环内各血管及血流状况，了解微循环各组成部分的结构和血流特点。观察某些药物对微循环的影响。

【实验对象】

蛙或蟾蜍。

【实验药品与器材】

林格液，20%氨基甲酸乙酯溶液，1∶10 000 去甲肾上腺素，1∶10 000 组胺，BI2000

图像分析系统，蛙板，蛙类手术器械，蛙钉，吸管，注射器（1 mL、2 mL）。

【实验方法、步骤和项目】

1. 取蛙或蟾蜍1只，称重。在尾骨两侧皮下淋巴囊注射20%氨基甲酸乙酯溶液（3 mg/g），10~15 min进入麻醉状态。用大头针将蛙腹位（或背位）固定在蛙板上，在腹部侧方做一纵行切口，轻轻拉出一段小肠袢，将肠系膜展开，小心铺在载物台的圆台上。打开BI2000图像分析系统，调节好显微镜焦距和选择合适的视野。

2. 微循环的观察

（1）在低倍显微镜下，识别微动脉、微静脉和毛细血管，观察血管壁、血管口径、血细胞形态、血流速度和流态等特征。切入高倍镜下对微循环进一步观察。

（2）用小镊子给予肠系膜轻微机械刺激，观察此时血管口径及血流的变化。

（3）用一小片滤纸将肠系膜上的林格液小心吸干，然后滴加几滴1∶10 000去甲肾上腺素于肠系膜上，观察血管口径和血流的变化。出现变化后立即用林格液冲洗。

（4）血流恢复正常后，滴加几滴1∶10 000组胺于肠系膜上，观察血管口径及血流变化。

【注意事项】

实验过程中，应注意：①手术操作要仔细，避免出血造成视野模糊；②固定肠系膜不能拉得过紧，不能扭曲，以免影响血管内血液流动；③实验中要经常滴加少许林格液，防止标本干燥。

【思考题】

去甲肾上腺素对肠系膜血管口径和血流有何影响？其原理是什么？

实验八　人体心音、血压、心电图测定

【实验原理】

在每一心动周期中，由于心脏的舒缩活动、瓣膜的启闭、血流流速改变形成的涡流和血液撞击心室壁及大动脉壁引起的震动，可通过周围组织传至胸壁产生相应的声音，这就是心音（heart sound）。正常人在一次心搏过程中可产生第一、第二、第三和第四心音。

第一心音是由于房室瓣突然关闭引起心室内血液和室壁振动，以及心室射血引起的大血管壁和血液湍流所发生的振动而产生的，在心尖搏动处（左第5肋锁骨中线）听得最清楚，标志着心室收缩的开始；第二心音是由于主动脉瓣和肺动脉瓣突然关闭，血流冲击大动脉根部引起血液、管壁及心室壁的振动而引起，在胸骨右、左两旁第2肋间（即主动脉瓣和肺动脉瓣听诊区）听得最清楚，标志着心室舒张开始；第三心音是由于心室快速充盈时，室壁和乳头肌突然伸展及充盈血流突然减速引起的振动所致，出现在心室快速充盈期之末；第四心音出现在心室舒张晚期，与心房收缩有关，也称心房音。

血压（blood pressure）是指流动的血液对血管侧壁的压强。收缩压（systolic pressure）是指心室收缩中期所达到的最高值。舒张压（diastolic pressure）是指心室舒张末期动脉血压降至最低值。脉搏压（pulse pressure）简称脉压，是指收缩压与舒张压之差。平均动脉压（mean arterial pressure）是指一个心动周期中每一瞬间动脉血压的平均值。健康成人的

动脉血压比较稳定,安静时收缩压为 100~120 mmHg,舒张压为 60~80 mmHg,脉压为 30~40 mmHg,平均动脉压为 100 mmHg。

在正常人体,由窦房结发出的生物电兴奋,按一定的途径和进程,依次传向心房和心室,引起整个心脏的兴奋。这种生物电变化可通过周围的导电组织和体液传到体表。如果将测量电极置于体表的一定部位,即可引导出心脏兴奋过程中所发生的电变化,便成为心电图(electrocardiogram,ECG)。其电极的放置方法及其与心电图机的连接方式,称为心电图的导联。不同导联在波形上有所不同,包括一个 P 波(历时 0.08~0.11 s,波幅不超过 0.25 mV)、QRS 波群(历时 0.06~0.10 s)和 T 波(历时 0.05~0.25 s,0.1~0.8 mV)。有时在 T 波后出现一个小的 U 波(历时 0.02~0.04 s,波宽 0.1~0.3 s)。

(一)心音听诊

【实验目的】

①学习心音听诊的方法;②了解正常心音的特点并能分辨第一和第二心音。

【实验对象】

人。

【实验器材】

听诊器。

【实验方法、步骤和项目】

1. 戴好听诊器 听诊器的耳器方向应与外耳道方向一致,以右手拇指、示指和中指轻持听诊器探头。

2. 确定听诊部位 ①受试者解开上衣,面向明亮处坐好,检查者坐在对面;②注意观察或用手触诊受试者心尖搏动的位置和范围;③参照图 2-1-3 确定各听诊部位。

3. 听诊顺序 二尖瓣听诊区→主动脉瓣听诊区→肺动脉瓣听诊区→三尖瓣听诊区(图 2-1-3)。

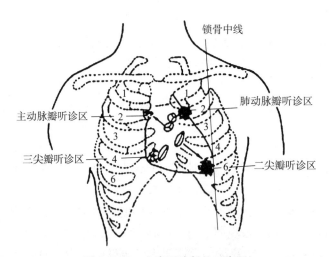

图 2-1-3 心音听诊部位示意图

二尖瓣听诊区:左第 5 肋间锁骨中线稍内侧(心尖部);
三尖瓣听诊区:胸骨右缘第 4 肋间或剑突下;主动脉瓣听诊区:胸骨右缘第 2 肋间;
主动脉瓣第二听诊区:胸骨左缘第 3 肋间;肺动脉瓣听诊区:胸骨左缘第 2 肋间

4. 听心音

（1）每一心动周期中可听到两个心音，即第一心音和第二心音。注意心音的响度和音调、持续时间、时间间隔等，仔细区分第一心音和第二心音。

（2）若难以分辨两个心音，听诊时可用手指触摸心尖搏动或颈动脉搏动，心音与心尖搏动或颈动脉搏动在时间上有一定关系，利用这种关系，有助于心音的辨别。

（3）比较各瓣膜听诊区两心音的声音强弱。

（4）判断心音的节律是否整齐。

5. 数心率 将听诊器的探头放在二尖瓣听诊区，看表数心率。若节律整齐，可只数 15 s 的心跳次数，其 4 倍即为 1 min 的心率。

【注意事项】

实验过程中，应注意：①室内保持安静。②检查听诊器的管道系统是否通畅。硅胶管切勿与其他物体摩擦，以免发生摩擦音影响听诊。③如果呼吸音影响心音听诊，可令受试者暂停呼吸。

【思考题】

1. 心音听诊区是否在各瓣膜的解剖位置？
2. 怎样区别第一心音和第二心音？

（二）人体动脉血压的测定

【实验目的】

①学习袖带法测定动脉血压的原理和方法；②测定人体肱动脉处的收缩压和舒张压。

【实验对象】

人。

【实验器材】

血压计、听诊器。

【实验方法、步骤和项目】

1. 熟悉血压计的结构 血压计有两种，即水银柱式和表式。两种血压计都包括三部分：袖带、橡皮球和检压计（图 2-1-4）。

水银检压计为一有压力刻度的玻璃管，上端通大气，下端与水银贮藏槽相通。袖带是一外包布套的长方形皮囊，借橡皮管分别与水银贮藏槽和橡皮球相通。橡皮球有一螺旋阀，供充气或放气用。测压前须检查检压部分是否准确，袖带内橡皮囊与大气相通时，水银柱液面是否在零刻度。袖带是否漏气。

表式血压计的检压部分是以压力推动指针在表盘上旋转，这种血压计的特点是携带方便，但易失灵，须经常用水银检压计校正。

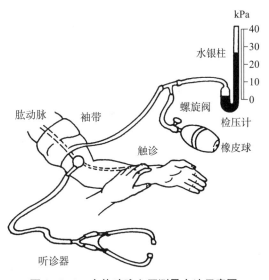

图 2-1-4 人体动脉血压测量方法示意图

2. 测定动脉血压的方法

（1）让受试者脱去一侧衣袖，静坐 5 min。

（2）松开血压计橡皮球的螺旋阀，将袖带展平，排尽空气，再旋紧螺旋阀。打开水银槽开关。

（3）让受试者将前臂平放在桌上，与心脏在同一水平，手掌向上。将袖带缠于上臂，袖带下缘应在肘横纹上 2 cm 左右，松紧适宜。

（4）先用手指触摸肘窝内侧肱动脉的搏动，再将听诊器探头放在搏动明显处。

（5）测定收缩压：一手轻压听诊器探头，另一手紧握橡皮球并向袖带内充气，使水银柱上升到听不到"血管音"时，继续打气使水银柱继续上升约 20 mmHg（2.6 kPa），一般达到约 180 mmHg（24 kPa），随即松开螺旋阀徐徐放气，检查者注视水银柱，水银柱缓慢下降时仔细听诊，当突然听到"咚"的血管声音时，水银柱液面所指示的刻度即代表收缩压。

（6）测定舒张压：继续缓慢放气，血管音会有一系列的变化，先由低到高，而后由高突然变低，最后完全消失。在声音由强突然变弱或消失的一瞬间，血压表上水银柱的刻度所示即代表舒张压。

（7）关闭血压计：先将检压计稍向右倾斜，轻拍检压计，让水银全部回落入水银槽，关上水银槽开关。

【注意事项】

实验过程中，应注意：①室内必须保持安静，以利听诊。②袖带应缚于肘横纹以上至少 2 cm，探头置于肱动脉搏动处，切不可插入袖带下测量。袖带的缠绕不宜过松或过紧，以可插入一指为宜。③动脉血压通常可连续测两次，但必须间隔 3～5 min。重复测定前，必须使袖带内的压力降到零位。一般取两次较为接近的数值为准。④测压部位的位置应与心脏同高。⑤如血压超出正常范围，应让受试者休息 10 min 后再测。⑥左、右肱动脉可有 5～10 mmHg（0.7～1.3 kPa）的压力差，测量时固定在一侧上臂不得随意更换。

【思考题】

1. 何谓收缩压和舒张压？其正常值是多少？
2. 说明收缩压和舒张压的测定原理。
3. 测血压时，听诊器的探头为什么不能插入袖带下？
4. 在短时间内为什么不能反复多次测量动脉血压？

（三）人体体表心电图的记录

【实验目的】

①学习人体体表心电图的记录方法；②辨认正常心电图波形并熟悉其生理意义；③学习心电图各波的测量和分析方法。

【实验对象】

人。

【实验药品与器材】

75% 乙醇，心电图机，导电膏，棉球。

【实验方法、步骤和项目】

1. 心电图机的操作步骤

（1）接好心电图机的电源线、地线及导联线，开启电源开关，指示灯即亮，预热 3 ~ 5 min。

（2）调整心电图机的描记笔位于记录纸中线处，将"记录控制"旋钮拨至"记录"挡，纸速置于 25 mm/s，调整"增益"，按动"标准电压"旋钮，使 1 mV 标准电压推动描记笔上移 10 mm，再将"记录控制"拨向"准备"挡。

2. 电极的安放　受试者取仰卧位，肌肉放松，用 60% ~ 70% 乙醇擦拭手腕、足踝和胸前皮肤以去脂，涂上少许导电膏，安放引导电极，接上导联线。

3. 导联的选择

（1）标准肢体导联：导联的两个电极放置在肢体上。Ⅰ导联（右臂→左臂），Ⅱ导联（右臂→左足），Ⅲ导联（左臂→左足）。电极的连接方法：红色 – 右手，黄色 – 左手，蓝（绿）色 – 左足，黑色 – 右足。

（2）单极加压肢体导联：探查电极放置于某肢体，另一电极接至"中心电站"，并撤去该肢体与"中心电站"的连线。aVR（右臂）、aVL（左臂）、aVF（左足）。

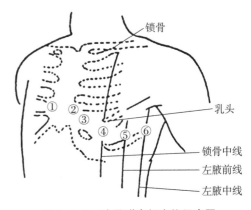

图 2-1-5　胸导联电极定位示意图

① V_1：胸骨右缘第 4 肋间；② V_2：胸骨左缘第 4 肋间；③ V_3：②~④的中点；④ V_4：左锁骨中线第 5 肋间；⑤ V_5：左腋前线第 5 肋间；⑥ V_6：左腋中线第 5 肋间

（3）心前（胸）导联：探查电极放置胸部，另一电极连至"中心电站"。常规的胸导联为 V_1 ~ V_6 共 6 个部位（图 2-1-5）。

4. 记录心电图　一切准备工作就绪后，即可开始对心电图的记录。先将"记录控制"拨到"准备"挡，导联选择拨到所选导联，再将"记录控制"拨到"观察"挡。此时不走纸，但可见描笔随心电而上下活动，调好基线，若无干扰，即可将"记录控制"拨至"记录"挡（开始走纸）。记录一段时间后（一般以 3 ~ 4 个心电周期的波形为宜），将"记录控制"拨回"观察"挡。再拨动"导联选择"，进行下一导联的记录（其顺序为Ⅰ、Ⅱ、Ⅲ、aVR、aVL、aVF、V_1 ~ V_6）。若心电图波幅太高，可使用"衰减"挡（幅值可衰减 1/2）。

5. 分析心电图

（1）辨认心电图各波段：P 波、QRS 波群、T 波及 PQ 段、PR 间期、ST 段、QT 间期。

（2）测量波幅和时间

1）波幅：当 1 mV 标准电压使基线上移 10 mm 时，纵坐标每一小格代表 0.1 mV。测量时，凡向上的波，其波幅自基线的上缘到波峰的顶点；凡向下的波，其波幅从基线的下缘到波峰的底点。

2）时间：当纸速为 25 mm/s 时，心电图纸上横坐标的每一小格代表 0.04 s。

（3）测定心率：测量相邻两个 RR 间期（或 PP 间期）所经历的时间，代入下列公式，求出心率。

$$心率 = \frac{60(s)}{PP(或RR)间期(s)}$$

如有心律失常,则 RR 间期可不相等,须连续测量 5 个 RR 间期,再取其平均值,代入公式计算。

(4)心电图各波的分析:先测量标准Ⅱ导联的 P 波、QRS 波群、T 波的电压及时间,再测量各段和间期的时间(正常值见表 2-1-3)。

表 2-1-3 心电图各波段正常值及其特征

名称	时间	电压	形态
P 波	≤ 0.11 s	Ⅰ、Ⅱ、Ⅲ < 0.25 mV; aVF、aVL < 0.25 mV; $V_1 \sim V_5$ < 0.15 mV; $V_1 \sim V_2$ 双相时其总电压 < 0.2 mV	Ⅰ、Ⅱ、aVF、$V_4 \sim V_6$ 直立,aVR 倒置; Ⅲ、aVL、$V_1 \sim V_3$ 直立、平坦、双向或倒置
PR 间期	0.12 ~ 0.20 s*		
QRS 波	Q < 0.04 s 总时间为 0.06 ~ 0.10 s	Q < 1/R(以 R 波为主的导联); R_{aVR} < 0.5 mV;R_{aVL} < 1.2 mV; R_{aVF} < 2.0 mV; R_{V1} < 1.0 mV;V_1R/S < 1; R_{V5} < 2.5 mV;V_5R/S > 1; $R_{V1}+S_{V5}$ < 1.2 mV(男); $R_{V5}+S_{V1}$ < 1.2 mV(女)	aVR 呈 Qr、rS 或 rSr 型,V_1 呈 rS 型; V_5 呈 Rs、qRs、qr 或 R 型
ST 段		Ⅰ、Ⅱ、aVL、aVF、$V_4 \sim V_6$ 抬高不超过 0.1 mV,压低不超过 0.05 mV; $V_1 \sim V_3$ 抬高不超过 0.3 mV	
T 波	40 s	> 1/10R(R 为主导联)	Ⅰ、Ⅱ、aVF、$V_4 \sim V_6$ 直立,aVR 倒置; Ⅲ、aVL、$V_1 \sim V_3$ 直立、平坦、双向或倒置
QT 间期	< 0.40 s*		
U 波	0.1 ~ 0.3 s	肢导联 < 0.05 mV; 心前区导联 < 0.03 mV	其方向应与 T 波一致

*注:PR 间期、QT 间期的正常值与心率有关

(5)心电轴的测定:心电轴是指额面 QRS 波群的平均心电向量,对心室肥厚、束支传导阻滞有诊断意义。心电轴是根据肢体导联中 QRS 波群的方向和波幅测出的,常用的方法是以Ⅰ导联和Ⅲ导联 QRS 波群向上、向下波幅的代数和来做图求得。具体步骤如下:

分别测量Ⅰ、Ⅲ导联 QRS 波群中各波的电压(向上为正,向下为负),并计算出代数和。例如,Ⅰ导联中向上波的波幅为 7 mm,向下为 1 mm(记为 -1),其代数和为 +6;Ⅲ导联中向上波的波幅为 6 mm,向下为 1 mm,其代数和为 +5。

画出标准Ⅰ、Ⅱ、Ⅲ导联的导联轴,并将三个导联轴都平行移到中点,在Ⅰ导联导联轴的正侧 5 mm 处做一垂直线,Ⅲ导联导联轴的正侧 5 mm 处也做一垂直线,这两条垂直线相交于一点,将此点与中心点(轴心)相连,可得到一条直线,即为心电轴

（图 2-1-6）。根据上述方法，做图求出本例（本人在实验室所获得的结果）心电图的平均心电轴。

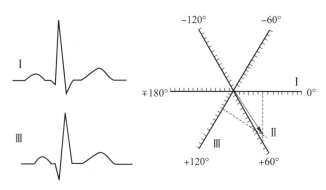

图 2-1-6　平均心电轴的测量方法

【注意事项】

实验过程中，应注意：①接地良好，以排除 50 Hz 交流干扰；②受试者平卧检查床上，肌肉放松；③心电图机通电后须预热 3~5 min，实验过程中应严格按操作规则进行；④辨认好导联线，各导联的电极均与皮肤接触良好。

【思考题】

1. 何谓心电图？请说明其记录原理。
2. 何谓导联？常用的心电图导联有哪些？为什么各导联心电图的波形不一样？

实验九　损伤小鼠一侧小脑对躯体运动的影响

【实验原理】

小脑是机体维持姿势和身体平衡、调节肌紧张、协调随意运动的重要中枢之一，若小脑受损则可出现随意运动失调、肌张力降低、平衡失调及站立不稳等表现。

【实验目的】

观察损伤小鼠一侧小脑后对肌紧张和身体平衡等躯体活动的影响，掌握小脑对躯体活动的调节功能。

【实验对象】

小鼠。

【实验药品与器材】

乙醚，直手术剪，镊子，大头针，脱脂棉，烧杯（200 mL），玻璃盖。

【实验方法、步骤和项目】

1. 观察小鼠的正常活动。
2. 将小鼠放入预先放置了浸有乙醚棉球的烧杯中，盖上玻璃盖以免乙醚挥发，使其轻度吸入麻醉 1~2 min。待动物呼吸深慢且无随意活动后，从烧杯中取出麻醉动物，以左手拇指、中指、示指固定头部两侧，从正中线剪开头部皮肤直达耳后部，钝性剥离皮下组织及薄层肌肉，暴露颅骨。仔细辨认小鼠颅骨的各骨缝（冠状缝、矢状缝、人字缝），透过颅骨辨认小脑的部位，右手持大头针在人字缝下 1~2 mm，正中线一侧旁开 2~3 mm 处刺入约 3 mm，然后以前后方向摆动针尖数次，以破坏一侧小脑部位。取出大头针，止血（图 2-1-7）。

3. 待小鼠清醒后，观察其姿势的平衡改变，小鼠身体是否向一侧旋转或翻滚；两侧肢体的肌张力是否一样。

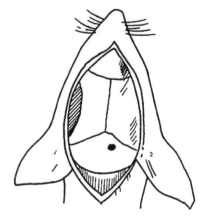

图 2-1-7　破坏小鼠小脑示意图
（黑点示破坏小脑刺入处）

【注意事项】

实验过程中，应注意：①麻醉要注意适度，吸入乙醚时间不宜过长，以免死亡。②手术固定时勿用重压，以免动物窒息。③针刺入勿深，以免伤及延髓。可在大头针外套一段细塑料管，将针尖只露出 3 mm 左右，以便控制刺入的深度。④动物清醒后活动不出现明显变化时，可能是因为破坏小脑不完全，可在原刺入处重新损伤一次。

【思考题】

1. 小脑对躯体运动的调节有何作用？
2. 小脑一侧损伤后动物的姿势和躯体运动有何异常？

实验十　反射弧的分析

【实验原理】

在中枢神经系统的参与下，机体对内、外环境变化所产生的具有适应意义的规律性应答称为反射（reflex）。反射弧（感受器、传入神经、神经中枢、传出神经和效应器）任意一部分的结构或功能受到影响，反射活动均会发生改变。

【实验目的】

分析反射弧的组成部分，探讨反射弧的完整性与反射活动的关系。

【实验对象】

蟾蜍。

【实验药品与器材】

1% 硫酸溶液，蛙类手术器械 1 套，铁支架，平头肌夹，烧杯，搪瓷碗，纱布，滤纸。

【实验方法、步骤和项目】

1. 制备脊蟾蜍　取蟾蜍 1 只，用粗剪刀横向伸入口腔，从口角后缘处剪去颅脑部，保留脊髓和下颌部分。这种去掉了脑组织只保留了脊髓的蟾蜍，称为脊蟾蜍。以棉球压迫创口止血。

2. 固定脊蟾蜍　用平头肌夹夹住蟾蜍下颌，将其悬挂在铁支架上。

3. 腹部搔扒反射观察　以浸有 1% 硫酸溶液的小滤纸片贴于蛙的腹侧部，观察后肢反应的早迟及动作的准确性。

4. 后肢皮肤非损伤性反射观察　用小烧杯盛 1% 硫酸溶液，分别将蟾蜍左、右后肢趾尖浸入硫酸溶液，观察受刺激侧和对侧下肢的反应。然后用搪瓷杯内清水洗去脚趾皮肤上残留的硫酸溶液，再用纱布轻轻揩干。

5. **左后肢去皮后反射观察** 将左后肢的皮肤沿趾关节剪一环行切口，并将切口以下的皮肤全部剥去（趾尖皮肤应剥净），再用1%硫酸溶液浸泡该侧趾尖，观察该侧后肢是否出现与剥除皮肤前的相同反应。若深浸该侧小腿至环行切口以上的皮肤，该侧后肢及对侧后肢的反应会发生什么变化。然后用搪瓷杯内清水洗去脚趾皮肤上残留的硫酸溶液，再用纱布轻轻揩干。

6. **双侧后肢去皮后反射观察** 在右侧大腿背侧纵行剪开皮肤，用玻璃分针在股二头肌和半膜肌之间分离，找出坐骨神经，在神经干下穿一细线备用。再用1%硫酸溶液分别深浸两侧后肢，观察刺激侧及对侧后肢发生反应的情况。然后用搪瓷杯内清水洗去脚趾皮肤上残留的硫酸溶液，再用纱布轻轻揩干。

7. **右坐骨神经剪断后反射观察** 剪断右侧坐骨神经再将该侧后肢深浸入硫酸液，观察双侧后肢的反应情况。然后用搪瓷杯内清水洗去脚趾皮肤上残留的硫酸溶液，再用纱布轻轻揩干。再将左侧后肢深浸入硫酸溶液，观察双侧后肢的反应情况。然后用搪瓷杯内清水洗去脚趾皮肤上残留的硫酸溶液，再用纱布轻轻揩干。

8. **脊髓损伤后反射观察** 用探针破坏蟾蜍脊髓，深浸左、右侧后肢入硫酸液，观察左、右侧后肢的反应情况。

【注意事项】

实验过程中，应注意：①每次用硫酸刺激后，均应立即用清水洗净趾尖，擦干，以保持皮肤感受器的敏感性，并应防止冲淡硫酸液的浓度。②每次浸入硫酸的趾尖范围要恒定。但浸入硫酸的后肢部位可根据情况深浸。

【思考题】

1. 反射的基本过程是怎样进行的？
2. 试分析切断右侧坐骨神经后屈肌反射变化的原因。

实验十一 视敏度、视野、盲点的测定

【实验原理】

视网膜由黄斑向鼻侧约 3 mm 处有一直径约 1.5 mm、边界清楚的淡红色圆盘状视神经乳头，该处无光感受细胞，在视野中形成生理盲点。但正常时由于用两眼看物，一侧盲点可被对侧视觉补偿，人们并不觉得在自己的视野中有一处无视觉感受的区域。单眼固定注视前方一点所能看到的范围，称为视野（visual field）。同一光照条件下，白色视野最大，其次为黄蓝色，再次为红色，绿色视野最小。分辨物体上两点之间最小距离的能力称为视力也称视敏度（visual acuity），通常以视角（指物体上两点发出的光线射入眼球经节点交叉所形成的夹角的大小）作为衡量标准（正常眼视角约为 1 分角）。视角越小，表示视力越好。

视力表就是根据这个原理设计的。在眼前 5m 处，两个相距 1.5 mm 的光点所发出的光线入眼后形成的视角正好为 1 分角，此时的视网膜像约 4.5μm，相当于一个视锥细胞的平均直径。国际标准视力表上视力为 1.0（1/1 分角）位置正是表达了这种情况。

（一）视敏度的测定

【实验目的】

学习使用视力表测定视力的原理和方法。

【实验对象】

人。

【实验器材】

视力表，指示棒，遮眼板。

【实验方法、步骤和项目】

1. 视力表挂在光线均匀而充足的墙上，其高度与受试者头部平齐。受试者站在视力表前 5 m 处，先用遮眼板遮住一眼，用另一眼看视力表。检查者用指示棒从表的第一行开始，依次指向各行，让受试者说出各行符号缺口的方向，直到受试者完全不能辨认为止，即可从视力表上读出其视力值。如受试者对最上一行符号（表上视力值 0.1）无法辨认，则令其向前移动，直到能辨认清楚最上一行为止。然后根据实际距离，再按下列公式推算出其视力。

$$受试者视力 = 0.1 \times 受试者与视力表距离（m）/5（m）$$

2. 同样方法检查另一眼的视力。
3. 戴眼镜的同学先摘去眼镜进行以上实验，然后再戴上眼镜检查视力。

【实用价值】

测定视敏度可了解眼球屈光系统和视网膜的功能。视力检查应包括远、近视力，可大致了解被检眼的屈光状态，例如在近视者，近视力好于远视力；老视或调节功能障碍者，远视力正常，近视力较差。同时还可以比较正确地评估受试者的活动及阅读能力，例如有些患者虽然远视力很差不能矫正，但如将书本移近眼前仍可阅读。

【注意事项】

实验过程中，应注意：①视力表必须挂在光线充足的地方，表上的第 10 行字与受试者眼睛应在同一高度；②受试者的距离应准确。

【思考题】

1. 试述视力和视角的概念。
2. 视角的大小与视力有什么关系？
3. 测定视力有何生理及临床意义？
4. 分析当距离不变时，人的视力与其所能看清楚的最小字的大小有什么关系？当字的大小不变时，人的视力与其所看清楚的字的最远距离之间又有什么关系？
5. 某受试者在 0.5 m 远的地方能看清楚视力表上第 10 行字，其视力是多少？

（二）视野的测定

【实验目的】

学习视野计的使用方法，了解正常人的无色视野与有色视野的测定方法，进一步了解测定视野的意义。

【实验对象】

人。

【实验器材】

视野计，各色视标，视野图纸，铅笔。

【实验方法、步骤和项目】

1. 熟悉视野计的结构和使用方法。视野计的样式很多，常用的是弧形视野计。这是一个半圆弧形金属板，安在支架上，可绕水平轴做360°旋转，旋转的角度可以从分度盘上读出。圆弧外面有刻度，表示该点射向视网膜周边的光线与视轴所夹的角度，视野界限就是以此角度来表示。在圆弧内面中央装有一面小镜作为目标物，其对面的支架上附有托颌架与眼眶托。此外，还附有各色视标。

2. 将视野计对着充足的光线放好，受试者端坐，并将下颌放在托颌架上，眼眶下缘靠在眼眶托上。调整托颌架的高度，使眼与弧架的中心点位于同一水平面上。先将弧架摆在水平位置，测试眼注视弧架的中心点，遮住另一只眼。实验者沿弧架一端内沿周边向中央慢慢移动白色视标，随时询问受试者是否看见了视标。当受试者回答看见时，就将视标倒移一段距离，然后再向中央移动，如此重复测试一次，待得出一致结果后，将受试者刚能看到视标时视标所在点标在视野图纸的相应经纬度上。用同样方法，从弧架的另一端测出对侧刚能看见的视标点。亦标在视野图纸的相应经纬度上（图2-1-8）。

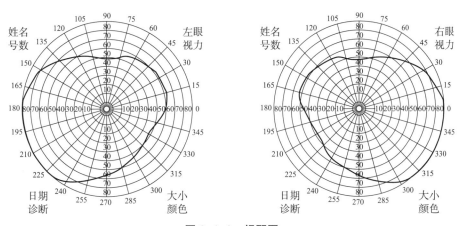

图 2-1-8　视野图

3. 将弧架转动45°，重复上述测定，共测定4次，得出8个点。将标在视野图上相应的8个点依次相连，即成白色视野的范围。

4. 按照上述相同的操作方法，测出红、黄、绿各色视觉的视野，用相同颜色的铅笔、不同形状的线条表示出各色视野的范围。

5. 依同样的方法，测定另一眼的视野。

6. 在视野图上记下测定所得眼与注视点间距离和视标的直径。通常前者为37 cm，后者为3 cm。

7. 实用价值　测定视野可了解视网膜、视觉传导路径和视觉中枢的功能。和视力一样，视野对工作及生活也有很大影响，视野狭小者不能驾车或从事需大视野范围的工作。许多眼病及神经系统疾病可引起视野的特征性改变，所以视野检查在疾病诊断中有重要意义。

【注意事项】

实验过程中,应注意:①测试过程中,被测眼应始终注视弧架中心点。眼球不能任意转动,只能用"余光"观察视标。②测试有色视野时,应以看出视标的颜色为准,检查者不得暗示。③测试一种颜色的视野后,应休息 5 min,再测另一种颜色,以避免眼的疲劳所造成的误差。④一般检查时不戴眼镜,戴眼镜可因镜框的遮挡而影响视野。

【思考题】

1. 视野在视觉功能上的意义如何?视野测定有何临床意义?

2. 为什么白色视野较大?夜盲症者的视野是否发生变化,为什么?

(三)盲点的测定

【实验目的】

学习测定盲点位置和范围的方法。

【实验对象】

人。

【实验器材】

白纸,铅笔,黑色小目标物,尺,遮眼板。

【实验方法、步骤和项目】

1. 测定盲点投射区域　取白纸一张贴在墙上,与受试者头部等高,受试者立于纸前 50 cm 处,用遮眼板遮住左眼,在白纸与右眼相平处用黑墨水画一"十"字标记,令受试者右眼注视"十",实验者将小黑色目标物(用白纸包裹铅笔只露出黑色笔尖)由"十"中点向被测眼颞侧缓慢移动,当受试者刚刚看不见笔尖时,在白纸上记下笔尖的位置。然后将铅笔尖继续向颞侧缓慢移动,当受试者报告又看见笔尖时,再在白纸上做一记号。由所记下的两点记号的中心点起,沿各个方向移动笔尖,找出并记下受试者看不见笔尖和笔尖又被看见的交界点(一般取 8 个点),将记下的各点依次连接起来,形成一个大致呈圆形的圈,此圈所包括的区域就是受试者右眼盲点的投射区域。同法,也可测出左眼盲点的投射区域。

2. 计算盲点的直径　根据相似三角形可以表示各对应边成正比的定理,利用盲点投射区直径,可计算出视网膜上盲点的实际直径:

盲点的直径/盲点投射区域直径 = 节点到视网膜的距离(15 mm)/节点到白纸的距离(500 mm)。

所以,盲点的直径(mm)= 盲点投射区域直径 ×15/500(mm)

3. 实验价值　在一些病理状态如青光眼、视神经乳头炎等疾病时,盲点往往会发生改变,故盲点的测定对于临床诊断与预后的评价往往有着非常重要的意义。

【注意事项】

实验过程中,应注意:①测试时受试者眼必须注视白纸上的"十"字标记,眼球不能转动;②测定一侧眼的盲点投射区,铅笔尖只能向所测眼的颞侧方向移动,否则就找不到盲点投射区。

【思考题】

1. 盲点是如何形成的?盲点发生改变,常意味着什么?

2. 为什么正常人视物时并不感到有盲点的存在?

实验十二　视觉调节和瞳孔对光反射

【实验目的】
①观察人眼视近物时晶状体曲率变化的规律；②观察视觉调节反射和瞳孔对光反射。

【实验对象】
人。

【实验器材】
蜡烛，火柴，手电筒。

【实验方法、步骤和项目】

1. 视觉调节反射

（1）晶状体调节：该实验在暗室中进行，被试者静坐并平视远处（150 cm 以外）的某一目标。实验者手持点燃的蜡烛，置于受试者眼前偏颞侧 45°，30～50 cm 处。实验者从另一侧可观察到在受试者眼内有 3 个烛像。其中最亮的中等大小的正像①是光线在角膜表面反射形成的；较暗的最大的一个正像②是光线在晶状体前表面反射形成的；最小的一个倒像③是光线在晶状体后表面反射形成的。看清 3 个烛像后，记住各像的位置和大小。再让受试者迅速注视眼前不远处（15 cm 左右）的某一目标（如实验者手指），此时可观察到受试者眼内①像无变化，③像变化不明显，而②像变小且向①像靠近，这是晶状体前表面曲度增加的结果（图 2-1-9）。

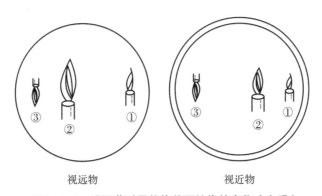

图 2-1-9　眼调节时晶状体前面结像的变化（左眼）
① 蜡烛在角膜前的成像；② 蜡烛在晶体前面的成像；③ 蜡烛在晶体后面（视网膜）的成像

（2）瞳孔近反射和辐辏反射：令受试者注视前方远处的物体，观察其瞳孔的大小。然后，将物体由远处向受试者眼前移动，观察瞳孔大小的变化和两眼瞳孔间距离的变化。

2. 瞳孔对光反射　让受试者注视远方，观察两眼瞳孔大小。然后用手电筒照射受试者一眼，观察其瞳孔大小的变化，另一侧眼的瞳孔是否也会发生变化。

【注意事项】
实验过程中，应注意：①后两像须通过瞳孔观察之；②瞳孔对光反射检查时，受试者两眼需直视远处，不可注视灯光；③辐辏反射检查时，将物体由远处向受试者眼前移动时，受试者眼睛要紧紧盯住物体。

【思考题】
1. 何谓眼的调节？有何意义？
2. 用手电筒照射一侧眼，为什么对侧眼瞳孔也缩小？
3. 瞳孔近反射和对光反射的反射途径有何不同？
4. 瞳孔对光反射有何临床意义？

实验十三　地塞米松的抗炎作用

【实验原理】
二甲苯能损伤局部组织，引起接触部位释放致炎物质，使局部毛细血管通透性增加、白细胞浸润，从而导致急性炎症反应。糖皮质激素有强大的抗炎作用，能对抗各种原因如物理、化学、生理、免疫等所引起的炎症。

【实验目的】
①用二甲苯（xylene）刺激小鼠耳部皮肤，复制急性炎症（acute inflammation）模型；②观察地塞米松（dexamethasone）对炎症水肿的抑制作用。

【实验对象】
小鼠20只，雌雄均可，体重18~22 g。

【实验药品与器材】
二甲苯，0.5% 地塞米松溶液（或0.5%氢化可的松溶液），生理盐水，电子天平（最小精确度应不大于0.1 mg），打孔器（直径8 mm），粗剪刀，注射器，针头（5号）。

【实验方法、步骤和项目】
1. 称重与编号　取小鼠20只，随机分为实验组和对照组，称重并做好标记。
2. 给药　每只小鼠用约0.1 mL的二甲苯涂抹在左耳前后两面皮肤。30 min后，实验组小鼠腹腔注射0.5%地塞米松溶液（或0.5%氢化可的松溶液）0.1 mL/10 g体重；对照组小鼠腹腔注射等量生理盐水。
3. 记录并计算小鼠左耳肿胀情况　给地塞米松（或氢化可的松）2 h后将小鼠脱臼处死，沿耳郭基线剪下左右两耳，用打孔器分别在相同部位打下圆耳片，用电子天平称重并分别记录结果。

左耳的肿胀程度用每只鼠的左耳片质量减去右耳片质量表示。最后对实验组鼠与对照组鼠左耳的肿胀程度进行统计学处理。

4. 结果分析　将实验结果填入表2-1-4予以比较分析。

表2-1-4　地塞米松对二甲苯致小鼠耳肿胀的抗炎作用

组别	药物	耳片质量（mg）		肿胀程度
		左	右	
对照组	生理盐水			
实验组	地塞米松（或氢化可的松）			

【注意事项】

实验过程中,应注意:①所取圆耳片应与涂二甲苯的部位一致;②应选用锋利的打孔器。

【思考题】

糖皮质激素的抗炎机制及临床用药时的注意事项是什么?

实验十四 不同给药途径对药物作用的影响

【实验原理】

硫酸镁口服给药吸收很少,大量口服后硫酸根离子、镁离子在肠道难被吸收,产生的肠内容物高渗,抑制了肠内水分的吸收,刺激肠道蠕动产生泻下和利胆作用。硫酸镁注射给药,Mg^{2+} 和 Ca^{2+} 化学性质相似,可以拮抗 Ca^{2+} 的作用,抑制中枢及外周神经系统,使骨骼肌、心肌、血管平滑肌松弛,从而发挥松弛肌肉和降压作用。

【实验目的】

①掌握小鼠灌胃方法;②观察不同途径给药对药物作用的影响。

【实验对象】

小鼠 3 只,雌雄均可,体重 18~22 g。

【实验药品与器材】

10% 硫酸镁溶液,2% 氯化钙溶液,1 mL 注射器,针头(5 号),小鼠灌胃针头,小鼠笼。

【实验方法、步骤和项目】

1. 称重及编号 取小鼠 3 只,称重并做好标记。

2. 给药 1 号小鼠灌胃 10% 硫酸镁溶液 0.2 mL/10 g,2 号小鼠、3 号小鼠腹腔注射 10% 硫酸镁溶液 0.2 mL/10 g。给药后将小鼠置鼠笼中观察,其中 3 号小鼠给药后如见肌肉松弛、呼吸抑制时,立即腹腔注射 2% 氯化钙溶液 0.2 mL 再观察结果。

3. 结果记录 将实验结果填入表 2-1-5。

表 2-1-5 不同途径给药实验结果记录

鼠号	药物	给药途径	给药后反应	氯化钙解救结果
1				
2				
3				

【注意事项】

实验过程中,应注意:①腹腔注射部位要准确,退出针头后要用指头轻揉针孔,避免药物遗漏;②灌胃给药时应避免将灌胃针头插入气管。

【思考题】

根据实验结果分析给药途径对药物作用的影响及临床意义。

实验十五　苯巴比妥钠与苯妥英钠的抗惊厥作用

【实验原理】

惊厥是中枢神经系统过度兴奋的一种症状,表现为全身骨骼肌不自主地强烈收缩。常用化学药物戊四氮、氨基脲、尼可刹米等可致惊厥。其中尼可刹米在治疗剂量时即可直接兴奋延髓呼吸中枢,中毒剂量时可由于过度兴奋大脑皮质和脊髓引起惊厥,继而转为难以恢复的中枢抑制,导致动物死亡。戊四氮兴奋延髓中枢,用于制造癫痫小发作动物模型。苯巴比妥钠和苯妥英钠能增强 γ-氨基丁酸(GABA)介导的 Cl^- 内流和减弱谷氨酸介导的去极化,大剂量具有明显的抗惊厥、抗癫痫作用。

【实验目的】

①学习药物或电刺激导致动物惊厥模型的制作方法;②观察苯巴比妥钠的抗惊厥作用。

【实验对象】

小鼠,体重 18~22 g,雌雄均可。

【实验药品与器材】

0.5% 苯巴比妥钠(phenobarbital sodium),0.5% 苯妥英钠(phenytoin sodium),生理盐水,5% 尼可刹米(nikethamide),电惊厥仪,小动物电子秤,小鼠笼,1 mL 注射器。

【实验方法、步骤和项目】

1. 用药物产生惊厥　每组取小鼠 2 只,称重并编号。1 号小鼠腹腔注射 0.5% 苯巴比妥钠 50 mg/kg(0.1 mL/10 g 体重),2 号小鼠腹腔注射生理盐水(0.1 mL/10 g 体重)。15 min 后,两鼠同时皮下注射 5% 尼可刹米(0.1 mL/10 g 体重)。连续观察并记录两鼠惊厥发生情况,惊厥强度和死亡情况。

2. 用电产生惊厥　每组取小鼠数只,将电惊厥仪输出导线前端的两个鳄鱼夹用生理盐水浸湿,然后一只夹住小鼠的两耳根或两耳根部间的皮肤,另一只夹住小鼠的下颌部,开启电源开关,电流强度为 10 mA,通电时间控制在 0.25~0.5 s,刺激间隔时间应大于 5 s,然后接通电钮,通电时观察小鼠是否发生惊厥。小鼠的惊厥过程为:潜伏期→僵直屈曲期→后肢伸直期→阵挛期→恢复期。每组按此方法选出三只出现惊厥反应的小鼠,称重并编号。1 号小鼠腹腔注射 0.5% 苯巴比妥钠 50 mg/kg(0.1 mL/10 g 体重),2 号小鼠腹腔注射生理盐水(0.1 mL/10 g 体重),3 号小鼠腹腔注射 0.5% 苯妥英钠 50 mg/kg(0.1 mL/10 g 体重)。给药 15 min 和 30 min 后,再用原来强度的电流刺激各鼠,记录惊厥发生时间、持续时间、惊厥强度或有无惊厥,比较用药前后的不同。

3. 实验结果记录及惊厥百分率和死亡率的计算　以出现阵发性抽搐为发生惊厥的指标,将结果填入表 2-1-6 中,并计算惊厥百分率和死亡百分率。

【注意事项】

实验过程中,应注意:①注射尼可刹米后,惊厥先兆可表现为竖尾、跳跃、尖叫、咬齿等;②腹腔注射应规范操作,不可伤及内脏器官。

【思考题】

1. 尼可刹米过量引起惊厥的发生机制是什么?

表 2-1-6　实验结果记录表

动物	药物	惊厥	惊厥		惊厥率（％）	死亡数（％）	死亡率（％）
			发生时间	持续时间			
1号	苯巴比妥钠						
2号	生理盐水						
3号	苯妥英钠						

2. 常用的抗惊厥药物有哪几类？其主要作用和途径有何异同？

实验十六　呋塞米对清醒小鼠的利尿作用

【实验目的】
①学习清醒动物的利尿实验方法；②观察呋塞米对清醒小鼠的利尿作用。

【实验对象】
小鼠2只，体重18~22 g，雌雄均可。

【实验药品和器材】
1%呋塞米，生理盐水，小动物电子秤，1 mL注射器，10 mL注射器，6号针头，小鼠灌胃针头，烧杯，玻璃漏斗，10 mL量筒。

【实验方法、步骤和项目】
1. 称重与编号　各实验小组分别取小鼠两只，称重，随机分为对照组和实验组，分别标记为1号小鼠和2号小鼠。实验开始时轻压小鼠下腹部，排尽尿液。
2. 收集给药前尿量　将两漏斗各自固定于铁架台，漏斗下各自放置1个量筒以便收集尿液。1号小鼠和2号小鼠分别放入漏斗，观察给药前每分钟尿液的滴数，每隔30 min 收集尿液1次并量取其体积，共收集3次（90 min）。
3. 给药　先将1%呋塞米（20 mg/2 mL）以生理盐水稀释10倍后，2号小鼠腹腔注射稀释后的呋塞米0.1 mL/10 g。1号小鼠腹腔注射生理盐水0.1 mL/10 g。
4. 收集给药后尿量　给药后，1号小鼠和2号小鼠再次分别放入漏斗，观察每分钟尿液的滴数，每隔30 min 收集尿液一次并量取其体积，共收集3次（90 min）。
5. 实验结果记录及计算　综合全班结果填入表2-1-7中，并进行统计。

表 2-1-7　呋塞米对清醒小鼠的利尿作用

组别	药物	给药前尿量（mL）			给药后尿量（mL）		
		30 min	60 min	90 min	30 min	60 min	90 min
1号	生理盐水						
2号	1%呋塞米						

【注意事项】
实验过程中，应注意：考虑实验环境如气温及湿度等因素的影响，室温控制在20℃

为宜。

【思考题】

根据实验结果讨论呋塞米利尿作用特点、临床用途。

实验十七　药物的镇痛作用

【实验原理】

任何形式的刺激达到一定的强度，持续一定的时间都可以产生伤害，引起疼痛。疼痛刺激分为物理性（如电、热、机械）和化学性（如强酸、强碱、钾离子、缓激肽、前列腺素等）刺激。疼痛反应有反射性退缩、逃避姿势、强行逃避行为（如跑、跳等）、紧张和恐惧表现（如嘶叫、翘尾、肌肉抽搐）、保护缓解性行为（如舔、咬、扭体、挣扎）等。镇痛实验采用热刺激法和扭体法。

热刺激法：当热刺激强度高于55℃则可引起灼伤引起疼痛，本实验就是将动物置于预先加热到55℃的金属板上，以热刺激开始至出现反应（舔后爪或跳跃）的时间（即潜伏期）为测痛指标。

化学刺激法：本实验是应用酒石酸锑钾溶液、醋酸溶液、缓激肽等注入动物腹腔内，刺激脏层和壁腹膜引起持久的疼痛，产生扭体反应（writhing response）。表现为腹部内凹、躯干与后肢伸展、臀部抬高等行为反应。若实验组与对照组相比，扭体反应发生率减少50%以上者，认为该药物有镇痛作用。

（一）热刺激法

【实验目的】

学习镇痛药的热刺激实验方法，观察吗啡或哌替啶的镇痛作用。

【实验对象】

雌性小鼠，体重18~22 g。

【实验药品与器材】

0.1%盐酸吗啡（morphine hydrochloride）或0.4%盐酸哌替啶（pethidine hydrochloride），生理盐水；RB-200智能热板仪，小动物电子秤，小鼠鼠笼，1 mL注射器，秒表。

【实验方法、步骤和项目】

1. 筛选实验动物　通过控温装置使热板表面温度维持在50~55℃。然后将小鼠置于热板上的玻璃罩内，密切观察小鼠的活动。一般情况下，大多数小鼠在热刺激下可出现前或后肢举起、跳跃、舔后爪等，以舔后爪出现时间作为痛阈的指标。当出现舔后爪时，立即记录时间（即痛阈值），然后取出小鼠。用此法筛选出痛阈值在30 s以内的小鼠供实验用，反应潜伏期小于5 s或大于30 s的小鼠剔除。

2. 正式实验　取筛选合格的小鼠20只，称重，随机分为对照组和实验组。按上述方法分别测定小鼠给药前痛阈值。然后实验组小鼠注射0.1%吗啡10 mg/kg或0.4%哌替啶40 mg/kg，对照组小鼠腹腔注射等体积生理盐水。给药后15、30、45 min，分别测定小鼠痛阈值。对于痛阈值>60 s的小鼠，应立即取出，按60 s计算。

3. 结果记录　将给药前、后小鼠痛阈值、痛阈改变百分率填入表2-1-8。

表 2-1-8　平均痛阈改变百分率（%）记录表

组别	给药前			给药后		
	15 min	30 min	45 min	15 min	30 min	45 min
实验组						
对照组						

$$痛阈改变百分率（\%）=\frac{用药后平均痛阈值-用药前平均痛阈值}{用药前平均痛阈值}\times100\%$$

4. 绘制曲线　以痛阈改变百分率为纵坐标、时间为横坐标，绘出用药后 15、30、45 min 小鼠痛阈改变百分率的时-效曲线。

【注意事项】

实验过程中，应注意：①热刺激法个体差异大，实验动物应预先筛选，一般以疼痛反应在 30 s 内为敏感鼠，可供实验用；②应选雌性小鼠，因雄性小鼠遇热时阴囊松弛，易与热板接触而影响实验结果；③用药后小鼠痛阈值超过 60 s 者，应立即取出，防止足部烫伤而影响实验结果，其痛阈值按 60 s 计算；④室温以 15℃左右为宜，过低动物反应迟钝，过高则敏感；⑤热板温度应保持在 55℃左右。

（二）化学刺激法

【实验目的】

学习镇痛药的化学刺激实验方法。

【实验对象】

小鼠，体重 18~22 g，雌雄均可。

【实验药品与器材】

1% 酒石酸锑钾（antimony potassium tartrate）或 0.6% 醋酸（acetic acid），0.1% 盐酸吗啡（morphine hydrochloride）或 0.4 盐酸哌替啶（pethidine hydrochloride），生理盐水，小动物电子秤，小鼠鼠笼，1 mL 注射器。

【实验方法、步骤和项目】

1. 取体重相近的小鼠 20 只，称重，随机分为对照组和实验组。
2. 观察每组动物的活动情况，然后实验组小鼠腹腔注射 0.4% 哌替啶（40 mg/kg）或 0.1% 盐酸吗啡（10 mg/kg），对照组腹腔注射等体积生理盐水。
3. 20 min 后，两组小鼠均腹腔注射 0.6% 醋酸（60 mg/kg）或 1% 酒石酸锑钾（100 mg/kg），观察 20 min 内两组出现扭体反应的动物数和扭体次数。
4. 结果填表和计算　将两组发生扭体反应、无扭体反应的动物数和扭体总次数填入表 2-1-9，并计算药物镇痛百分率。

表 2-1-9　实验结果记录表

组别	动物数	扭体反应数	无扭体反应数	扭体总次数	镇痛百分率（%）
实验组					
对照组					

$$药物镇痛百分率（\%）=\frac{实验组无扭体反应数-对照组无扭体反应数}{实验组动物数}\times100\%$$

注：实验组动物数＝对照组动物数。

【注意事项】

实验过程中，应注意：①酒石酸锑钾、醋酸应在临用时配制，如放置过久，作用会明显减弱；②哌替啶给药剂量要准确，剂量过大会造成呼吸抑制，剂量过小效果不明显。

【思考题】

1. 阐述吗啡的镇痛作用机制及临床应用。
2. 哌替啶与吗啡的作用有何异同？

实验十八　药物对小鼠自发活动的影响

【实验原理】

自发活动是正常动物的生理特征。自发活动的多少往往能反映中枢兴奋或抑制作用的状态。镇静催眠安定药等中枢抑制药均可明减少小鼠的自发活动。自发活动减少的程度与中枢抑制药的作用强度成正比。

【实验目的】

观察地西泮对小鼠自发活动的影响。

【实验对象】

小鼠，体重 18～22 g。

【实验药品与器材】

0.05% 地西泮溶液，生理盐水，药理生理多用仪及附件，电子天平，注射器，小鼠鼠笼。

【实验方法、步骤和项目】

1. 将药理生理多用仪前面板上的"计时/计数"开关拨至"计数"，把两端有插头的导线一端插入多用仪的"计数输入"插口，另一端连接激怒盒的插口；再用地线引出线连接多用仪后面板上的"地线"接线柱与激怒盒上的黑色接线柱。将金属板放入激怒盒，圆心放置在突起的尖端上，打开电源开关即可进行实验。

2. 取活动度相近的小鼠，称重，标记，随机分为两组。分别将小鼠放入自发活动记录装置的激怒盒内，使其适应环境 5 min 后开始计算时间，观察并记录 5 min 后数码管上显示的数字，作为给药前的对照值。

3. 给药组腹腔注射地西泮溶液 0.1 mg/10 g（0.05% 溶液 0.2 mL/10 g），对照组腹腔注射生理盐水 0.2 mL/10 g。给药后将小鼠放回盒内，每隔 10 min 记录活动次数 1 次，连续观察两次（即至 30 min）。

4. 结果记录：实验结果填入表 2-1-10。

【注意事项】

实验过程中，应注意：环境应尽量安静。

表 2-1-10 药物对小鼠自发活动的影响

组别	编号	剂量（mg/kg）	5 min 内活动计数（n）		
			给药前	给药后 10~15 min	给药后 25~30 min
生理盐水组					
地西泮组					

【思考题】
本方法适用于研究哪些药物？

实验十九 氯丙嗪对小鼠激怒反应的影响

【实验原理】
用电刺激法引起动物激怒反应，通过小鼠激怒反应的差异来了解氯丙嗪的安定作用。

【实验目的】
①学习激怒反应的实验方法；②观察氯丙嗪的安定作用。

【实验对象】
雄性小鼠 4 只，18~22 g。

【实验药品与器材】
0.08% 氯丙嗪溶液，生理盐水，调压器，激怒盒，电子天平，鼠笼，注射器等。

【实验方法、步骤和项目】

1. 给药前激怒 取异笼喂养的雄性小鼠 4 只，称重，编号，每次取一组放入激怒刺激盒内，接通电源打开电源开关，用电源开关控制刺激频率（60 次/min），交流电压由小逐渐增大调至 35~50 V，至小鼠出现激怒反应（两鼠竖立对峙、互相撕咬）。在 60 s 内有激怒反应则为合格。

2. 给药 经筛选合格的小鼠随机分为两组，一组腹腔注射氯丙嗪溶液 0.2 mL/10 g，另一组腹腔注射生理盐水 0.2 mL/10 g。给药 20 min 后以给药前的电压刺激，观察两组小鼠给药前后反应的差异。

3. 实验结果 填入表 2-1-11。

表 2-1-11 小鼠给药前后反应的差异

组别	有	无	合计
生理盐水	a	b	$a+b$
药物	c	d	$c+d$
合计	$a+c$	$b+d$	$N=a+b+c+d$

4. 统计方法

（1）χ^2 检验

1）根据下列公式计算出 χ^2 值。

$$\chi^2 = \frac{(|ad-bc|-0.5\times N)^2 N}{(a+b)(c+d)(a+c)(b+d)}$$

2）确定 P 值，做出统计推断：$P > 0.05$，差别无显著性；$P < 0.01$，差别有非常显著性。填入表 2-1-12。

（2）直接简化概率法

1）计算 P 值：公式如下：

$$P = 2 \times \left(\frac{1+b+2d}{1+b+2d+2c}\right)^2 \times \left(1+\frac{abc}{N}\right)$$

2）根据 P 值做出统计推断：方法同 χ^2 检验。

表 2-1-12　氯丙嗪对小鼠激怒反应的影响

组别	生理盐水	氯丙嗪
1		
2		
3		
4		
5		
6		
7		
8		
9		
10		

注："+"表示有激怒反应，"－""" 表示无激怒反应

（3）统计方法的选择：表 2-1-13 中设 0 或 1 定为 a，对角为 d，$b<c$。如果四格表出现 0 或 1 时，不能用 χ^2 检验，只能用直接简化概率法，否则误差大。

表 2-1-13　氯丙嗪对小鼠激怒影响的汇总

组别	有激怒	无激怒	总计
生理盐水	a	b	
给药	c	d	
总计			

【注意事项】

实验过程中，应注意：①每组两只小鼠体重不要相差过大；②刺激电压应从小到大，过低不引起激怒，过高易致小鼠逃避或死亡，同组小鼠用药前后电压应一致；③本实验应选异笼喂养的小鼠。

【思考题】
根据实验结果,说明氯丙嗪安定作用的机制与临床应用。

实验二十 传出神经药物对家兔眼瞳孔的作用

【实验原理】
虹膜内两种平滑肌控制瞳孔大小,一种是瞳孔括约肌,其上分布有 M 受体,当 M 受体激动后,引起瞳孔括约肌向眼中心方向收缩,瞳孔缩小;另一种是瞳孔开大肌,其上主要分布的是 α 受体,当 α 受体激动时,瞳孔开大肌向眼外周方向收缩,瞳孔扩大。阿托品是 M 受体阻滞药,产生扩瞳作用;而毛果芸香碱是 M 受体激动药,激动 M 受体产生缩瞳作用。

【实验目的】
①观察拟胆碱药、抗胆碱药对瞳孔的作用并分析其作用机制;②练习家兔的捉拿、滴眼及量瞳方法。

【实验对象】
家兔,体重 2~3 kg。

【实验药品与器材】
1% 硫酸阿托品溶液,1% 硝酸毛果芸香碱溶液,剪刀,测瞳器,注射器(1 mL),兔固定箱。

【实验方法、步骤和项目】
1. 取健康家兔 1 只,标记后放入兔固定箱内,剪去眼睫毛,在自然光线下测量并记录两侧正常瞳孔直径(mm),然后按下列顺序给药(每只眼两滴):左眼 1% 硫酸阿托品;右眼 1% 硝酸毛果芸香碱。滴药时将下眼睑拉成杯状,并用手指按住鼻泪管,使其在眼睑内保留 1 min,然后将手轻轻放开,任其自然溢出。
2. 滴药 15 min 后,在同样强度的光线下,再分别测量并记录各眼瞳孔大小。
3. 实验结果 汇总并填入表 2-1-14。

表 2-1-14 传出神经药物对家兔眼瞳孔的作用

眼睛	用药前		用药后	
	瞳孔直径(mm)	对光反射	瞳孔直径(mm)	对光反射
左眼(硫酸阿托品)				
右眼(毛果芸香碱)				

【注意事项】
实验过程中,应注意:①测量瞳孔勿刺激角膜,否则会影响瞳孔大小;②滴药时应按压内眦部的鼻泪管,以防药液进入鼻腔,经鼻黏膜吸收;③各眼滴药量要准确,在眼内停留时间要一致,以确保药液充分作用;④测量瞳孔条件务求给药前后一致,如光线的强度,光源的角度等;⑤实验动物应为 1 周内未用过眼药者。

【思考题】
1. 从实验结果分析阿托品和毛果芸香碱作用机制有何不同？
2. 毛果芸香碱治疗青光眼的机制和作用特点各是什么？

实验二十一　声音传导的途径

【实验目的】
①熟悉气传导的途径，比较两种途径的特点和功效；②学会气传导和骨传导检查和鉴别听力障碍的方法。

【实验对象】
人体。

【实验器材】
音叉（频率256 Hz或512 Hz），棉球。

【实验方法、步骤和项目】
1. 比较同侧耳的气传导和骨传导（任内试验）

（1）室内保持安静，受试者取坐位，检查者敲响音叉后，将振动后的音叉立即置受试者一侧颞骨乳突部，受试者便可听到音叉的响声，且音响随时间的延续而逐渐减弱，最后消失。当受试者刚刚听不到响声时，立即将音叉移至同侧外耳道口，此时受试者又可重新听到响声。反之，先置音叉于外耳道口处，当听不到响声时再音叉移至乳突部，受试者仍听不到响声。这说明正常人气传导时间比骨传导时间长，临床上称为任内试验阳性。

（2）用棉球塞住同侧外耳道（相当于气传导途径障碍），重复上述实验步骤，则出现气传导时间缩短，等于或小于骨传导时间，临床上称为任内试验阴性。

2. 比较两耳的骨传导（魏伯试验）

（1）敲响音叉后，将音叉置于受试者前额正中发际处，比较两耳听到声音的响度。由于正常人两耳的感音功能基本一致，而且测试声波传向两耳途径相同、距离相等，因此所感受到的声音响度应是基本相等的。

（2）用棉球塞住受试者一侧外耳道，重复上项操作，询问受试者两耳感受到的声音响度有什么变化（正常人被塞棉球一侧耳听到的声音更响）。

3. 根据上述实验现象，考虑如何鉴别传导性耳聋与神经性耳聋。

【注意事项】
实验过程中，应注意：①室内必须保持安静，以免影响测试效果；②敲击音叉时不要用力过猛，可在手掌上或大腿上敲击，切忌在坚硬物体上敲击；③检查时只能用手指持住音叉柄，避免叉枝与皮肤、毛发或任何物体接触；④音叉放在外耳道口附近，叉枝离外耳道口1～2 cm，并使叉枝振动方向正对外耳道口。

【思考题】
1. 正常人声波传导的主要途径是什么？为何气传导功效远高于骨传导？
2. 如何通过任内试验和魏伯试验鉴别传导性耳聋与神经性耳聋。

实验二十二 胃肠运动的观察

【实验原理】

胃肠道平滑肌（gastro-intestinal tract smooth muscle）具有自发运动（automatic movement）的特性，在整体情况下，此运动受神经、体液及其他因素的影响。

【实验目的】

本实验将观察正常情况下家兔在体胃、小肠的运动形式，以及分析神经、体液因素对其活动的影响。

【实验对象】

家兔。

【实验药品与器材】

20%氨基甲酸乙酯，0.01%乙酰胆碱，0.01%肾上腺素，阿托品注射液，新斯的明注射液，哺乳动物手术器械，手术台，电刺激器，刺激电极，保护电极，20 mL注射器，1 mL注射器，玻璃分针。

【实验方法、步骤和项目】

1. 麻醉、固定　将家兔用20%氨基甲酸乙酯浅麻醉，剂量一般低于1 g/kg，仰卧位固定于手术台上。

2. 颈部手术　常规颈部手术，分离一侧颈部迷走神经，穿线备用。

3. 腹部手术　将腹部毛剪净，从胸骨剑突下沿腹中线剖开腹壁，长约10 cm。用止血钳将腹壁夹住，轻轻提起，腹腔内液体和器官即不会流出。为防止热量散失和干燥，切口周围可用温热生理盐水纱布围裹。

4. 正常情况下的胃肠运动　注意胃肠的紧张度和蠕动，以及小肠的分节运动。

5. 刺激迷走神经　先将迷走神经结扎、剪断，用弱电流刺激迷走神经外周端1~2 min。刺激参数：波宽0.2 ms，频率20 Hz，强度适当6~12 V（以刺激切口处腹肌可引起轻度收缩为度）。再观察胃肠的运动变化。

6. 耳缘静脉注射

（1）0.5 mL 0.01%肾上腺素溶液，观察胃的蠕动和小肠的活动的变化。

（2）0.5 mL 0.01%乙酰胆碱溶液，观察胃的蠕动和小肠的活动的变化。

（3）新斯的明0.2~0.3 mL，注意胃及肠管的张力和颜色变化。

（4）阿托品注射器2 mL，观察胃肠运动的变化。再刺激迷走神经外周端，观察胃肠运动有无加强，并解释其原因。

【注意事项】

实验过程中，应注意：①为了较好地观察蠕动和分节运动，实验前2 h要给动物喂食；②实验过程中应注意腹腔内脏器的保温；③注射肾上腺素和乙酰胆碱不宜过多，否则会引起动物死亡。

【思考题】

1. 新斯的明对胃肠张力有何影响？其原理是什么？
2. 阿托品对胃肠张力有何影响？其原理是什么？

实验二十三　实验性肺水肿（鼠）

【实验原理】

肺水肿（pulmonary edema）是指由于某种原因引起肺内组织液的生成和回流平衡失调，使大量组织液在很短时间内不能被肺淋巴和肺静脉系统吸收，从肺毛细血管内外渗，积聚在肺泡、肺间质和细小支气管内而造成肺通气与换气功能严重障碍的现象。其机制为：①肺毛细血管血压增高；②肺血容量急剧增加；③肺毛细血管通透性增高；④血浆胶体渗透压下降；⑤淋巴回流受阻。肺水肿的模型复制方法很多，如气管内注射高渗葡萄糖、静脉注射油酸、静脉快速大量输液（0.9%NaCl 溶液）+ 注射肾上腺素。后者在机能学实验中应用最为广泛，因为外周血管平滑肌 α 受体丰富，肺血管缺乏，可导致体循环血管广泛收缩，而肺血管扩张，使肺毛细血管流体静压增高，通透性增高，加上快速注射了大量生理盐水，导致肺水肿的发生。

【实验目的】

①复制鼠急性实验性肺水肿的模型；②观察肺水肿的表现，讨论肺水肿的作用机制及其预防。

【实验对象】

大鼠或小鼠 2 只，大鼠体重 180~220 g，小鼠体重 18~22 g。

【实验药品与器材】

0.1% 肾上腺素注射液，生理盐水，2 mL 注射器 2 支，针头 2 个，抓鼠手套，小天平，剪刀、镊子各 1 把，滤纸，棉线等。

【实验方法、步骤和项目】

1. 称重与分组　动物称重后，观察动物的一般表现、呼吸和肤色等，将动物编号为 A 鼠和 B 鼠。

2. 给药　将 A 鼠腹腔注射 0.1% 肾上腺素（大鼠 1.5~2.0 mL/kg，小鼠 30~50 mL/kg）；B 鼠腹腔注射等容量生理盐水。记录时间，观察动物变化，注意口鼻有无泡沫状液体流出以及皮肤黏膜的变化。

3. 处死动物　待口鼻出现泡沫样液体时，立即用脊椎脱臼法处死并准确称取鼠尸体的重量。

4. 取肺观察　开胸，暴露双侧肺，尽量靠近肺门处结扎气管，在结扎上方切断气管，小心取出心肺；然后将心脏分离（注意不要损伤肺组织），将肺表面血迹用滤纸吸去后准确称重。肉眼观察鼠肺大体的改变。切开肺叶，观察切面的改变，挤压肺组织，观察切面有无泡沫样液体流出。

5. 计算肺系数　按照肺系数计算公式予以计算：肺系数 = 肺重量（g）/ 体重（kg）。

【注意事项】

实验过程中，应注意：①大鼠牙齿锋利，要提防被其咬伤，捉拿时戴上抓鼠手套；②解剖取出肺组织时，注意应先扎紧肺门，切勿损伤肺表面和挤压肺组织，防止水肿液流出，影响肺系数值。

【思考题】
1. 肾上腺素导致肺水肿的机制是什么？
2. 该实验有否肺毛细血管壁通透性改变？为什么？

实验二十四 几种类型的缺氧

【实验原理】

组织供氧减少或不能充分利用氧，导致组织代谢、功能和形态结构异常变化的病理过程称为缺氧（hypoxia）。其一般分为以下几种。

1. 乏氧性缺氧 系氧分压过低、外呼吸功能障碍等导致的 PaO_2 降低并引起组织供氧不足的一种缺氧。

2. 血液性缺氧 系由于贫血、CO 中毒、血红蛋白性质改变等导致血红蛋白量或质改变，使血液携氧能力降低或同时伴有氧合 Hb 结合的氧不易释出所引起的缺氧。

3. 循环性缺氧 系血流量减少导致组织血流量减少所引起的缺氧，又称为低动力性缺氧。

4. 组织性缺氧 系组织中毒、维生素缺乏和线粒体损伤导致组织、细胞利用氧障碍所引起的缺氧。

【实验目的】

①复制乏氧性、血液性和组织性缺氧模型；②观察缺氧的表现，理解缺氧的分类，探讨缺氧发生的机制。

【实验对象】

小鼠。

【实验药品与器材】

浓硫酸，甲酸，5% $NaNO_2$，1% 亚甲蓝，0.1% 氰化钾，生理盐水，小鼠缺氧瓶（或 125 mL 带胶塞的广口瓶），CO 发生装置，钠石灰，5 mL、2 mL 刻度移液管，1 mL 注射器若干支，酒精灯，弹簧夹，针头，剪刀，镊子。

【观察指标】

动物一般状况（活动度）；呼吸频率（次/10 s）、幅度和节律；存活时间。皮肤及黏膜颜色变化（耳郭、鼻尖部、趾端、尾）；尸体解剖观察内脏（主要是肝）及血液颜色的变化。

【实验方法、步骤和项目】

1. 低张性缺氧 取一只小鼠，将其放入盛有钠石灰的缺氧瓶中。观察动物一般行为、皮肤、黏膜颜色及呼吸频率、深度，然后塞紧瓶塞开始记录存活时间（从塞紧缺氧瓶塞至小鼠死亡这段时间）。动态观察各鼠在缺氧瓶中的情况。每 3 min 重复观察、记录上述指标，如指标有其他变化则应随时记录（图 2-1-10、图 2-1-11）。

2. 等张性缺氧

（1）一氧化碳中毒

1）取两只小鼠。观察甲鼠的行为及皮肤、黏膜颜色后放入瓶中。

2）按图 2-1-11 所示，安装好装置，点燃酒精灯缓慢加热，即有生成的 CO 向瓶中通

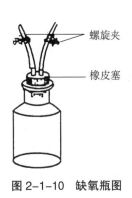

图 2-1-10 缺氧瓶图

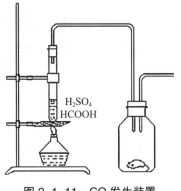

图 2-1-11 CO 发生装置

入,但不可过热以致液体沸腾,导致 CO 产生过多使小鼠迅速死亡而影响实验结果。

3)密切观察小鼠行为、皮肤、黏膜颜色及呼吸有无变化,并随时记录变化及死亡时间。

(2)高铁血红蛋白血症

1)取体重相等或相近的小鼠两只,观察其行为、皮肤黏膜颜色。

2)两只小鼠均腹腔注射 5%$NaNO_2$ 溶液 0.3 mL 后,甲鼠立即腹腔注射 1% 亚甲蓝 0.3 mL,乙鼠立即腹腔注射等量生理盐水。

3)给药完毕后观察小鼠行为及皮肤、黏膜颜色的变化,记录存活时间。

(3)氰化物中毒性缺氧

1)取 1 只小鼠,观察其行为、皮肤黏膜颜色后,腹腔内注射 0.1% 氰化钾溶液 0.2 mL。

2)给药后观察动物的一般情况、呼吸频率(次/10 s)、呼吸深度、皮肤和黏膜的颜色及死亡时间。

将所有小鼠放一起进行解剖,观察其肝及血液颜色。若小鼠一直存活,则将其处死后解剖,观察其肝及血液颜色。将实验结果填入表 2-1-15。

表 2-1-15 几种类型缺氧实验结果

组别	一般情况	呼吸	皮肤、内脏、血液的颜色	存活时间
正常对照组				
氯丙嗪 0~4℃				
咖啡因 38~40℃				
亚硝酸钠				
亚硝酸钠 + 亚甲蓝				
一氧化碳中毒				
氰化物中毒				

【注意事项】

实验过程中，应注意：①给小鼠做腹腔注射时要头低尾高，针刺部位应在左下腹，以避免伤及肝，也应避免将药液注入皮下、肠管、膀胱或血管内。②复制低张性缺氧时，缺氧瓶口必须密闭，可用凡士林涂在瓶塞周围。③复制 CO 中毒时通入的 CO 浓度不宜过高，以免小鼠迅速死亡而影响观察结果。④亚甲蓝的注入剂量一定要适当，过少起不到抗 $NaNO_2$ 的作用；过多又会加重 $NaNO_2$ 的毒性，反而使小鼠存活时间缩短。⑤ CO 为有毒气体，实验中要注意防护，实验结束后应妥善处理。⑥氰化钾有剧毒，勿沾染皮肤、黏膜，特别是有破损处。实验后将物品洗涤干净。⑦为了较准确地辨别颜色，可将各动物内脏放在一起相互比较。

附：亚甲蓝

亚甲蓝（methylene blue）亦称美蓝或甲烯蓝，其解毒机制是亚甲蓝进入机体后，在 6- 磷酸葡萄糖脱氢过程中的氢离子经还原型辅酶Ⅱ（三磷酸吡啶核苷）传递给亚甲蓝，使之转变为白色亚甲蓝。白色亚甲蓝能迅速将高铁血红蛋白还原为正常血红蛋白，而白色亚甲蓝本身同时又被氧化成亚甲蓝，反复进行。注意亚甲蓝本身为高铁血红蛋白形成剂，若用量过大时，可生成更多的高铁血红蛋白。因此，应采用小剂量亚甲蓝。

【思考题】

1. 各型缺氧对呼吸有何影响，为什么？
2. 各型缺氧血液颜色有无不同，为什么？
3. 什么是发绀？缺氧患者都会出现发绀吗？

实验二十五　秦艽与地塞米松对蛋清致大鼠足肿胀的作用比较

【实验原理】

以鸡蛋清作为一种异种蛋白质注入大鼠足内，可引起急性炎症，使局部组织肿胀。通过测量实验前、后大鼠足跖或踝关节的周长变化来观察秦艽的抗炎作用。秦艽的抗炎有效成分以秦艽碱甲等生物碱为主。

【实验目的】

掌握鸡蛋清致大鼠足急性炎性肿胀的实验方法；观察并比较秦艽与地塞米松的抗炎作用。

【实验对象】

雄性大鼠，体重 180～200 g。

【实验药品与器材】

秦艽水煎醇沉液 5 g/mL，地塞米松注射液 5 mg/mL，生理盐水，10% 新鲜鸡蛋清生理盐水溶液，苦味酸，电子天平，鼠笼，软塑料尺，注射器等。

【实验方法、步骤和项目】

1. 称重并标记　取雄性大鼠 12 只，称重，用苦味酸标记。
2. 随机分组　分空白对照组、秦艽水煎醇沉液组、地塞米松组，4 只/组。
3. 正常周长的获取　将大鼠右后肢拉直，用软塑料尺量取足跖或踝关节周长，连续两次，其平均值为致炎前正常周长。

4. 致炎 3组动物分别腹腔注射：生理盐水 0.01 mL/kg，秦艽水煎醇沉液 2 mL/kg（10 g/kg），地塞米松注射液 0.01 mL/kg。30 min 后在每鼠右后肢足掌远端进针至踝关节附近，皮下注射 10% 新鲜蛋清溶液 0.1 mL。

5. 测量致炎后周长 致炎后于 30 min、60 min、90 min 和 120 min 分别测量大鼠足跖或踝关节周长。

6. 计算足肿百分率和足肿抑制率 综合全实验室结果，按下式计算各药在不同时间点的足肿百分率和足肿抑制率：

$$足肿百分率 = \frac{给药后足趾或踝关节的周长 - 正常足趾或踝关节的周长}{正常足趾或踝关节的周长} \times 100\%$$

$$足肿抑制率 = \frac{对照组足肿百分率 - 给药组足肿百分率}{对照组足肿百分率} \times 100\%$$

7. 结果记录 将实验结果填到表 2-1-16 中。

表 2-1-16 秦艽水煎醇沉液与地塞米松对大鼠蛋清性足肿胀的影响

组别	动物数	剂量	足肿百分率	足肿抑制率
空白对照组				
地塞米松组				
秦艽水煎醇沉液组				

【注意事项】

实验过程中，应注意：①塑料软尺不能有弹性，刻度以 1/5 mm 为宜，测量应由专人操作，每次均须在同一位置上；②另可采用容积测量法，是目前较为常用的足跖测量法，其准确性高于皮尺周长测定法，并可应用于小鼠。具体装置可自制亦可购买。

【思考题】

1. 根据实验结果，试比较秦艽和地塞米松的抗炎作用有何不同？
2. 秦艽的抗炎机制是什么？可用哪些方法证明？

实验二十六　黄芪水提取物对小鼠游泳时间的影响（Ⅰ级）

【实验原理】

黄芪具有补气固表、利尿脱毒等功效，用于气虚乏力、食少便溏、中气下陷、久泻脱肛等症。黄芪具有抗疲劳的作用，能增强肌力。小鼠落水后，由本能驱使游泳挣扎使鼻孔露出水面呼吸，直至体力不支而下沉溺水。计算自落水开始至鼻孔沉入水面的时间，为小鼠游泳时间，可作为判断体力的客观指标。

【实验目的】

观察黄芪水提取物对小鼠游泳时间的影响；掌握抗疲劳作用药物的常用筛选方法。

【实验对象】

雄性小鼠，体重 18~22 g。

【实验药品与器材】

黄芪水提取物 1 g/mL，生理盐水，苦味酸液，电子天平，50 cm×30 cm×25 cm 的玻璃缸，负重物（2 g），温度计，小鼠灌胃器，秒表。

【实验方法、步骤和项目】

1. 实验前准备　玻璃缸内加水，水深 20 cm，水温保持在（20±0.5）℃。实验前小鼠禁食不禁水 12 h。
2. 称重并标记　取健康小鼠，称重，用苦味酸标记。
3. 随机分组　随机分为空白对照组和黄芪给药组，10 只/组。
4. 给药处理　给药组每只灌胃黄芪水煎液 2 g/kg，给药体积 2 mL/kg，对照组每只灌胃等容量的生理盐水。
5. 计时与观察　给药后 30 min 在尾部加 2 g 重物，并分别放入玻璃缸内游泳，立即计时，注意观察，当小鼠鼻孔深入水中 10 s 不能浮出水面者即为体力耗竭，停止计时，记录小鼠游泳时间。
6. 统计分析　与对照组比较进行统计学处理 t 检验。
7. 结果记录　记录每只动物的游泳时间，计算每组小鼠平均游泳时间和标准差，填入表 2-1-17。

表 2-1-17　黄芪对小鼠游泳时间的影响

组别	动物数	剂量	游泳时间（s）
空白对照组			
黄芪水提取物组			

【注意事项】

实验过程中，应注意：①小鼠应单只游泳，如果两只以上同时游泳，会影响实验结果；②水温过高或小鼠负重物较轻均可使小鼠游泳时间明显延长，且实验中水温应保持一致；③本实验应选用同一性别小鼠，体重尽量一致；④小鼠进食量多少会影响体重，也影响游泳时间，故宜禁食 12~24 h。

【思考题】

1. 黄芪水提取物抗疲劳的作用机制是什么？
2. 影响小鼠游泳时间的因素有哪些？

实验二十七　人参水提取物对小鼠耐常压缺氧的影响

【实验原理】

人参可提高机体的血氧利用率，降低机体耗氧量。人参可扩张血管（尤其是冠状动脉和脑部血管），改善微循环，增加供氧量，改善机体缺氧状态。以小鼠在常压缺氧条件下呼吸停止死亡为指标，可评价人参的耐缺氧作用。

【实验目的】

观察人参水提取物对小鼠耐常压缺氧的作用；掌握小鼠耐常压缺氧的实验方法。

【实验对象】

小鼠，体重 18~22 g，雌雄均可。

【实验药品与器材】

人参水提取物 1 g/mL，普萘洛尔，生理盐水，苦味酸，钠石灰（或等量氢氧化钠和碳酸钙混合物），凡士林，电子天平，200 mL 磨口广口瓶，小鼠灌胃器，秒表。

【实验方法、步骤和项目】

1. 称重并标记　取小鼠 15 只，称重，用苦味酸标记。
2. 随机分组　随机分为空白对照组、阳性药对照组、人参水提取物组，5 只/组。
3. 给药处理　人参组小鼠灌胃人参水提取物 40 g/kg，给药体积 40 mL/kg；空白对照组小鼠灌胃等容量的生理盐水，阳性药组腹腔注射普萘洛尔 20 mg/kg。
4. 计时与观察　给药后 30 min 将小鼠放入盛有 15 g 钠石灰的广口瓶内（每瓶只放 1 只小鼠），用凡士林涂抹瓶口盖严，使之不漏气，立即计时。以呼吸停止为判断死亡指标，记录小鼠因缺氧而死亡的时间。
5. 与对照组比较并进行统计学处理　t 检验。
6. 结果记录　记录每只小鼠的存活时间，计算平均值和标准差填入表 2-1-18 中。

表 2-1-18　人参水提取物对小鼠常压缺氧条件下存活时间的影响

组别	动物数	剂量	存活时间
空白对照组			
阳性药对照组			
人参水提取物组			

【注意事项】

实验过程中，应注意：①所用容器必须密闭不漏气，且容量相等；②小鼠最好使用同一性别，且体重相差不超过 2 g，每个广口瓶只放 1 只小鼠；③钠石灰吸水和二氧化碳变色以后应立即更换。

【思考题】

1. 人参对小鼠耐常压缺氧的影响及其机制是什么？
2. 瓶中放钠石灰的作用是什么？

实验二十八　不同给药剂量对药物作用的影响

【实验原理】

安钠咖是中枢兴奋药，不同剂量作用于中枢将产生不同的效应。小剂量时作用于大脑皮质高位的中枢，促使大脑精神兴奋，解除疲劳；增大剂量则兴奋延髓呼吸中枢及血管运动中枢；中毒剂量会引起头痛、烦躁不安、呼吸急促、精神错乱，甚至抽搐、惊厥、昏迷不醒等。

【实验目的】

观察不同给药剂量对药物作用的影响。

【实验对象】

小鼠 21 只，雌雄均可，体重 18~22 g。

【实验药品与器材】

0.5%、2%、4% 安钠咖溶液，电子天平，1 mL 注射器。

【实验方法、步骤和项目】

1. 称重与编号　取小鼠 21 只，随机分为 0.5%、2% 和 4% 剂量组，每组 7 只，称重、标记、编号，观察正常活动情况。

2. 给药　给 0.5%、2% 和 4% 剂量组小鼠分别腹腔注射 0.5%、2%、4% 安钠咖溶液，注射剂量为 0.1 mL/10 g 体重。

3. 观察并记录药物反应　观察给药后各组小鼠的活动情况，记录出现反应的时间和反应的症状，比较各鼠出现反应的快慢和程度。并将结果填入表 2-1-19。

表 2-1-19　不同剂量安钠咖对小鼠活动的影响

小鼠编号	剂量（mL/10 g）	药物反应	
		给药前	给药后
1			
2			
3			

【注意事项】

实验过程中，应注意：①药物要准确注射到腹腔，给药剂量要准确。②注意记录给药时间，比较各小鼠出现反应的严重程度和发生快慢。

【思考题】

1. 三组小鼠为何出现不同的反应情况？什么原因导致？
2. 通过本次实验，你对安全用药有什么认识？

实验二十九　联合用药引起的药物相互作用

【实验原理】

两种或两种以上药物联合应用时，有的药物之间可产生相互影响和干扰，从而改变或影响药物的药代动力学或药效学，产生协同或拮抗作用。

【实验目的】

观察联合用药时，药物间的协同作用情况。

【实验对象】

小鼠 20 只，雌雄均可，体重 18~22 g。

【实验药品与器材】

0.2% 戊巴比妥钠溶液，麻醉乙醚，生理盐水，大烧杯，电子天平，注射器，标记液，鼠笼。

【实验方法、步骤和项目】

1. 称重与编号　20 只小鼠分为 0.2% 戊巴比妥钠溶液组和生理盐水组，各组小鼠 10 只，称重、标记、编号，观察正常活动并记录。

2. 给药　分别腹腔注射：0.2% 戊巴比妥钠溶液组小鼠注射 0.2% 戊巴比妥钠溶液（0.1 mL/10 g）；生理盐水组小鼠注射生理盐水（0.1 mL/10 g）。30 min 后，将浸有乙醚的棉球分别放入烧杯内，并用一棉球将烧杯通气孔塞住。

3. 结果观察与记录　观察两只小鼠被麻醉的情况，待完全麻醉后分别将小鼠取出，并记录麻醉时间。继续观察两只鼠的恢复情况，记录恢复时间，并自行设计记录表填入实验数据。

4. 实验结果分析、讨论　每组同学就本组实验结果进行分析、总结。

【注意事项】

实验过程中，应注意：①注意给药剂量要准确。②给药方式要准确，不能误注射入血管。③乙醚的麻醉诱导期和苏醒期较长，因此实验观察的时间不能太短。

【思考题】

各实验小组就本次实验进行讨论，根据实验结果，分析出现该结果的原因。若没有预期结果，总结失败的原因。

数字课程学习

📥 教学 PPT　　　📖 拓展阅读

第二章　Ⅱ级实验

实验一　神经干动作电位、传导速度和不应期的测定

【实验原理】

如果将两个引导电极置于兴奋性正常的神经干表面，兴奋波先后通过两个电极处，便引导出两个方向相反的电位波形，称为双相动作电位。如果将两个引导电极之间的神经纤维完全损伤，兴奋波只通过第一个引导电极，不能传至第二个引导电极，则只能引导出一个方向的电位偏转波形，称为单相动作电位。神经干由许多神经纤维组成，故神经干动作电位与单根神经纤维的动作电位不同，神经干动作电位是由许多不同直径和类型的神经纤维动作电位叠加而成的综合性电位变化，称复合动作电位。

神经干动作电位幅度在一定范围内可随刺激强度的变化而变化。用中等强度的电流刺激神经干表面，可在记录电极下记录到神经干动作电位，但在该神经干动作电位被记录之前便先出现了刺激伪迹，刺激伪迹是刺激电流沿神经干表面的电解质液传导到记录电极下而被引导、放大出来的电信号。动作电位在神经干上传导有一定的速度，由于电流的传导速度接近于光速，所以刺激伪迹也几乎与刺激信号同时出现。刺激伪迹可以作为刺激的标志，用来观察潜伏期的长短。

不同类型的神经纤维传导速度不同，取决于神经纤维的直径、有无髓鞘、环境温度等因素。蛙类坐骨神经干以 Aα 类纤维为主，传导速度为 35～40 m/s。测定神经冲动在神经干上传导的距离（s）与通过这段距离所需时间（t），神经冲动的传导速度（v）可根据 $v = s/t$ 求出。

（一）蛙坐骨神经双相、单相动作电位测定

【实验目的】

①学习离体神经干双相和单相动作电位的记录方法；②分析和判别动作电位的波形，测量其波幅、时程及潜伏期。

【实验对象】

蟾蜍或蛙。

【实验药品与器材】

林格液，BL-410 生物信号记录分析系统，蛙类手术器械，标本屏蔽盒，带插头的连接导线。

【实验方法、步骤和项目】

1. 蛙坐骨神经标本的制备。
2. 连接实验装置，按图 2-2-1 所示连接实验装置，标本屏蔽盒内的 s_1 和 s_2 为刺激

电极，用屏蔽导线（两芯）与计算机的刺激输出插口相连；r_1 和 $r_{1'}$ 是一对记录电极，用同样的导线连至计算机的信号输入插口；r_2 和 $r_{2'}$ 为另一对记录电极，本实验可不用（图 2-2-1）。

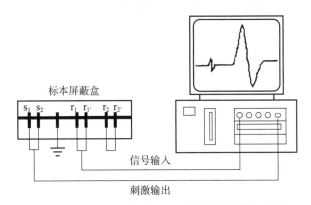

图 2-2-1　神经干动作电位实验装置及连接示意图

3. 仪器及参数调节

（1）开启主机与显示器电源开关，启动 BL-410 系统，显示图形用户界面与主菜单，进入监视状态。

（2）选择刺激参数单个方波刺激，振幅预置为 0.5～1.0 V，波宽为 0.2～0.5 ms。

（3）信号增益设置增益选择 2→CH1→1 左右。

4. 将神经干标本置于屏蔽盒内，与刺激电极、接地电极、引导电极均接触良好。经常用林格液使神经干保持湿润，提取神经干时必须用镊子夹持结扎线头，切不可直接夹神经干。

5. 观察神经干动作电位的幅度，一定范围内其幅度可随刺激强度变化而变化，并记下一定波宽时的阈刺激（threshold stimulus）和最大刺激（maximal stimulus）强度数值。

6. 观察双相动作电位波形，测量最大刺激时双相动作电位的整个波幅和持续时间数值。

7. 观察单相动作电位，用镊子将两个记录电极之间的神经夹伤或用药物（普鲁卡因）局部阻断神经纤维的机能活动后记录单相动作电位。测量最大刺激时单相动作电位的振幅和持续时间。

8. 观察动作电位幅值与刺激强度之间的关系，在产生单相动作电位的基础上，调节刺激输出强度，使之从小到大变化，可观察到动作电位的幅度逐渐增大的过程（图 2-2-2）。

【注意事项】

实验过程中，应注意：①在分离神经干过程中切勿损伤神经组织，以免影响实验效果；②神经组织或两端的结扎线不可碰在屏蔽盒壁上，也不要把神经干折叠在电极上，以免影响动作电位的大小及波形；③刺激神经时，其强度应由弱至强逐步增加，以免过强刺激伤害神经标本。

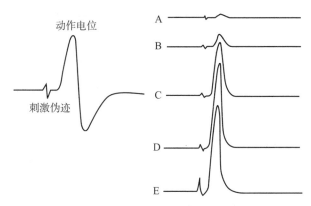

图 2-2-2 双相和单相动作电位波形

【思考题】
1. 何谓刺激伪迹？有何意义？
2. 随着刺激强度的逐步增加，神经干动作电位的幅度和波形有何变化？为什么？
3. 神经干双相动作电位的前后有何不同？为什么？
4. 两个记录电极之间损伤神经后，为什么只出现单相动作电位？

（二）蛙坐骨神经兴奋传导速度和不应期测定

【实验目的】
①学习神经干动作电位传导速度和不应期的测定方法；②观察低温对神经冲动传导速度的影响。

【实验对象】
蟾蜍或蛙。

【实验药品与器材】
林格液；BL-410生物信号记录分析系统，蛙类手术器械，标本屏蔽盒，电极导线，直尺。

【实验方法、步骤和项目】
1. 蛙坐骨神经标本的制备
2. 连接实验装置　将制备好的神经干标本平直置于标本屏蔽盒内的电极上，将记录电极 r_1 和 r_1' 连至计算机生物信号记录分析系统的 CH1 信号输入插口，另一对记录电极 r_2 和 r_2' 连至 CH2 信号输入插座。刺激电极 s_1 和 s_2 连至刺激输出口，接地电极连接地线。如图 2-2-3。
3. 仪器及其参数　按记录神经干动作电位的方法设置其参数，只是增加了一对记录电极 r_2 和 r_2'，也按 r_1 和 r_1' 的参数设置。
4. 启动计算机生物信号记录分析系统的触发采样　用鼠标点击单刺激，程序发出刺激信号，可在显示器第一信道和第二信道上观察到刺激伪迹之后的上、下两个双相动作电位波形。
5. 测定传导速度　按空格键停止采样，再点击菜单中的"测量"进入测量状态，用光标测出上下两个动作电位同相波峰的时间差，再按"V"键（测速键）并输入两对引导电极之间的距离 d（r_1~r_2 之间的距离），即可自动计算出该段神经干的传导速度。

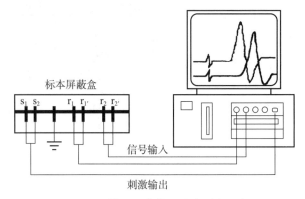

图 2-2-3 神经兴奋传导速度测定示意图

6. 按打印键 F9，打印出实验结果。

7. 观察温度对传导速度的影响　用盛有冰块或冰水的小试管靠近该段神经干 1~2 min，再测定其传导速度，与前一速度进行比较。

8. 测定不应期　调整生物信号记录分析系统的刺激输出使之为双脉冲刺激，双脉冲刺激时间间隔为 20 ms，此时显示器上两个同样大小的双相动作电位。实验中如果用镊子将 r_1 和 $r_{1'}$ 之间的神经夹伤后，只产生单相动作电位。

9. 维持同样刺激强度，调节延迟，缩短两个刺激方波之间的时间间隔，使第二个动作电位逐渐向第一个动作电位靠近。当第二个刺激引起的动作电位幅度开始降低时，表明第二次刺激已落入第一次兴奋的相对不应期，此时将两刺激伪迹的时间间隔作为 t_1。继续缩短两刺激脉冲的间隔时间，若第二个动作电位完全消失，表明此时第二个刺激开始落入第一次兴奋后的绝对不应期，将此时两刺激伪迹的间隔时间作为 t_2，即为神经干的绝对不应期；t_1 减去 t_2 的差值，则为神经干的相对不应期（图 2-2-4）。

【注意事项】

实验过程中，应注意：①神经干标本应尽可能长，并经常用林格液湿润，以保持兴奋性良好，但过多的林格液要用棉球吸去；②神经干置于标本屏蔽盒内时，应使其与各电极均保持良好接触；③两对记录电极之间（r_1 和 $r_{1'}$ 到 r_2 和 $r_{2'}$）的距离应尽可能长；④刺激信号应是使神经干产生最大动作电位的最大刺激强度。

【思考题】

1. 本次实验所测得的坐骨神经干传导速度是其中哪一种纤维的传导速度？

2. 当两刺激的间隔时间逐渐缩短时，第二个动作电位如何变化？为什么？

3. 如果将神经干标本置于 4℃ 的林格液中浸泡后，神经冲动的传导速度有何改变？为什么？

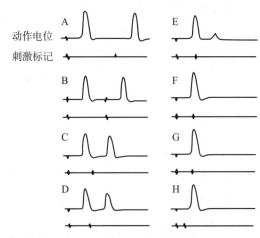

图 2-2-4 双脉冲刺激神经兴奋不应期

A~H：条件性刺激与检验性刺激的时间间隔逐渐缩短后，第二个动作电位波形的变化

实验二　电刺激与骨骼肌收缩活动的关系

【实验原理】

组织兴奋与刺激强度、刺激持续时间和强度—时间的变化率相关。单根神经纤维或肌纤维对刺激的反应是"全或无"式的。但在坐骨神经–腓肠肌标本中，则表现为一定范围内肌肉收缩的幅度同刺激神经的强度成正比。坐骨神经干中含有数十万条神经纤维，弱刺激只能使其中少量兴奋性高的神经纤维先兴奋，随着刺激强度增大，发生兴奋的神经纤维数目增多，其所引起收缩的肌纤维数目亦增多，故肌肉收缩幅度也随之而增加，最终达到最大收缩。其收缩规律是随着刺激频率的增加肌肉的反应依次表现为单收缩、不完全强直收缩和完全强直收缩，肌肉收缩的幅度也增大。

【实验目的】

①观察电刺激强度的变化对骨骼肌收缩张力的影响，理解阈上刺激和最大刺激的概念；②观察电刺激频率的变化对骨骼肌收缩形式的影响，记录骨骼肌单收缩、复合收缩和强直收缩，分析骨骼肌产生不同收缩形式的基本条件。

【实验对象】

蟾蜍或蛙。

【实验药品与器材】

林格液，BL-410生物信号记录分析系统，蛙类手术器械，肌动器，张力换能器，铁支架，双凹夹。

【实验方法、步骤和项目】

1. 制备坐骨神经–腓肠肌标本。

2. 固定标本：将坐骨神经–腓肠肌标本固定于肌动器，将坐骨神经置于肌动器的刺激电极上，股骨残端固定于肌槽的小孔内。腓肠肌跟腱的结扎线与张力换能器的应变梁相连，将张力换能器固定于铁支架的双凹夹上，暂不拉紧扎线。

3. 仪器连接

（1）张力换能器的插头插入生物信号记录分析系统的信号输入插座，描记腓肠肌的收缩曲线。调零后进入记录状态。

（2）肌动器上的刺激电极的插头插入生物信号记录分析系统的刺激输出插孔。

4. 改变刺激强度，记录肌肉的收缩张力曲线

（1）移动双凹夹，稍拉紧（松紧适宜）结扎线。

（2）刺激设置：单次方式，波宽 0.5 ms，刺激强度从零开始逐渐增大，刚能引起腓肠肌收缩的刺激强度为阈强度（阈值）。强度达到阈值的刺激为阈刺激。

（3）刺激强度逐步增大，可记录到收缩曲线逐步升高的曲线图，直到最后收缩曲线的幅度不再随刺激强度的增加而升高，刚使收缩曲线达到最高的最小刺激强度的刺激，即为最大刺激。

5. 改变刺激频率，记录肌肉的单收缩和复合收缩张力曲线。

（1）用中等强度的阈上刺激作用于坐骨神经，刺激的间隔时间长于肌肉的收缩时程，可描记肌肉的单收缩张力曲线。

（2）改用同样强度的连续电脉冲刺激，使刺激频率按 1 Hz、2 Hz、5 Hz、10 Hz、15 Hz、20 Hz、25 Hz、30 Hz 逐渐增加作用于坐骨神经，分别记录不同频率时肌肉收缩曲线，观察不同刺激频率时肌肉收缩形式的变化。如图 2-2-5。

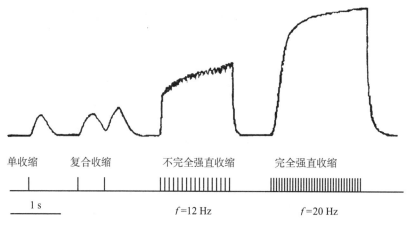

图 2-2-5 不同刺激频率时肌肉收缩曲线

【注意事项】

实验过程中，应注意：①实验中每次肌收缩后必须间隔一定的时间（0.5~1 min）再给刺激，以保证肌肉的收缩力和兴奋性；②经常用林格液润湿标本，以便保持更好的兴奋性；③频率选择由低开始逐渐增加，每种频率的刺激持续时间不宜过长，以出现理想的收缩曲线即可；④若肌肉在未给刺激时即出现挛缩，可能是仪器漏电所引起，应检查仪器接地是否良好。

【思考题】

1. 实验过程中组织的阈值是否会改变？为什么？
2. 一定范围内刺激的强度增加，肌肉收缩的幅度有何变化？为什么？
3. 随着刺激频率的增高，肌肉收缩的形式有何变化？为什么？

实验三 负荷对肌肉收缩的影响

【实验目的】

①观察前负荷及后负荷对肌肉收缩的影响；②了解负荷与肌肉收缩的关系。

【实验对象】

蟾蜍或蛙。

【实验药品与器材】

林格液，生物机能实验系统，位移换能器，万能支架，蛙类手术器械 1 套。

【实验方法、步骤和项目】

1. 坐骨神经-腓肠肌标本制作。
2. 标本的安置 将坐骨神经-腓肠肌标本的一端固定于支架上端的横梁上。下端肌腱的结扎线与位移换能器的应变梁连接后再与砝码架相连接。砝码架可由下方的后负荷托盘托起。将两个针形电极插入腓肠肌内,以备施加刺激。实验装置如图 2-2-6 肌肉负荷实验装置见图 2-2-7 所示。

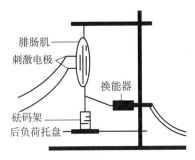

图 2-2-6　实验装置示意图

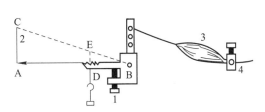

图 2-2-7　肌肉负荷实验装置

1. 后负荷螺丝；2. 收缩曲线；3. 骨骼肌；4. 神经

3. 生物机能实验系统的设置　打开计算机,运行生物机能实验系统。利用"第一通道"记录输入信号,并将其纵坐标的单位转换为位移(mm)。设置"刺激方式"为单位,"刺激时间"为 0.2 ms,"刺激强度"为 3 V。点击"开始记录"按钮,进入实验监视。

4. 观察前负荷对肌肉收缩的影响　先使后负荷托盘脱离砝码架,将一个 5 g 的砝码放在砝码架上。调整后负荷托盘的位置,恰好接触砝码架,再加 35 g 砝码。刺激一次,计算机屏幕上显示出一条曲线,此为反映肌肉收缩幅度的曲线。移去所有砝码,再次使后负荷托盘脱离砝码架,取 10 g 砝码放在砝码架上。调整后负荷托盘的位置,恰好接触砝码架,另加 30 g 砝码。刺激一次,得到第二条收缩曲线。如此反复进行,每次收缩前增加前负荷 5 g,而保持后负荷(40 g)不变,直到前负荷达到 40 g。

5. 观察后负荷对肌肉收缩的影响　给肌肉施加适宜的前负荷,以保持肌肉的初长度不变。然后调节后负荷托盘的位置,使其恰好接触砝码架。然后,分别在砝码架上放置 5 g、10 g、15 g 直至 40 g 砝码,并依次刺激肌肉,记录腓肠肌在不同后负荷时的收缩曲线。保存实验结果,退出实验系统。

6. 计算腓肠肌在不同前、后负荷条件下所做的机械功　利用实验系统的"两点间测量"功能测出腓肠肌每次收缩时缩短的距离(从收缩前的基线水平至收缩峰的距离)。肌肉收缩的力量即每次收缩提起的量(后负荷)。根据物理学公式,功等于与物体在力的方向上通过的距离的乘积,可以计算出肌肉每次收缩所做的功。将以上数据分别填入表 2-2-1 和表 2-2-2。

表 2-2-1　不同前负荷对肌肉做功的影响

前负荷(g)	后负荷(g)	位移(mm)	做功(J)
5			
10			
15			
20			

续表

前负荷（g）	后负荷（g）	位移（mm）	做功（J）
20			
25			
30			
35			
40			

表 2-2-2　不同后负荷对肌肉做功的影响

后负荷（g）	前负荷（g）	位移（mm）	做功（g·mm）
5			
10			
15			
20			
25			
30			
35			
40			

7. 制图获取做功最大时的前、后负荷　用坐标纸分别画出肌肉做功随前负荷和后负荷变化的曲线，横坐标代表负荷，纵坐标代表所做之功。找出肌肉做功最大时的前负荷与后负荷。

【注意事项】

实验过程中，应注意：①制备标本时尽量避免手和金属器件触碰腓肠肌；②实验中经常滴加林格液以防标本干燥甚至丧失兴奋性；③每次刺激之后，应让肌肉有相同的休息时间（0.5～1 min）。

【思考题】

1. 试用肌肉收缩的相关机制分析不同前负荷对肌肉收缩的影响，解释为何在最适前负荷条件下能产生最大收缩幅度。

2. 当改变后负荷时，肌肉收缩的张力、速度和缩短距离有何变化？由此说明后负荷与肌肉收缩的力学关系。

实验四　血液凝固及其影响因素

【实验目的】

以发生血液凝固的时间为指标，观察某些条件（温度等）和某些药物对血液凝固速度的影响，分析其影响机制。

【实验动物】

家兔。

【实验药品与器材】

棉花，液体石蜡，肝素草酸钾，家兔脑粉，生理盐水，冰块，家兔手术器械，小烧杯2个，竹签，清洁小试管10支，0.5 mL吸管，滴管，秒表，水浴装置1套。

【实验方法、步骤和项目】

1. 分离一侧颈总动脉进行动脉插管。

2. 松开动脉夹取血（也可从心脏采血）。

3. 观察纤维蛋白原在凝血过程中的作用 取兔动脉血10 mL，分别注入两个小烧杯，一杯静置，另一杯用竹签轻轻搅拌，数分钟后，玻棒或竹签上结成红色血团，用水冲洗，观察竹签上残留物的形状，然后比较两杯的情况。

4. 血液凝固的加速或延缓 取8支干净的小试管，按表2-3准备各种不同的实验条件。取注入准备好的8支试管中，每管各1 mL，每30 s倾斜试管1次，观察是否发生凝固，直至血液不再流动为止，记录血液凝固的时间并分析原因。填入表2-2-3。

表2-2-3 影响血液凝固的因素

实验条件	血液凝固时间	解释
① 不加其他物质		
② 加少许家兔脑粉		
③ 加棉花少许（或木屑）		
④ 用液体石蜡润滑试管内表面		
⑤ 保温于37℃水浴槽中		
⑥ 置于冰浴槽中		
⑦ 加肝素8U		
⑧ 加草酸钾1~2 mg		

【注意事项】

实验过程中，应注意：①每只试管的血量适宜，不宜过多或过少；②试管、注射器及小烧杯必须清洁、干燥；③准备充分，明确分工，准确计时，将血液加入各试管，由一位同学负责每隔30 s一次，其他同学各观察1~2支试管的血液凝固并记录血液凝固的时间。

【思考题】

1. 分析上述各因素影响血液凝固时间的机制。

2. 为什么去除了纤维蛋白的血液不会凝固？

附：家兔脑粉的制备

将新鲜兔脑彻底剥去软脑膜及血管网，用生理盐水洗净，置乳钵研碎，加入丙酮，再研磨搅拌至浓粥状，净置数分钟后，弃去上清丙酮，如此反复4~5次，使脑组织完全脱水成灰白色微细粉末状，用滤纸过滤，收集干粉。然后在空气中干燥成为无黏着性的颗粒状粉末为止。将干脑粉装瓶密封，保存于普通冰箱内，其活性可保持半年，若潮湿、氧化成褐色，则不能再用。

实验五 蛙心灌流

【实验原理】

作为蛙心起搏点的静脉窦能按一定节律自动产生兴奋。因此，只要将失去神经支配的蛙心保持在适宜的环境中，在一定时间内仍能产生节律性兴奋和收缩活动。心肌细胞和骨骼细胞都是以 Ca^{2+} 作为兴奋收缩偶联媒介的。心肌细胞横管系统发达，心肌兴奋收缩偶联过程高度依赖细胞外液 Ca^{2+} 的内流，细胞外液 Ca^{2+} 浓度升高，可增强心肌收缩力。心肌兴奋时，细胞外 Ca^{2+} 经 L 型钙通道流入胞质后，触发肌质网释放大量 Ca^{2+}，使胞质内可利用 Ca^{2+} 浓度升高而引起心肌收缩。如果细胞外液中 Ca^{2+} 浓度过高，超过了钙泵的转运能力，Ca^{2+} 与肌钙蛋白的结合得不到解离，表现为收缩增强，舒张不完全。

去甲肾上腺素和肾上腺素都能与心脏 $β_1$ 受体结合，通过 G 蛋白 –AC–cAMP–PKA 通路，使胞内 cAMP 水平升高，PKA 活性增高。一方面，心肌细胞膜 L 型钙通道磷酸化而被激活，Ca^{2+} 内流增加，产生正性变力作用。另一方面，PKA 还可使受磷蛋白磷酸化，使之与纵行肌质网（LSR）膜中的钙泵解离，钙泵活性增强，加快舒张期 LSR 回收 Ca^{2+} 的速度。当细胞外高钾时，K^+ 与 Ca^{2+} 有竞争性拮抗作用，使进入细胞内 Ca^{2+} 减少，心肌的兴奋收缩偶联过程减弱，心肌收缩力降低。

【实验目的】

①学习离体蛙心的灌流方法；②观察灌流液中钾、钠、钙三种离子浓度的改变及肾上腺素、乙酰胆碱等因素对心脏收缩活动的影响。

【实验对象】

蟾蜍或蛙。

【实验药品与器材】

林格液，0.65% NaCl，1% KCl，2% $CaCl_2$，10^{-4} mol/L 肾上腺素，10^{-5} mol/L 乙酰胆碱，BL-410 生物信号分析系统，张力换能器，蛙类手术器械，蛙心夹，蛙心插管，双凹夹，铁支架，蛙板，试管夹，小烧杯，滴管，丝线。

【实验方法、步骤和项目】

1. 制备离体心脏标本。

2. 连接实验装置　用试管夹夹住蛙心插管，通过双凹夹将其固定于铁支架上。用带线的蛙心夹于心舒张期夹住心尖部，丝线连于下方的张力换能器应变梁上，张力换能器的输出导线连于生物信号记录分析系统信号输入插座上（图 2-2-8）。

3. 打开主机和显示器电源开关，启动 BL-420 系统，显示图形用户界面及主菜单，进入实验状态。

4. 描记蛙心脏收缩张力对照曲线，注意观察心搏频率（曲线的疏密）及心肌收缩力的强弱（曲线的幅度）。

5. 将蛙心插管内的林格液全部吸出，换为 0.65% NaCl 溶液，观察心脏收缩曲线的变化。

6. 将 0.65% NaCl 溶液全部吸出，用林格液换洗数次，待收缩力恢复后，向林格液滴中加 1% KCl 溶液 2 滴，观察心脏收缩曲线的变化。待曲线变化明显后，立即将插管内液

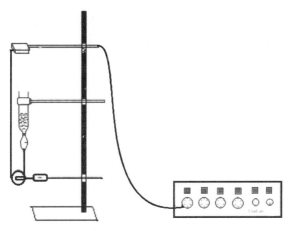

图 2-2-8　离体蛙心灌流实验装置连接示意图

体吸出，用林格液反复换洗，直至心脏收缩曲线恢复。

7. 向插管林格液内滴加 2% $CaCl_2$ 溶液 2 滴，观察心脏收缩曲线的变化。曲线变化明显后，处理方法同步骤 6。

8. 向插管林格液内滴加 10^{-4} mol/L 肾上腺素 2 滴，观察心脏收缩曲线的变化。曲线变化明显后，处理方法同项目（3）。

9. 冲洗插管后，向插管内滴加 10^{-5} mol/L 乙酰胆碱两滴，观察心脏收缩曲线的变化。待曲线变化明显后，吸出插管内液体并反复冲洗。

【注意事项】

实验过程中，应注意：①实验过程中始终保持蛙心插管内液平面一致，以排除负荷改变对心脏活动的影响；②每个项目的结果变化明显后，应立即吸出插管内灌流液，然后用林格液反复冲洗，直至心搏曲线恢复到对照状态，方可进行下一实验项目；③每种试剂或药物的吸管应专用，不可混淆，以免影响实验结果；④经常向心脏表面滴加少量林格液，以免标本干燥；⑤每项实验应做好标记；⑥换能器头端应稍向下倾斜，以免液体流入换能器。

【思考题】

1. 用 0.65% NaCl 替换林格液后，心脏收缩曲线有何变化？为什么？
2. 滴加 1% KCl 后，心脏收缩曲线有何变化？为什么？
3. 滴加 2% $CaCl_2$ 后，心脏收缩曲线有何变化？为什么？
4. 滴加肾上腺素后，心脏收缩曲线有何变化？为什么？
5. 滴加乙酰胆碱后，心脏收缩曲线有何变化？为什么？

实验六　期前收缩与代偿性间歇

【实验原理】

与骨骼肌细胞相比，心肌细胞兴奋性周期中的有效不应期特别长，一直延续到心肌收缩活动的舒张早期。因此心肌不会发生完全强直收缩，而始终进行收缩和舒张交替的活动，从而保证心脏泵血活动的正常。如果在心室肌的有效不应期后的下一次窦房结兴奋到达前，心室受到一次外来刺激，则可提前产生一次兴奋和收缩，称为期前收缩（premature systole）。当期前兴奋后的一次窦房结兴奋传到心室时，如果正好落在期前兴奋的有效不应期内，则此次将不能引起心室的兴奋和收缩，形成一次兴奋和收缩的"脱失"，须待再下一次窦房结的兴奋传来时才能引起兴奋和收缩，出现一段较长的心室舒张期，称为代偿性间歇（compensatory pause）。

【实验目的】

学习在体蛙心心搏曲线的记录方法，通过在心脏活动的不同时期给予刺激，观察期前收缩与代偿性间歇，了解心肌兴奋性的特点，验证心肌有效不应期特别长的特征。

【实验药品与器材】

BL-420生物机能实验系统，张力换能器，刺激电极，铁支架，双凹夹，蛙类手术器械一套，蛙板，蛙钉，蛙心夹，棉线，滴管，林格液。

【实验方法、步骤和项目】

1. 破坏蟾蜍的脑和脊髓。将其仰卧位固定于蛙板上，从剑突下向上呈"V"形剪开皮肤，提起剑突，将粗剪刀伸入胸腔内，紧贴胸壁（避免损伤心脏和血管）沿中线打开胸腔，剪掉胸骨。将两前肢向外拉开用蛙钉固定，尽量打开胸腔。用眼科镊提起心包膜，并用眼科剪刀仔细剪开心包，暴露出心脏。

2. 用蛙心夹在心室舒张期夹住心尖约1 mm，将蛙心夹上的线与换能器感应片相连，换能器连入BL-420生物机能实验系统的输入通道，刺激电极固定于铁支架上，并使心室恰好处于刺激电极的两根极丝之间，无论心室收缩和舒张时，均能与两极相接触，连接好装置。

3. 打开计算机，进入BL-420生物机能实验系统操作界面，找到期前收缩和代偿性间歇实验项目。

4. 记录一段正常心搏曲线，分清收缩相和舒张相。

5. 用中等强度的单个阈上刺激，分别在心室的收缩期和舒张早期给予刺激，观察能否引起期前收缩。

6. 用中等强度的单个阈上刺激，在心室舒张中后期给予刺激，观察能否引起期前收缩。

7. 若刺激产生了期前收缩，是否出现代偿性间歇。

【注意事项】

实验过程中，应注意：①用蛙心夹夹住心尖时应当避免刺破心脏；②实验过程中，要经常用林格液保持心脏的湿润；③每刺激一次心室后，要让心脏恢复2~3次正常搏动后，再行下一次刺激。

【思考题】

1. 请阐述期前收缩和代偿间歇产生的原因。
2. 有期前收缩是否一定有代偿间歇？
3. 心率太快或太慢时，对期前收缩和代偿间歇有什么影响及其产生这种变化的原因是什么？
4. 心肌的不应期较长有什么生理意义？

5. 请简述心肌细胞、神经细胞及骨骼肌细胞的电生理特性，以及其与兴奋性周期变化的关系，并比较三者的这些特点的异同点。

实验七　心血管活动的调节、降压神经和膈神经放电

【实验原理】

　　心血管活动的调节包括神经调节、体液调节和自身调节。支配心脏的传出神经为心交感神经和心迷走神经。在动物实验中看到，两侧心交感神经对心脏的支配有所差别。支配窦房结的交感纤维主要来自右侧心交感神经，支配房室交界的交感纤维主要来自左侧心交感神经。右侧迷走神经对窦房结的影响占优势，左侧迷走神经对房室交界的作用占优势。机体对心血管活动的神经调节是通过各种心血管反射实现的，以适应机体所处的状态或环境的变化。这些反射包括颈动脉窦和主动脉弓压力感受性反射、颈动脉体和主动脉体化学感受性反射、眼心反射、心肺感受器引起的心血管反射、躯体感受器引起的心血管反射、内脏感受器引起的心血管反射和脑缺血反应等。降压神经又称主动脉神经，是主动脉区的主动脉弓压力感受器传入神经在颈部单独成的一束神经。

　　呼吸运动的节律来源于呼吸中枢，呼吸肌属于骨骼肌，其活动依赖膈神经和肋间神经的支配。脑干呼吸中枢的节律性活动通过膈神经和肋间神经下传至膈肌和肋间肌，从而产生节律性呼吸肌舒缩活动，引起呼吸运动。因此，引导膈神经传出纤维的放电，可直接反映脑干呼吸中枢的活动，同时加深对呼吸运动调节的认识。

　　（一）动脉血压的调节及药物对血压的影响

【实验目的】

　　①学习哺乳动物动脉血压的直接测量方法；②观察某些因素对家兔心血管活动的影响。

【实验对象】

　　家兔，体重 2~2.5 kg，雌雄均可。

【实验药品与器材】

　　20% 氨基甲酸乙酯溶液，生理盐水，0.5% 肝素生理盐水溶液，0.01% 去甲肾上腺素，0.01% 肾上腺素，0.005% 异丙肾上腺素，0.01% 阿托品，0.01% 乙酰胆碱，1% 酚妥拉明，BL-420E$^+$ 生物机能实验系统，血压换能器，动脉插管，动脉夹，双凹夹，铁支架，三通管，兔手术台，哺乳动物手术器械，照明灯，注射器（1 mL、2 mL、20 mL），有色丝线，纱布，棉球。

【实验方法、步骤和项目】

　　1. 麻醉及固定　按 5 mL/kg 体重的剂量，由家兔耳缘静脉缓慢注入 20% 氨基甲酸乙酯溶液，注射时应密切观察动物的肌张力、呼吸、角膜反射和痛反射。待麻醉后将家兔仰卧位固定于兔手术台上。

　　2. 分离颈部神经和血管　剪去颈部的毛，沿正中线做 5~7 cm 长的皮肤和皮下组织切口，钝性分离肌肉，暴露气管。将左手拇指插入胸锁乳突肌内侧，其余四指放在皮肤外侧并轻轻向上顶起，便可暴露其深部的颈总动脉鞘。仔细识别颈总动脉鞘内的结构：包括颈总动脉、迷走神经、颈交感神经干和降压神经。在分离颈总动脉前，应先仔细辨识以上三

条神经，其中迷走神经最粗，颈交感神经干次之，降压神经最细且常与交感神经紧贴在一起。膈神经先在前斜角肌上端的外侧，继沿该肌前面下降至其内侧，在锁骨下动、静脉之间经胸廓上口进入胸腔，经过肺根前方，在纵隔胸膜与心包之间下行达膈肌（图 2-2-9）。

结构辨认清楚后，先分离右侧减压神经，然后分离右侧迷走神经，最后分离右侧的颈总动脉，分离长度 2~3 cm，穿不同颜色的湿丝线备用。

3. 动脉插管 将右侧颈总动脉的近心端用动脉夹夹闭，结扎其远心端。用眼科剪刀在结扎处与动脉夹之间尽可能靠远心端做一"V"字形切口，向心脏方向插入一充满 0.5% 肝素

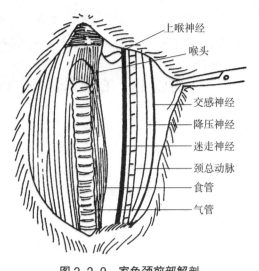

图 2-2-9 家兔颈前部解剖

生理盐水溶液的动脉插管（管内不应有气泡），用线将插管与动脉扎紧，并固定以防插管滑出。缓慢放开动脉夹，调整放大增益，即可记录颈总动脉血压。

4. 正常（对照）血压曲线的观察 辨认血压波的一级波和二级波，有时可见三级波（图 2-2-10）。

5. 夹闭未插管侧的颈总动脉 用动脉夹夹闭右侧颈总动脉 5~10 s，观察血压及心率的变化。

6. 改变体位 迅速抬起家兔的头部，维持 2~5 s，观察血压和心率的变化，然后将动物放平。迅速抬起家兔的后肢，观察血压和心率的变化。

7. 静脉注射、记录和分析

（1）去甲肾上腺素 0.2 mL/kg，记录并分析。

（2）肾上腺素 0.2 mL/kg，记录并分析。

（3）异丙肾上腺素 0.2 mL/kg，记录并分析。

（4）酚妥拉明 0.1 mL/kg，3~5 min 后，静脉注射去甲肾上腺素 0.2 mL/kg，记录并分析。

（5）乙酰胆碱 0.2 mL/kg，记录并分析。

（6）阿托品 0.1 mL/kg，5~10 min 后，静脉注射乙酰胆碱 0.2 mL/kg，记录并分析。

8. 电刺激降压神经 先用双极保护电极间断刺激完整的右侧减压神经，观察血压变

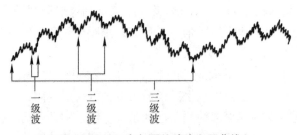

图 2-2-10 家兔颈总动脉血压曲线

化。然后在神经游离段（应有 1.5~2 cm）的中部做双重结扎，在两结扎线的中间剪断剪压神经，以同样的刺激参数分别刺激其中枢端和外周端，观察血压和心率的变化。

9. 电刺激迷走神经　结扎并剪断右侧迷走神经外周端，中等强度间断刺激迷走神经，观察血压和心率的变化。

【注意事项】

实验过程中，应注意：①本实验麻醉应适量，过浅则动物挣扎，过深则反射不灵敏；分离神经时应特别小心，不要过度牵拉致神经损伤而影响实验结果；动脉插管应始终保持与动脉的方向一致，防止动脉插管刺破管壁。②每次实验项目后，应等血压和心率基本恢复并稳定后，再进行下一项实验。

【思考题】

1. 试分析心电图、颈总动脉血压及左心室机械活动之间的关系。
2. 说明各实验因素引起动脉血压变化的机制。
3. 试述大出血（短时出血达 20%）对心血管活动的影响及影响机制。
4. 试分析肾上腺素、去甲肾上腺素、异丙肾上腺素的药理作用及作用机制。

（二）降压神经放电实验

【实验目的】

应用电生理学实验方法记录和观察家兔在体降压神经放电情况，以加深对降压神经的认识，并观察降压神经与血压的关系。

【实验动物】

家兔，体重 2~2.5 kg，雌雄均可。

【实验药品与器材】

生理盐水，医用液体石蜡（加温 38~40℃），20% 氨基甲酸乙酯溶液，肝素，0.01% 去甲肾上腺素，0.01% 乙酰胆碱，BL-420E$^+$ 系统，屏蔽笼，兔台，双极引导电极及支架，血压换能器，哺乳类动物手术器械 1 套，动脉套管，注射器（20 mL、1 mL 各两只，5 mL 1 只），针头，玻璃分针，纱布。

【实验方法、步骤和项目】

1. 麻酸和固定　按 5 mL/kg 体重的剂量，由家兔耳缘静脉缓慢注入 20% 氨基甲酸乙酯溶液，注射时应密切观察动物的肌张力、呼吸、角膜反射和痛反射。待麻醉后将家兔仰卧位固定于兔手术台上。

2. 剪去颈部兔毛，于颈部正中切开皮肤　分离气管，作气管插管。左手握住夹在切口处皮肤和软组织边缘的组织钳，以示指作后衬，使颈部气管旁软组织外翻，此时即可见到一侧的血管神经丛。分离左侧颈总动脉，在肝素化条件下行动脉插管术，记录动脉血压。用玻璃分针仔细分离同侧的降压神经（它在迷走神经、交感神经三者中为最细）。游离降压神经 2 cm 左右，穿两根经生理盐水湿润的线于神经下方备用。在分离神经时，避免损伤血管，并用 38℃ 生理盐水湿润神经。

3. 用玻璃分针轻轻地把降压神经放到引导电极上，并使电极悬空，不要接触周围组织。电极地线连接在兔颈部肌肉上。通过 BL-420E$^+$ 生物机能实验系统记录神经放电。

4. 放开颈总动脉夹，从显示器观察动脉血压，并记录其正常值。

5. 调节监听器增益，使刚能听到类似火车开动的声音。

6. 观察显示器上降压神经的群集放电的节律、波形和幅度。群集放电的节律与心率同步，其幅度为 30~100 mV，大小随血压高低而变。一簇群集放电的波形呈三角形，幅度先大后小（图 2-2-11）。

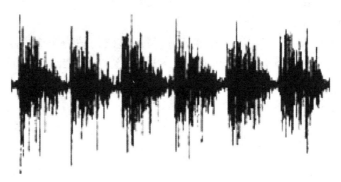

图 2-2-11　降压神经放电

7. 向耳缘静脉注入 0.01% 乙酰胆碱 0.3 mL，观察血压与降压神经群集放电频率的变化以及两者的关系。记录动脉血压，看降低到何种程度时降压神经的群集放电才减少，或完全停止及其恢复过程。

8. 待血压恢复到正常或不再出现大的升降时，由耳缘静脉注入 0.01% 去甲肾上腺素 0.5~1 mL，注意观察血压上升的高度，上升过程中降压神经群集放电频率的变化，何时开始增多，何时不能分辨出群集形式，并持续观察血压恢复至正常为止。

9. 双重结扎降压神经上的备用线，在结扎线间剪断降压神经，分别在中枢端和外周端记录神经放电，观察有何变化。

【注意事项】

实验过程中，应注意：①降压神经标本应注意防止干燥和保温，勿伤及血管，保持标本新鲜，若电压降低，可将引导电极向外周端（近心）移动；②连接血压换能器，可在显示器上同时观察到降压神经放电和血压波动两种信号。

【思考题】

简述降压神经与血压的关系。

（三）膈神经放电

【实验目的】

应用电生理学实验方法记录和观察家兔在体膈神经放电情况，以加深对呼吸肌收缩节律来源的认识。并观察膈神经自发放电与呼吸运动的关系。

【实验对象】

家兔。

【实验药品与器材】

20% 氨基甲酸乙酯，生理盐水，液体石蜡（加温至 38~40℃），尼可刹米注射液，哺乳类动物手术器械，兔手术台，气管插管，神经放电引导电极，压力换能器或呼吸换能器，固定支架，"U"形皮兜固定架，注射器（30 mL、20 mL、1 mL），50 cm 长橡皮管 1 条，玻璃分针，二氧化碳气囊，BL-420E$^+$ 生物机能实验系统。

【实验方法、步骤和项目】

1. 动物准备　家兔1只，称重后，用20％氨基甲酸乙酯按5 mL/kg体重的剂量从兔耳缘静脉缓慢注入，待动物麻醉后，取仰卧位将兔固定于兔手术台上。

2. 手术

（1）气管插管：剪去颈部兔毛，沿颈部正中切开皮肤，用止血钳钝性分离气管，在甲状软骨以下剪开气管，插入"Y"形气管插管，用棉线将气管插管结扎固定。气管插管的两个侧管各连接一长3 cm的橡皮管。将插气管插管的一个侧管尾端的塑料套管连到压力换能器（套管内不充灌生理盐水）上。

（2）分离迷走神经：分离两侧迷走神经，穿线备用。

（3）分离颈部膈神经：膈神经由颈4、5神经的腹支汇合而成。先将动物头颈略倾向对侧，用止血钳在术侧颈外静脉与胸锁乳突肌之间向深处分离直至见到粗大横行的臂丛。在臂丛的内侧有一条较细的由颈4、5神经分出的如细线般的神经分支，即为膈神经。膈神经横过臂丛并和它交叉，向后内侧行走，贴在前斜角肌腹缘表面，与气管平行进入胸腔。用玻璃分针在臂丛上方分离膈神经2～3 cm，穿线备用。

（4）做保护皮兜并安置电极：将颈部皮肤及皮下组织缝在"U"形皮兜固定架上，做成皮兜。皮兜内注满38℃左右液体石蜡，起保温、绝缘及防止神经干燥的作用。用备用线提起膈神经放在引导电极钩上，注意神经不可牵拉过紧。引导电极应悬空并固定于电极支架上，不要触及周围组织，将接地线就近夹在皮肤切口组织上。

3. 连接实验仪器装置

（1）神经放电引导电极接到BL-420E$^+$生物机能实验系统第一信道上，记录膈神经放电。

（2）压力换能器或呼吸换能器输入到BL-420E$^+$生物机能实验系统第二信道上，记录呼吸运动变化。

（3）打开示波器显示，或打开计算机启动BL-420E$^+$生物机能实验系统，点击菜单"实验/实验项目"，按计算机提示逐步进入记录膈神经放电的实验项目。采样参数选择BL-420E$^+$生物机能实验系统。选择扫描速度2.5 s/div、通道1、DC、张力、放大倍数（增益）100、滤波30 Hz（可根据实验实际情况调整各参数）。

4. 正常呼吸时的膈神经放电　观察动物正常呼吸时胸廓运动、呼吸运动和膈神经放电曲线的关系（图2-2-12），通过监听器监听与吸气运动相一致的膈神经放电声音。

5. 增加无效腔时的膈神经放电　于气管插管的另一侧管上连接50 cm长橡皮管1条，观察呼吸运动和膈神经放电曲线的变化。出现明显效应后立即去掉橡皮管，待呼吸运动和膈神经放电曲线恢复正常后再进行下一项内容的观察。

6. 注射尼可刹米后的膈神经放电　由兔耳缘静脉注入稀释的尼可刹米1 mL（内含50 mg），观察呼吸运动和膈神经放电曲线的变化。待呼吸运动和膈神经放电曲线恢复正常后再进行下一项内容的观察。

7. 肺牵张反射时的膈神经放电

（1）肺扩张反射时的膈神经放电观察：一段正常呼吸运动后，在一次呼吸的吸气末，将气管插管的另一侧管（呼吸通气的侧管）连一30 mL注射器（内装有20 mL空气），同时将注射器内事先装好的20 mL空气迅速注入肺内，使肺维持在扩张状态，观察呼吸运动

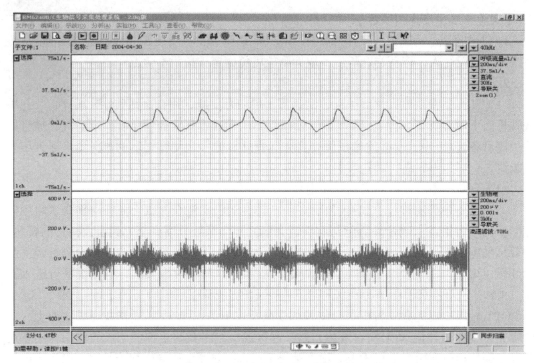

图 2-2-12　兔膈神经群集性放电

和膈神经放电的变化。出现明显效应后立即放开堵塞口。

（2）肺缩小反射时的膈神经放电：当呼吸运动恢复后，于一次呼吸的呼气末，同上用注射器抽取肺内气体约 20 mL，使肺维持在萎缩状态，观察呼吸运动和膈神经放电的变化。出现明显效应后立即放开堵塞口。

8. 二氧化碳浓度升高、低氧、氢离子浓度升高后的膈神经放电　观察二氧化碳浓度升高、低氧、氢离子浓度升高等各种因素变化时膈神经放电的变化。

9. 切断迷走神经前后的膈神经放电　先切断一侧迷走神经，观察呼吸运动和膈神经放电的变化。再切断另一侧迷走神经，观察呼吸运动和膈神经放电的变化。然后用中等强度电流刺激一侧迷走神经中枢端，再观察呼吸运动和膈神经放电的变化。在切断两侧迷走神经后，重复上述肺内注气和从肺内抽气的试验，观察呼吸运动及膈神经放电的改变。

【注意事项】

实验过程中，应注意：①分离膈神经动作要轻柔，分离要干净，不要让凝血块或组织块黏着在神经上。②如气温适宜，可不作皮兜。改用温热液体石蜡条覆盖在神经上。③引导电极尽量放在膈神经远程，以便神经损伤时可将电极移向近端。注意动物和仪器的接地良好，以避免电磁干扰对实验结果的影响。④每项实验做完，待膈神经放电和呼吸运动恢复后，方可继续下一项实验，以便前后对照。自肺内抽气时，切勿抽气过多或抽气时间过长，以免引起家兔死亡。

【思考题】

1. 增加无效腔、注射尼可刹米、切断迷走神经干对呼吸运动的频率、深度和膈神经放电频率、振幅各有何影响？为什么？

2. 本实验结果能否说明膈神经放电与呼吸运动的关系？为什么？
3. 膈神经与迷走神经在肺牵张反射中各起什么作用？为什么？

实验八　苯海拉明对组胺的竞争性拮抗作用（PA_2值测定）

【实验原理】

组胺（histamine）可局部作用于 H_1 受体，引起胃、肠道、气管、支气管平滑肌收缩。H_1 受体阻滞药苯海拉明（diphenhydramine）对组胺具有竞争性拮抗作用，其作用强度可用拮抗参数（PA_2值）来反映。当激动药与拮抗药合用时，拮抗药使两倍浓度的激动药仅产生原浓度激动药的反应水平，此时该拮抗药的摩尔浓度的负对数值为 PA_2 值。本实验通过测定苯海拉明对组胺的拮抗参数 PA_2 值，介绍如何评价拮抗药的作用强度。

【实验目的】

观察组胺对小肠收缩的影响，测定苯海拉明的拮抗参数 PA_2 值。

【实验对象】

豚鼠，体重 300 g 左右，雌雄均可。

【实验药品与器材】

10^{-7} mol/L、10^{-6} mol/L、10^{-5} mol/L、10^{-4} mol/L、10^{-3} mol/L、10^{-2} mol/L、10^{-1} mol/L 磷酸组胺溶液，10^{-5} mol/L、5×10^{-5} mol/L、10^{-4} mol/L 苯海拉明溶液，台氏液，BL-420E$^+$ 生物机能实验系统，恒温水浴箱，麦氏浴槽，张力换能器，手术器械，铁架台，培养皿，注射器。

【实验方法、步骤和项目】

1. 制备肠段　取豚鼠 1 只，击头处死，迅速剖腹，取出回肠，放入盛有台氏液的培养皿中。用注射器吸取台氏液，冲洗肠管至少 3 遍，将肠内容物清除。剪成约 2 cm 长肠段备用。

2. 组胺的小肠收缩作用　将肠段两端结扎，一端固定在浴槽中，另一端固定于换能器上。浴槽中加入 15 mL 台氏液，恒温在 37 ± 0.5℃，通入氧气。待肠段稳定 10 min 后，记录一段基线。然后加入不同浓度的组胺溶液。每次加完后，待肠管张力不再增加，方可加入下一次组胺溶液。记录收缩曲线。

3. 苯海拉明的拮抗作用　用台氏液冲洗浴槽 3 次，浴槽内溶液仍为 15 mL，加入 10^{-5} mol/L 苯海拉明 0.2 mL，待肠管稳定 5 min 后，依上述方法加入不同浓度的组胺溶液，记录收缩曲线。再次冲洗浴槽，加入 5×10^{-5} mol/L 苯海拉明 0.2 mL，待肠管稳定 5 min，依上述方法加入不同浓度组胺溶液，记录收缩曲线。与上述类似，冲洗浴槽后，加入 10^{-4} mol/L 苯海拉明 0.2 mL，记录收缩曲线。

4. 计算 PA_2 值　可利用 BL-420E$^+$ 生物机能实验系统计算，亦可使用三点法、Scott 比值法进行计算。

（1）先测量组胺各累积浓度的收缩反应强度，然后以效能为 100% 计算。

（2）求出各浓度的反应百分率，以组胺终浓度为横坐标，反应百分率为纵坐标在微机或坐标纸上给出量曲线，从量曲线上分别求出使用拮抗剂前后激动剂引起 50% 反应所需的剂量（ED_{50}），代入公式计算 PA_2 值。

$$PA_2=\log(E'/E-1)-\log c$$

式中，E' 为有拮抗剂时激动剂的 ED_{50}；E 为无拮抗时激动剂的 ED_{50}；c 为拮抗剂的摩尔浓度。

【注意事项】

实验过程中，应注意：①制备肠段时，注意操作规范，尽量避免损伤，以免影响后续收缩功能的测定；②加入的药量必须准确，药液可以直接加在浴槽内溶液的液面上。

【思考题】

试述竞争性拮抗剂与非竞争性拮抗剂的区别。

实验九　药物半数致死量的测定

【实验原理】

半数致死量（LD_{50}）是指能引起 50% 的实验动物死亡的药物剂量，属质反应资料类型，其实验结果只有质的区别，而无具体的测量值。其数据是通过计数（即属阳性反应的个数）而取得的，通常以百分率（%）或小数来表示。LD_{50} 是衡量药物的急性毒性大小与效应力强弱的重要指标，是评价药物优劣的重要参数。LD_{50} 越大表示毒性越小。与 LD_{50} 意义相近的还有半数有效量（ED_{50}）。ED_{50} 是引起半数实验动物产生阳性效应的剂量。它是衡量药物效应力强弱的重要指标，ED_{50} 越小，药效越强。LD_{50} 和 ED_{50} 的比值称为药物的治疗指数（TI）。通常以此指标表示药物的安全性大小，越大越安全，但有些药物仅用 TI 又不能完全表示出药物安全性之大小。因此，安全性还参考 1% 的致死量（LD_1）与 99%（ED_{99}）有效量的比值或 5% 致死量（LD_5）与 95% 有效量（ED_{95}）的比值（图 2-2-13）。

LD_{50} 的测定方法很多，较为常用的有寇氏法、简化概率单位法、序贯法、孙瑞元点斜法和 Bliss-Finney 法。本实验采用序贯实验法与分组实验法。其计算方法可有 20 多种，其中以 Bliss 法在数理上最为严谨，结果很精密，但步骤多，计算繁复，对学生负担重。点斜计算法（综合法），是一种计算简便，精确性好，又可计算全部参数的一种计算法，优于其他测定方法。序贯法，用动物少是此法最大优点，但它只是应用于作用出现快的药物，本实验重点介绍此种计算法。

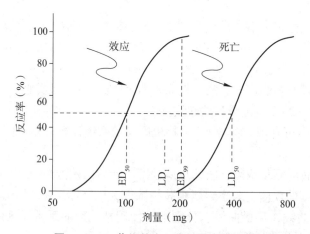

图 2-2-13　药物效应和毒性的量效曲线

【实验目的】

了解药物半数致死量（LD_{50}）测定的原理、方法、计算过程、意义。

【实验对象】

小鼠，体重 18～25 g，雌雄各半，实验前禁食 12 h，不禁水。

【实验药品与器材】

普鲁卡因，小鼠笼，大镊子，天平，量筒，注射器（1 mL）。

【实验方法、步骤和项目】

1. 预实验

（1）探索剂量范围：先找出 100% 与 0 的致死量（或阳性反应的剂量）为实验的上下限剂量（D_{max} 和 D_{min}）。取动物若干，每 4 只一组，按估计量给药，如出现 4/4 死亡时，下一组剂量降低，当出现 3/4 死亡时，则上一剂量为 D_{max}；如降低一剂量出现的死亡率为 2/4 或 1/4 时，应考虑到 4/4 死亡剂量组在正式实验时可能出现死亡率低于 70%，为慎重起见可将 4/4 死亡剂量乘以 1.4 倍，作为 D_{max}。同法找出 D_{min}。

（2）选择合适的剂量分组方案：组数（G）以 5～8 组为宜，组间剂量公比为 r。在确定组数后，按下列公式求算 r。

$$r = (D_{max}/D_{min})\ 1/(G-1)$$

再按公比计算各组剂量 D_1，D_2，D_3，……，D_m，其中 $D_1 = D_{min}$，为最小剂量，$D_2=D_1X_r$，$D_3=D_2X_r$，……，$D_m=D_m-1X_r$。

2. 正式实验

（1）拟定鼠所需剂量：根据预实验结果，本实验采用组间对数剂量的等差值为 0.05。先以体重分区（区数等于每组内动物数），然后每个区内动物随机分组，这样就能保证每个剂量药物组内动物体重均衡。

（2）给药：药量计算，已知动物体重为 25 g，给药剂量为 110.8 mg/kg，普鲁卡因药液溶度为 1%，给药量为多少？

0.025 kg × 110.8 mg/kg = 2.77 mg

1% 含量是指每 100 mL 溶液中含普鲁卡因 1.0 g，故 2.77 mg 需药液 0.277 mL。

3. 观察与记录，汇总结果，并查得相应的概率单位（通过表 2-2-4 得到相应概率单位）。

4. 计算　以对数剂量为 x，根据动物死亡率，查表 2-2-5 和表 2-2-6，得出相应的概率单位为 y，建立直线回归方程，然后求得使 50% 动物死亡所需的剂量。

表 2-2-4　实验结果

组别	剂量（mg/kg）	对数剂量（x）	动物数	死亡数	死亡率	概率单位（y）
1	110.8	2.044 5				
2	147.7	2.169 4				
3	196.9	2.294 2				
4	262.5	2.419 1				
5	350.0	2.544 1				

表 2-2-5 概率单位表

反应率（%）	0	1	2	3	4	5	6	7	8	9
0	-	2.67	2.95	3.12	3.25	3.36	3.45	3.52	3.60	3.66
10	3.72	3.77	3.83	3.87	3.92	3.96	4.01	4.05	4.09	4.12
20	4.16	4.19	4.23	4.26	4.29	4.33	4.36	4.39	4.42	4.45
30	4.48	4.50	4.53	4.56	4.59	4.62	4.64	4.67	4.70	4.72
40	4.75	4.77	4.80	4.82	4.85	4.87	4.90	4.93	4.95	4.98
50	5.00	5.03	5.05	5.08	5.10	5.13	5.15	5.18	5.20	5.23
60	5.25	5.28	5.31	5.33	5.36	5.39	5.41	5.44	5.47	5.50
70	5.52	5.55	5.58	5.61	5.64	5.67	5.71	5.74	5.77	5.81
80	5.84	5.88	5.92	5.95	5.99	6.04	6.08	6.13	6.18	6.23
90	6.28	6.34	6.41	6.48	6.56	6.65	6.75	6.88	7.05	7.33

表 2-2-6 0 或 100% 反应率的概率单位近似值

组内动物数（n）	概率单位近似值	
	0	100%
4	2.90	7.10
5	2.82	7.18
6	2.76	7.24
7	2.71	7.29
8	2.67	7.33
9	2.63	737
10	2.60	7.40
12	2.54	7.46
15	2.47	7.53
18	2.41	7.59
20	2.38	7.62
24	2.32	7.68
25	2.31	7.69
30	2.26	7.74
40	2.17	7.83
50	2.10	7.90

计算 LD_{50}：以对数剂量为 x，相应的概率单位为 y，建立直线回归方程，求得 a、b、r，根据 50% 动物死亡时概率单位为 5（y）。FORECAST 对数剂量 x（$logLD_{50}$），进而求得 LD_{50}（图 2-2-14 和图 2-2-15）。

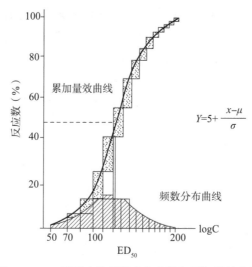

图 2-2-14　质反应的频数分布曲线和累加量效曲线

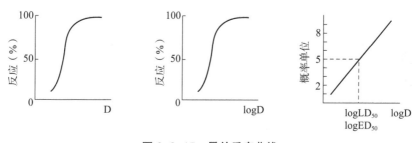

图 2-2-15　量效反应曲线

简化公式为：

$$y \approx 5 + 1.5 \times \log\left(\frac{0.029+P}{1.029+P}\right) \quad (P\text{ 为死亡率})$$

【注意事项】

实验过程中，应注意：①本实验为定量药物效应测定，精确性要求高，在实验的过程中，各个环节均须精确无误。②小鼠捉拿宜熟练掌握，避免抓伤咬伤。③一次性给药，pH 及渗透压均在生理范围内，给药与注射速度保持一致。腹腔注射选择小鼠左下腹，减少首关效应。

【思考题】

1. 测定 LD_{50} 的意义是什么？
2. 为何选择 LD_{50} 为急性中毒的指标？
3. 用 LD_{50} 评价药物的安全性有何特点？评价药物的安全性的指标还有哪些？

实验十　胰岛素过量反应及解救

【实验原理】

脑组织的糖原储存量极少，必须持续不断地从血中摄取葡萄糖，来供给脑细胞正常活动所需要的能量。因此，脑组织对血糖浓度的改变极为敏感。胰岛素过量导致的低血糖可使脑组织能量供给不足而致脑功能失调，早期表现为饥饿感、出汗、心跳加快、焦虑、震颤等症状，重者会出现惊厥、昏迷休克及脑损伤，甚至死亡。

【实验目的】

观察胰岛素（insulin）过量引起的低血糖（hypoglycemia）反应及葡萄糖救治效果。

【实验对象】

小鼠 2 只，体重 18~25 g。

【实验药品与器材】

20 U/mL 胰岛素溶液，25% 葡萄糖溶液，生理盐水，蛙板，大烧杯（1 000 mL），注射器（1 mL），针头（4 号或 4.5 号），恒温水浴箱，小动物电子秤。

【实验方法、步骤和项目】

1. 取禁食（不禁水）小鼠 2 只，称重编号，放入大烧杯内，并将烧杯放入水温为 38℃ 的恒温水浴箱中，盖上蛙板，观察并记录小鼠正常活动情况

2. 甲鼠腹腔注射胰岛素液 0.5 mL（10 U）/10 g，乙鼠腹腔注射等量生理盐水。将其置于恒温水浴箱中，观察并记录小鼠活动的改变。

3. 当给予胰岛素的小鼠发生惊厥（倒地、抽搐）时，迅速取出，腹腔注射 25% 葡萄糖溶液 1 mL，并观察救治效果。

【注意事项】

实验过程中，应注意：①小鼠实验前必须禁食。否则将影响胰岛素过量反应的症状；②恒温水浴箱内水温应为 38℃ 左右。

【思考题】

1. 胰岛素可通过哪些途径降低血糖？有何临床应用和不良反应？

2. 胰岛素过量所致的低血糖反应有哪些临床表现？如何预防？

实验十一　药物的抗心律失常作用

【实验原理】

心律失常（arrhythmia）主要是心动节律和频率异常。冲动形成异常和（或）冲动传导异常均可导致心律失常发生。心肌组织内形成折返、心肌细胞自律性增高和出现后除极是心律失常发生的主要机制。目前治疗心律失常的主要策略是降低心肌组织的异常自律性、减少后除极、调节传导性或有效不应期以消除折返。

（一）利多卡因的抗心律失常作用

【实验目的】

学习利用氯化钡制造心律失常的动物模型，观察利多卡因的抗心律失常作用。

【实验对象】

大鼠。

【实验药品与器材】

0.4% 氯化钡溶液，10% 水合氯醛溶液，2% 利多卡因，生理盐水，BL-420E$^+$ 生物机能实验系统，信号采集线，针形电极，小动物电子秤，蛙板，橡皮筋，1 mL 注射器，4 号

针头。

【实验方法、步骤和项目】

1. 称重与分组　取健康大鼠 2 只，雌雄均可，随机分为对照组、实验组。

2. 动物麻醉与固定　大鼠称重，腹腔注射 10% 水合氯醛溶液 0.3 mL/100 g，待麻醉后仰卧位固定于鼠台上。

3. 连接电极　记录正常 Ⅱ 导联心电图，将针型电极插入大鼠的四肢皮下，红 - 右前肢（负），白 - 左后肢（正），黑 - 右后肢（地），将电极连线与计算机实验系统第一通道相连，插上全部仪器的电源插头。

4. 记录正常心电图　打开电源开关，开启计算机，进入 BL-420E⁺ 生物机能实验系统，记录心电图，调整心电图波形的大小及位置，稳定 3~5 min 后开始实验。

5. 给药后记录心电图　大鼠腹腔注射 0.4% 氯化钡溶液 0.1 mL/10 g，每隔 2~3 min 观察记录 1 次心电图的变化，直至出现室性心动过速。实验组大鼠立即腹腔注射 2% 利多卡因溶液 0.1 mL/100 g，对照组大鼠则腹腔注射等体积的生理盐水，观察和记录心电图的变化。重复腹腔注射 2% 利多卡因溶液 0.1 mL/100 g，观察过量利多卡因对心脏的抑制作用。

6. 结果记录　将各期心电图结果填入表 2-2-7。

表 2-2-7　利多卡因对氯化钡诱发大鼠心律失常的影响

心电图	给药前	0.4% 氯化钡溶液	2% 利多卡因溶液 1	2% 利多卡因溶液 2

【注意事项】

实验过程中，应注意：①本实验中的麻醉药品不能用戊巴比妥钠，否则就不易引起较恒定的心律失常；②用利多卡因拮抗氯化钡诱发心律失常作用时，因该药起效快，因此在推注期间应密切观察心电图的变化。

（二）奎尼丁的抗心律失常作用

【实验目的】

①学习药物诱发心律失常模型的实验方法；②观察奎尼丁抗心律失常的作用。

【实验对象】

大鼠。

【实验药品与器材】

10% 水合氯醛溶液，0.004% 乌头碱，0.8% 奎尼丁溶液，生理盐水，BL-420E⁺ 生物机能实验系统，小动物电子秤，鼠台，注射器 3 支。

【实验方法、步骤和项目】

1. 取大鼠两只，雌雄均可，随机分为对照组、实验组，每组 1 只。

2. 动物称重、麻醉与固定　大鼠称重，腹腔注射 10% 水合氯醛溶液 0.3 mL/100 g，待麻醉后仰卧位固定于鼠台上。

3. 连接电极　将针型电极插入小鼠的四肢皮下，红 - 右前肢（负），白 - 左后肢

（正），黑－右后肢（地），将电极连线与实验系统第一通道相连。

4. 记录心电图　插上全部仪器的电源插头，打开电源开关，开启计算机，进入 BL-420E⁺ 生物机能实验系统，记录心电图，调整心电图波形的大小及位置。稳定 3～5 min 后开始实验。

5. 记录与给药　记录正常 Ⅱ 导联心电图，作为正常对照，并标明记录时间，从注射麻醉药至记录正常心电图时间不超过 15 min。

（1）对照组：记录正常心电图后，腹腔注射生理盐水 0.1 mL/10 g 体重，6 min 后再记录一次心电图，然后腹腔注射 0.004% 乌头碱溶液 0.1 mL/10 g。通过计算机屏幕监视心电图的变化。乌头碱引起心律失常的表现包括室性期前收缩、室性心动过速等。本实验以室性期前收缩为观察指标，计算从注射乌头碱到出现第一个室性期前收缩（有的未出现室性期前收缩而直接出现室性心动过速）的间隔时间，平均为 5～15 min，然后取另一只动物，按上述步骤重复实验。

（2）实验组：大鼠记录正常的心电图后，腹腔注射 0.8% 奎尼丁 0.1 mg/10 g，20 min 后再记录 1 次心电图，然后腹腔注射 0.004% 乌头碱 0.1 mL/10 g，观察并记录室性期前收缩出现的时间。

6. 结果记录　实验结果填入表 2-2-8。

表 2-2-8　奎尼丁对乌头碱所致大鼠心律失常作用的影响

对照组			实验组		
动物编号	体重	室性期前收缩出现时间	动物编号	体重	室性期前收缩出现时间

7. 结果分析　比较对照组与实验组之间室性期前收缩出现的差异。

【注意事项】

实验过程中，应注意：①动物四肢固定时，其前肢不要拉得太紧，以免影响呼吸；②四肢针形电极不可插入肌肉，以防肌电干扰；③动物体温（直肠温度）应保持在 35℃ 左右；④注射药物的针头不可混淆。腹腔注射药物时谨防注入膀胱和肠腔内，也不可注入皮下。

【思考题】

1. 简述抗心律失常药物的分类及各类代表药。
2. 利多卡因治疗那种类型的心律失常效果较好？为什么？
3. 试述奎尼丁抗心律失常的作用机制。

实验十二 有机磷酸酯类农药急性中毒的解救（不测定 AChE 活性）

【实验原理】

有机磷酸酯类能与乙酰胆碱酯酶（acetylcholinesterase，AChE）结合，形成难以水解的磷酰化 AChE，使 AChE 失去水解乙酰胆碱（ACh）的能力。胆碱能神经末梢正常释放的递质 ACh 不能被有效地水解，从而导致 ACh 在体内大量堆积，产生毒蕈碱样（M 样）和烟碱样（N 样）症状，即为急性胆碱能危象。表现为瞳孔缩小，腺体（唾液腺、支气管和胃肠道等）分泌增加，呼吸困难，恶心，呕吐，腹痛，腹泻，出汗及肌束颤动等。中枢神经系统表现为先兴奋不安，继而出现惊厥，后可转为抑制。

有机磷酸酯类农药中毒的抢救措施包括消除毒物、使用阿托品阻断 M 受体，对抗 M 样症状，但不能阻断 N 受体，不能消除 N 样症状（肌肉抽搐震颤）。AChE 复活药（碘解磷定）复活 AChE，迅速分解乙酰胆碱，消除 M 样症状和 N 样症状。

【实验目的】

①观察有机磷酸酯类农药美曲磷酯（敌百虫）中毒后出现的症状和体征；②观察阿托品和碘解磷定对敌百虫中毒的解救效果，并比较两药解毒作用的特点和作用原理。

【实验对象】

健康家兔，体重 2～2.5 kg，雌雄均可。

【实验药品与器材】

5% 敌百虫（dipterex）溶液，0.05% 硫酸阿托品（atropine sulfate）溶液，2.5% 碘解磷定（pyraloxime lodide，PAM）溶液，二甲苯，注射器（1 mL、2 mL、5 mL、20 mL 各 1 支），7 号、6 号针头，瞳孔测量尺，烧杯，滤纸，婴儿秤，兔固定盒。

【实验方法、步骤和项目】

1. 取家兔 1 只，称重，观察和测量家兔的正常指标，如呼吸、心率、大小便、唾液、瞳孔、肌肉紧张及有无肌震颤情况，并记录在表 2-2-9 中。

2. 用蘸有二甲苯的棉球涂擦耳缘，使血管扩张。耳缘穿刺，从家兔耳缘静脉注射 5% 敌百虫溶液 50 mg/kg，每隔 5 min 观察上述指标有何改变，待中毒症状明显时，从耳缘静脉注射 0.05% 硫酸阿托品 1 mg/kg，隔 5 min 观察上述指标有何改变后，再由耳缘静脉注射 PAM 50 mg/kg，直至家兔恢复。

3. 结果记录 将实验结果填入表 2-2-9。

表 2-2-9 实验结果记录表

观察内容	用药前	5% 美曲磷酯	0.05% 硫酸阿托品	2.5% 碘解磷定（PAM）
一般活动				
呼吸（次/min）				
有无唾液分泌				
瞳孔（mm）				

续表

观察内容	用药前	5% 美曲磷酯	0.05% 硫酸阿托品	2.5% 碘解磷定（PAM）
大小便有无失禁				
肌张力				
有无肌震颤				

【注意事项】

实验过程中，应注意：①美曲磷酯可通过皮肤吸收，手接触药物后应立即用自来水冲洗，切勿用肥皂，因美曲磷酯在碱性环境中可转变为毒性更强的敌敌畏。②由耳缘静脉推注阿托品时，速度要快，而推注 PAM 时则要放慢速度。进针部位宜从兔耳的尖端开始。取血和注射药物要分别在不同的兔耳上进行。

【思考题】

1. 有机磷酸酯类农药急性中毒的症状有哪些？请结合实验分析美曲磷酯的中毒机制。
2. 有机磷酸酯类农药急性中毒的抢救措施有哪些？分析阿托品和 PAM 的解毒机制，两药解救美曲磷酯中毒的特点是什么？

实验十三　强心苷对在体动物心收缩功能的影响

【实验原理】

中枢抑制药戊巴比妥钠可抑制血管运动中枢，抑制心肌功能，使心肌收缩力降低 40% 以上，左心室 dp/dt_{max}（左心室内压最大上升速率）降低，心排血量下降 30%~50%，中心静脉压升高，而导致心力衰竭。强心苷（cardiac glycoside）是一类具有选择性强心作用的苷类化合物，抑制 Na^+-K^+-ATP 酶的活性，使得细胞内 K^+ 减少，Na^+ 增加，促进 Na^+-Ca^{2+} 交换，使细胞内 Ca^{2+} 增加，增强心肌收缩力（正性肌力作用），减慢心率（负性频率作用）。临床上常用的有洋地黄毒苷、地高辛、去乙酰毛花苷和毒毛花苷 K。临床主要用于治疗心力衰竭和某些心律失常。

【实验目的】

学习在体动物心力衰竭模型的制作方法，观察强心苷类药物的强心作用、中毒作用，掌握其解救方法。

【实验对象】

蟾蜍（蛙或豚鼠）。

【实验药品与器材】

1% 戊巴比妥钠溶液，0.025% 毒毛花苷 K 溶液，2% 利多卡因溶液，生理盐水，BL-420E⁺ 生物机能实验系统，张力换能器，蛙板，蛙心夹，探针，动脉夹，头皮针，手术器械一套，注射器，丝线等。

【实验方法、步骤和项目】

1. 手术操作　取动物 1 只，称重，用探针从枕骨大孔插入捣毁脑和脊髓，仰卧位固定。剪去胸腹部皮肤及胸骨，暴露心脏。剪开腹肌肉，暴露正中腹壁静脉，插入充有生理盐水的头皮针备用，并以动脉夹同时夹住皮肤、腹壁静脉，头皮针固定。剪开心包膜，用蛙心夹夹住心尖，蛙心夹另一端用丝线与肌张力换能器相连。用双凹夹将张力换能器固定在铁架台上，调节其高度使丝线松紧适宜。将肌张力换能器导线与BL-420E+生物机能实验系统相连，开启主机进入用户界面与主菜单，选定实验模块并开始记录。

2. 平衡稳定15 min后，记录一段正常的心肌收缩曲线。

3. 每隔5 min，经腹壁静脉注入1.0%戊巴比妥钠溶液0.1 mL/10g，观察记录心动曲线，直至出现心力衰竭（收缩幅度降至正常的1/2以下，心率减慢或肉眼可见心脏收缩力明显减弱，收缩频率变慢，严重时心脏体积增大、颜色变暗）。

4. 一旦出现心力衰竭立即注入0.025%毒毛花苷K溶液0.1 mL/10g，观察心脏外观及心动曲线变化。

5. 待心动曲线恢复正常，再次缓慢注入0.025%毒毛花苷K溶液0.1～0.3 mL/10 g，边注射边观察心脏外观及心动曲线变化，直至再次出现心力衰竭或心力衰竭明显加重，立即注入2%利多卡因（0.1 mL/100 g），观察心脏外观及心动曲线变化。填入表2-2-10。

表2-2-10 毒毛花苷K对在体动物心收缩功能的影响

药物	收缩振幅		心率		心脏外观	
	给药前	给药后	给药前	给药后	给药前	给药后
1.0% 戊巴比妥钠						
0.025% 毒毛花苷K						
2% 利多卡因						

【注意事项】

实验过程中，应注意：①记录时应使心尖端离开胸腔，以免受呼吸干扰，影响结果的准确性；②经腹壁静脉注入1.0%戊巴比妥钠溶液制备在体动物急性心力衰竭模型时，应缓慢推注，并密切观察，以免心力衰竭过重造成心脏过度抑制而停搏；③首次给予0.025%毒毛花苷K溶液及2.0%利多卡因给药要迅速、及时，便于观察药效。

【思考题】

1. 毒毛花苷K治疗充血性心力衰竭的药理学基础是什么？
2. 强心苷类药物药代动力学特点及其对临床用药的指导意义是什么？
3. 强心苷类药物中毒有哪些临床表现，如何解救？
4. 如何评价强心苷类药物在心力衰竭治疗中的临床地位？

实验十四　药物对家兔离体肠平滑肌的作用

【实验原理】

肠道平滑肌有壁内神经丛，有自动节律收缩的特性。因此，离体肠虽失去外来神经支配，但肠壁神经丛仍然存在，保持平滑肌收缩的特性。肠道平滑肌具有丰富的M受体，某些拟胆碱药物（乙酰胆碱）和抗胆碱药物（阿托品），激动或阻断M受体，促进肠平滑肌收缩或松弛，而改变肠平滑肌收缩幅度、张力和蠕动。

【实验目的】

学习离体器官的实验方法；观察某些药物对家兔离体肠平滑肌的作用。

【实验对象】

家兔。

【实验药品与器材】

0.01% 乙酰胆碱溶液，0.05% 硫酸阿托品溶液，0.01% 肾上腺素溶液，1 mol/L NaOH 溶液，1 mol/L HCl 溶液，台氏液，HV-4 离体器官恒温灌流系统（或单个麦氏浴槽+水浴锅），小氧气瓶，张力换能器，BL-420E⁺生物机能实验系统，组织剪，普通镊子，100 mL 烧杯，10 mL、5 mL 注射器等。

【实验方法、步骤和项目】

1. 取家兔1只，空气栓塞处死，立即打开腹腔，找到胃，顺着胃找到自律性较高的十二指肠，剪取十二指肠，置盛有38℃台氏液的烧杯中，沿肠壁分离并剪去肠系膜，将肠管剪成数段，轻轻压出肠内容物，用38℃台氏液冲洗肠管，再换38℃台氏液，最后将肠管剪成2～3 cm的小段备用。

2. 在麦氏浴槽中，加入台氏液30 mL（标线处），置水浴锅中，水浴锅中加入热水，加热，维持水温（38±0.5）℃。或使用HV-4离体器官恒温灌流系统，盛好台氏液，调节好温度。

3. 取备用回肠一段，一端穿线，连于通气钩；另一端穿线连于张力换能器。通气钩另一端与小氧气瓶相连，缓慢通入氧气，并调节放气流量及速度（1～2个气泡/s）。

4. 打开电脑，点击桌面中BL-420E⁺生物机能实验系统，进入主菜单，进入消化系统平滑肌实验。

5. 待肠管稳定10 min左右，记录一段正常活动曲线，然后用注射器依次向麦氏浴槽中滴加药液。每加一组药时立即标记，并观察、记录收缩幅度。

（1）加入0.01% 乙酰胆碱溶液0.2 mL，观察并记录其收缩幅度，待收缩到最高点时，立即加入0.05% 硫酸阿托品溶液0.1 mL。观察结果如何。

（2）待平滑肌收缩曲线稳定后，再加入0.01% 乙酰胆碱溶液，剂量同（1），并与结果（1）相比较有何不同。

（3）用台氏液换洗数次，待曲线稳定后，加入0.01% 肾上腺素溶液2滴，观察结果。

（4）用台氏液换洗数次，待曲线稳定后，加入1 mol/L NaOH溶液2滴，观察结果。

（5）用台氏液换洗数次，待曲线稳定后，加入1 mol/L HCl溶液2滴，观察结果。

6. 打印典型曲线　整理所记录的曲线，选择典型曲线，并打印出来。

【注意事项】

实验过程中，应注意：①冲洗和分离肠管时动作应轻柔，尽量避免牵拉肠管。肠管两端穿线时，切勿将肠管缝死，只需穿过一层肠壁；②台氏液应保持在（38±5）℃，换液时，台氏液亦应（38±5）℃；③加药时不要把药液直接加到肠管上，以免影响结果；④浴温和肠肌的张力均可影响实验结果，应注意调节。

【思考题】

乙酰胆碱作用于肠平滑肌，能引起什么改变？为什么？

实验十五　吗啡中毒的呼吸抑制及尼可刹米的解救作用（家兔）

【实验原理】

吗啡可抑制呼吸，治疗量尼可刹米能直接兴奋延髓呼吸中枢，提高呼吸中枢对 CO_2 的敏感性；也通过刺激颈动脉体化学感受器反射性兴奋呼吸中枢，可用于急性吗啡中毒所致的呼吸抑制。

【实验目的】

观察尼可刹米对吗啡所致呼吸抑制的解救作用。

【实验动物】

家兔。

【实验药品与器材】

1% 盐酸吗啡溶液，5% 尼可刹米溶液，兔固定器，婴儿秤，玛利气鼓，5 mL、10 mL 注射器，胶布，乙醇棉球，压力换能器（或呼吸换能器），BL-420E⁺ 生物机能实验系统。

【实验方法、步骤和项目】

1. 取家兔 1 只，称重，置于兔固定器内。将玛利气鼓固定于家兔口鼻，另一端连接于压力换能器（或呼吸换能器），通过 BL-420E⁺ 生物机能实验系统记录呼吸。
2. 描记正常呼吸曲线。
3. 耳缘静脉注射 1% 盐酸吗啡溶液 1~2 mL/kg，观察呼吸频率及幅度。
4. 待呼吸频率极度减慢，幅度显著降低时，立即由耳缘静脉注射 5% 尼可刹米溶液 1~2 mL，观察呼吸变化。
5. 待呼吸抑制被解除后，以稍快的速度追加 0.5% 尼可刹米 0.5 mL，观察惊厥的发生。

【注意事项】

实验过程中，应注意：①通气量调节好后就不要再更改，否则会影响实验结果；②注射吗啡的速度应根据呼吸抑制情况调节，一般宜先快后慢；③尼可刹米应事先准备好，当出现呼吸明显抑制时立即注射，但注射速度不宜过快，否则容易引起惊厥。

【思考题】

1. 为什么选用尼可刹米对抗吗啡的呼吸抑制作用？使用时应注意什么？
2. 吗啡急性中毒的主要症状有哪些？

实验十六　药物对离体子宫的作用

【实验原理】

利用未孕动情期小鼠离体子宫置于合适营养液环境中的自主张力活动，观察缩宫素对子宫平滑肌的作用。

【实验目的】

①观察缩宫素对离体子宫活动的影响；②了解动物离体子宫制备的操作方法。

【实验对象】

未孕雌性小鼠。

【实验药品与器材】

95% O_2 与 5% CO_2 混合气体，0.2 U/mL、2 U/mL 缩宫素，洛克液，手术器材，HV-4 离体器官恒温灌流装置，BL-420E⁺ 生物机能实验系统，张力传感器等。

【实验方法、步骤和项目】

1. 标本制备　取 25 g 以上处于动情期的雌性小鼠（实验前 2 日腹腔注射己烯雌酚注射液 0.1 mL/只，可促使其进入动情期），每组 1 只，颈椎脱臼处死后剪开腹腔，找出"V"形子宫，其颜色呈红色，轻轻剥离一侧"V"形子宫，上下端穿线结扎，使标本长约 1 cm，剪断取出，一端用标本钩钩住固定在浴槽底部，另一端用线结扎与张力换能器相连。浴槽的营养液以能浸没子宫为宜。水浴温度为（37±0.5）℃，通 95% O_2 与 5% CO_2 混合气体，静置 15 min，待子宫适应后，开始实验。

2. 实验装置的准备　打开 BL-420E⁺ 生物机能实验系统，记录收缩曲线。开始实验（此时启动自动记录），记录正常曲线，张力调至 0.5～1.0 g。（实验过程不要随意中断记录）。

3. 给药　向浴槽中加入 0.2 U/mL 缩宫素 0.2 mL（小剂量），观察子宫平滑肌节律性收缩。3 min 后，向浴槽中加入 2 U/mL 缩宫素 0.5 mL（大剂量），观察子宫平滑肌强直性收缩。

【注意事项】

实验过程中，应注意：①洛克液每次要注意恒量，而且要注意浴槽的温度；②换液后，必须待曲线平稳后才能加入下一个药物。

【思考题】

1. 根据张力曲线，观察不同剂量的缩宫素对子宫收缩的作用。
2. 理解缩宫素对子宫的作用特点，说明其在临床上的应用。

实验十七　大鼠或豚鼠高钾血症的复制与观察

【实验原理】

血清钾浓度高于 5.5 mmol/L 称为高钾血症（hyperkalemia）。导致高钾血症的原因主要是钾摄入过多，如静脉输入过多钾盐；肾排钾减少，见于肾衰竭、盐皮质激素缺乏和潴钾利尿药的大量使用；细胞内钾释出过多，见于酸中毒、缺氧、高钾性周期性麻痹、细胞和组织的损伤和破坏、血管内溶血等。

【实验目的】

掌握大鼠或豚鼠高钾血症模型的复制方法，观察高钾血症时心电图变化的特征及机制分析。

【实验对象】

大鼠（180～220 g）或豚鼠（250～300 g）。

【实验药品与器材】

20% 氨基甲酸乙酯溶液，10% 氯化钾生理盐水溶液，10% 氯化钙溶液，4% 碳酸氢钠溶液，BL-420E⁺ 生物机能实验系统，心电记录电极，5 mL 注射器，针灸针，棉线等。

【实验方法、步骤和项目】

1. 称重麻醉和固定动物　将动物称重后用20%氨基甲酸乙酯溶液（0.5 mL/100 g）腹腔注射麻醉，仰卧位固定在实验台上。

2. 心电描记　以针电极分别插入四肢踝部皮下，导联线按右前肢（负），左后肢（正），右后肢（地）的顺序连接，即标准Ⅱ导联的连接方式，通过BL-420E$^+$生物机能实验系统描记心电图。

3. 氯化钾注入方法　任选下列两种方法之一。

（1）腹腔注入：选择下腹部右或左侧部位注钾。首次选择10%氯化钾生理盐水溶液2 mL注入，以后每5 min注射1次5%氯化钾生理盐水溶液0.2 mL/100 g，共3~5次后改用10%氯化钾生理盐水溶液0.3 mL/100 g，直至出现心室扑动或心室颤动波形。

（2）颈外静脉滴入：按照颈静脉剥离法分离动物颈静脉。插入导管固定后，用2%氯化钾生理盐水溶液，以15~20滴/min的速度滴入。

4. 观察　注氯化钾生理盐水溶液过程中，观察动物心电波形的变化规律。观察到明显的高钾血症心电图后，运用理论知识，自行设计抢救治疗方案，以小组为单位根据现有条件试行治疗。观察心电图改变是否恢复正常。记录波形。继续注入氯化钾。发生心室颤动时，立即开胸观察心脏停搏的状态。

【注意事项】

实验过程中，应注意：

1. 电极刺入部位　针电极刺入部位要对称；位于皮下；导线避免纵横交错；实验台上的液体要及时擦掉。

2. 注射氯化钾溶液

（1）腹部注射：准确选择腹部注钾的位置，注钾部位选择下腹部左或右外侧，以轮流交替部位为宜。切勿选择下腹部正中部位注钾，避免将钾溶液注入膀胱内，凡3次注钾后，动物心电图变化不明显时，应考虑是否是将钾溶液注入膀胱内了，要及时纠正注钾的位置，每次腹腔注射后，轻揉动物腹部数次，以保证液体能充分扩散，利于吸收。

（2）颈外静脉注射：颈外静脉注入氯化钾溶液，应注意滴入的速度，防止滴入速度过快，导致动物突发心室颤动而死亡。

（3）氯化钾溶液注入量：动物对注入氯化钾溶液的耐受性有个体差异。有的动物需注入较多的氯化钾才出现异常心电改变，遇到这种现象，应适当调整注入氯化钾的浓度和间隔时间。

3. 解救　腹腔注射10%氯化钙溶液（与氯化钾等量），5 min后，腹腔注射5%碳酸氢钠溶液（与氯化钾等量），观察心电图变化。

实验十八　实验性酸中毒（代谢性酸中毒）

【实验原理】

代谢性酸中毒是细胞外液H^+增加或HCO_3^-丢失，引起的以血浆HCO_3^-浓度原发性减少为特征的酸碱平衡紊乱。

【实验目的】
①复制实验性急性代谢性酸中毒的动物模型；②观察急性代谢性酸中毒时机体的主要功能代谢变化特点；③掌握急性代谢性酸中毒实验性治疗的基本方法。

【实验对象】
家兔。

【实验药品与器材】
1% 普鲁卡因，肝素生理盐水溶液，磷酸二氢钠（NaH_2PO_4），1% 肝素（1 mL/kg），5% 碳酸氢钠（$NaHCO_3$），0.1% 肾上腺素，生理盐水，兔台，婴儿秤，BL-420E$^+$ 生物机能实验系统，压力、张力传感器，心电记录装置，血气分析仪，哺乳动物实验手术器械，股动脉插管，静脉输液装置，注射器（1 mL、5 mL、10 mL、30 mL）。

【实验方法、步骤和项目】
1. 家兔称重后，仰卧固定于兔台，颈部剪毛备皮。
2. 颈部正中皮下注射 1% 普鲁卡因溶液局部浸润麻醉，在甲状软骨与胸骨切迹之间做正中切口，逐层分离颈部组织，游离一侧颈总动脉。
3. 由耳缘静脉注入 1% 肝素（1 mL/kg）抗凝。
4. 进行颈总动脉插管。颈总动脉插管通过三通开关连接压力换能器以测定动脉血压并作动脉取血用。
5. 将针电极分别对称插入家兔四肢踝部皮下，导线按右前肢（红）、左前肢（黄）、右后肢（黑）、左后肢（绿）的顺序连接，记录心电图波形。
6. 以弯针在动物腹部呼吸最明显处穿线，固定于张力换能器的应变梁上，调整其松紧程度以描记呼吸曲线。
7. 调好实验记录装置，待动物安静稳定 5 min 后，观察动物的一般状态（兴奋、躁动、痉挛、昏迷等），描记正常动脉血压、呼吸曲线和心电图，测量血压和呼吸频率。
8. 打开颈总动脉插管连接的三通开关，取动脉血 3~5 mL，利用血气分析仪测定动脉血 pH、血浆二氧化碳结合力（CO_2CP）、二氧化碳分压（$PaCO_2$）、氧分压（PO_2）、标准碳酸氢盐（SB）、实际碳酸氢盐（AB）、碱剩余（BE）和阴离子间隙（AG），作为实验前的正常对照值。
9. 用 30 mL 注射器从耳缘静脉缓慢注入 12% NaH_2PO_4 溶液（5 mL/kg）。
10. 给药后 10 min，依上法从颈总动脉取血，经血气分析仪测定上述各项血液酸碱指标，并记录动物的一般状态、动脉血压、呼吸频率、呼吸曲线及心电图的变化。
11. 根据注入酸性溶液后测得的 BE 值，按下列方案进行补碱治疗：经耳缘静脉注射 5% $NaHCO_3$ 溶液。

BE 绝对值 × 体重（kg）× 0.3 = 所需补充 $NaHCO_3$ 的量（mmol）

（0.3 是 HCO_3^- 进入人体内分布的间隙，即体重 × 30%）

所需补充的 5% $NaHCO_3$（mL）= 所需补充 $NaHCO_3$ 的 mmol 数 /0.6（mL）

（5% $NaHCO_3$ 1 mL = 0.6 mmol）

12. 经 5% $NaHCO_3$ 治疗后 10 min，依上法从颈总动脉取血，经血气分析仪测定上述各项血液酸碱指标，并记录动物的一般状态、动脉血压、呼吸频率、呼吸曲线及心电图的变化，观察是否恢复到接近正常水平。

13. 随后再经耳缘静脉第二次注入 5% NaHCO₃ 溶液 3 mL/kg，10 min 后依上法从颈总动脉取血，经血气分析仪测定上述各项血液酸碱指标，并记录动物的一般状态、动脉血压、呼吸频率、呼吸曲线及心电图的变化。

【注意事项】

实验过程中，应注意：①局部麻醉时勿将普鲁卡因注入血管内，以免家兔死亡；②颈总动脉采血时，应先弃去数滴，且血液中切勿进入气泡，以保证实验数据的准确；③测 CO_2CP 所用试管、吸管应干燥、洁净，各器皿应标记，不能交叉使用；④描记心电图时，注意避免周围电磁和肌电干扰。

【思考题】

1. 代谢性酸中毒时呼吸和血液酸碱指标有何变化？是怎样发生的？
2. 代酸性酸中毒发生时对机体有何影响？临床哪些病因可能会导致代谢性酸中毒？
3. 如何对代谢性酸中毒进行补碱治疗？

实验十九 天门冬氨酸在小鼠缺氧耐受形成中的作用

【实验原理】

缺氧预适应是指一次或多次短暂地轻度缺氧后，触发机体内源性保护功能，而对随后发生的严重缺氧产生保护作用。

【实验目的】

①复制预缺氧导致的小鼠缺氧耐受模型；②观察天门冬氨酸的受体激动剂和受体阻滞剂对缺氧耐受性的影响，探讨天门冬氨酸在小鼠缺氧耐受形成中的作用。

【实验对象】

小鼠 3 只，相同性别、相同年龄段、体重近似。

【实验药品与器材】

L-谷氨酸（L-GLU，10 mg/mL），100 mg/mL 氯胺酮（ketamine），生理盐水，150 mL 缺氧瓶 2 个（内盛 20 g 钠石灰），电子天平。

【实验方法、步骤和项目】

1. **缺氧耐受模型** 按急性重复缺氧方法，将小鼠置于含有新鲜空气，经过标定的 150 mL 广口瓶内。以橡皮塞密闭，计时，一旦出现呼吸困难，立即取出，并随即转移到另一相似体积、含有新鲜空气的广口瓶内，密闭，计时。依此类推至四次。各次倒瓶中，从密闭开始到呼吸困难出现时间为"原始耐受时间"，再依下式算出相当于 100 mL 有效空气量下的"标准耐受时间"。

2. **L-谷氨酸、氯胺酮对缺氧耐受的影响** 选 3 只体重相近的小鼠，分别腹腔注射 L-谷氨酸（60 mg/kg）、氯胺酮（100 mg/kg）、等体积生理盐水。30 min 后进行急性重复缺氧实验，并计算标准耐受时间。

$$T = \frac{t_1 - t_0}{V_0 - \dfrac{m_0}{0.94}}$$

式中，T 为标准耐受时间；t_1 为开始出现喘呼吸的时间；t_0 为开始密闭的时间；V_0 为缺氧瓶的体积；m_0 为小鼠的体重。

3. 结果记录　将实验结果填入表 2-2-11。

表 2-2-11　注射氯胺酮和 L-谷氨酸后小鼠对缺氧的标准耐受时间

组别	预缺氧标准耐受时间			
	1	2	3	4
0.9% NaCl				
L-谷氨酸				
氯胺酮				

【注意事项】

实验过程中，应注意：①缺氧瓶一定要密闭；②腹腔注射操作要准确，不要注射到肠腔里，以免影响药物的吸收；③各组小鼠的性别、体重及一般状态应尽可能相近；④腹腔注射 L-谷氨酸、氯胺酮和生理盐水后，必须等 30 min 后才能进行急性重复缺氧实验。

【思考题】

1. 影响机体缺氧耐受性的因素有哪些？
2. 缺氧预适应影响机体缺氧耐受性的机制是什么？对临床有何指导意义？

实验二十　肝性脑病及其解救

【实验原理】

通过对大部分肝结扎，使肝解毒功能严重损害从而复制出急性肝功能不全的动物模型，再经十二指肠推注 NH_4Cl，致使实验动物出现类似肝性脑病的典型症状。由于手术需要采用全麻的方式，故一般观测指标用不上，本实验通过观察家兔苏醒与死亡时间和血氨的变化，来辅助判断肝性脑病的发生与否。

【实验目的】

①复制急性肝功能不全的动物模型，探讨血氨升高在肝性脑病发病机制中的作用；②了解谷氨酸钠是针对氨中毒的一种基本治疗用药，探讨其治疗的病理生理基础。

【实验对象】

家兔。

【实验药品与器材】

1% 普鲁卡因溶液，1% 肝素溶液，2.5% 复方 NH_4Cl 溶液（NH_4Cl 25 g，$NaHCO_3$ 15 g，以 5% 葡萄糖溶液溶至 1 L），2.5% 复方谷氨酸钠溶液（谷氨酸钠 25 g，$NaHCO_3$ 15 g，以 5% 葡萄糖溶液溶至 1 L），2.5% 复方 NaCl 溶液（NaCl 25 g，$NaHCO_3$ 15 g，以 5% 葡萄糖溶液溶至 1 L），兔手术器械、兔台、兔头夹、搪瓷方盘、动脉夹、细塑料管、粗棉线、细手术线、纱布，10 mL、20 mL 注射器及针头，小儿静脉头皮针、婴儿秤。

【实验方法、步骤和项目】

1. 取性别相同、体重接近的家兔 4 只，分 4 组进行实验。
2. 实验组甲兔。肝叶大部结扎 + 静脉推注复方 NH_4Cl 溶液。

（1）称重固定：将家兔称重后仰卧固定于兔台上，剪去颈前部及上腹部正中线附近的被毛，1% 普鲁卡因局部浸润麻醉下进行手术。

（2）颈总动脉插管：从耳缘静脉按 1 mL/kg 量注射 1% 肝素。在甲状软骨下纵行切开颈正中皮肤，分离颈总动脉并插管，结扎固定。打开动脉夹，放血 2 mL 于洁净试管内做血氨测定，放血完毕后立即夹闭动脉夹。

（3）肝叶的游离和结扎：从胸骨剑突下沿上腹正中做长 6～8 cm 的切口，打开腹腔，暴露肝，术者左手示指和中指在镰状韧带两侧将肝往下压，右手持剪刀剪断肝与横膈之间的镰状韧带。辨明肝各叶，用蘸过生理盐水的粗线沿肝左外叶、左中叶、右中叶和方形叶之根部围绕一周并结扎，使上述肝叶迅速变成暗褐色。由于供应右外叶及尾状叶的门静脉血管为独立分支，不会同时被结扎，因而得以保留。兔的肝示意图见图 2-2-16。

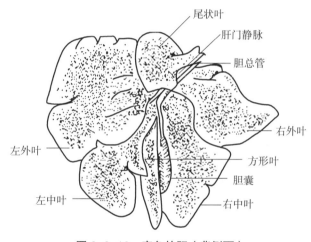

图 2-2-16　家兔的肝（背侧面）

（4）十二指肠插管：沿胃幽门向下找出十二指肠，经肠系膜穿一粗线，牵引十二指肠并将线头固定于兔台的竖铁杆上，用皮钳对合夹住腹壁以关闭腹腔，将十二指肠袢留在腹腔外，置于盐水纱布上。将小儿头皮针向结肠方向刺入十二指肠内，固定针头。

（5）给药观察：通过头皮针，每隔 5 min 向十二指肠肠腔内快速推注 2.5% 复方 NH_4Cl 溶液 5 mL。实验过程中，仔细观察并记录家兔的呼吸、角膜反射、瞳孔大小及对刺激的反应等情况，直至出现全身性抽搐时，从颈总动脉放血 2 mL 做血氨测定，并记录从肠腔推注 2.5% 复方 NH_4Cl 溶液至出现大抽搐的时间及氯化铵总用量，计算出每千克体重用量。

（6）记录：继续推注 2.5% 复方 NH_4Cl 溶液直至家兔死亡，记录存活时间和 2.5% 复方 NH_4Cl 溶液的剂量。

3. 对照组

（1）乙兔：肝叶假手术 + 静脉推注 2.5% 复方 NH_4Cl 溶液。除肝叶不结扎外，其余操作步骤与甲兔基本相同。如前所述静脉推注 2.5% NH_4Cl 溶液,当静脉推注的 2.5% NH_4Cl 溶液量(按 mL/kg 计算)达到甲兔出现大抽搐(而该兔尚未出现大抽搐)时,从颈总动脉放血 2 mL 测血氨,观察家兔的一般情况,继续推注 2.5% 复方氨化铵溶液,当该兔出现大抽搐后,再放血 2 mL 测血氨,并记录从推氨至出现大抽搐的时间及氯化铵用量,与甲兔比较。

(2)丙兔:肝叶大部结扎 + 静脉推注 2.5% 复方 NaCl 溶液。操作步骤按甲兔(1)~(5),但从肠腔推注 2.5% 复方氯化钠溶液;观察动物反应,待推注量(mL/kg)达甲、乙兔出现大抽搐的氯化铵量时,分别放血 2 mL 于试管内测血氨。

4. 治疗组丁兔。肝叶大部结扎 + 静脉推注复方谷氨酸钠溶液 + 静脉推注 2.5% 复方 NH_4Cl 溶液。操作步骤按甲兔(1)~(5),但第(5)步中先按 20 mL/kg 量从耳缘静脉缓慢推注复方谷氨酸钠溶液,再按前述方法推注 2.5% 复方 NH_4Cl 溶液,待推注量达到甲兔大抽搐(而该兔尚未出现大抽搐)的剂量时,放血 2 mL 测定血氨、观察动物一般情况。继续推注 2.5% 复方 NH_4Cl 溶液,当该兔出现大抽搐后,再放血 2 mL 测血氨,记录从推 2.5% 复方 NH_4Cl 溶液至动物出现大抽搐的时间及用量,注意与甲兔比较。

5. 实验观察指标。呼吸(频率、幅度),角膜反射,瞳孔大小,对刺激的反应,是否出现肌肉痉挛、抽搐及强直,并记录出现相应症状所需的 2.5% 复方 NH_4Cl 溶液用量及时间,测定血铵浓度。

【注意事项】

实验过程中,应注意:①剪镰状韧带时勿损伤膈肌和血管;游离肝时动作宜轻以免肝叶破裂出血,结扎线应结扎于肝叶根部,避免损伤肝叶。②各组向肠腔推注 2.5% 复方 NH_4Cl 溶液的速度、剂量以及重复推注的时间应保持一致。③甲兔开始推注应早于其余各组,以便出现抽搐并计算出氯化铵用量后,能对其余组做对照观察测定。④同学应明确分工各负其责,测血氨尤其需专人操作,以保证前后结果的一致性。

【思考题】

1. 肝性脑病时,血氨升高的原因是什么?
2. 简述肝性脑病时,假性神经递质的产生及导致昏迷的机制。
3. 简述肝性脑病时,血浆氨基酸不平衡的表现、原因及引起昏迷的机制。
4. 肝性脑病时,血中 GABA 增多的原因及导致中枢神经系统功能抑制的机制如何?
5. 减少肝性脑病诱因的常用措施有哪些?
6. 降低血氨的常用措施有哪些?

附:血氨测定方法(纳氏试剂法)

血液中微量的游离氨经硼酸钠缓冲液作用而逸出,与硫酸结合成硫酸铵,加纳氏试剂碘化钾汞复盐后,可形成棕黄色的碘化双汞铵,通过比色进行测定。

1. 药品与器材 0.5 mol/L 硫酸,硼酸钠缓冲液。1/10 纳氏试剂应用液,硫酸铵标准应用液。无氨蒸馏水,分光光度计,微量扩散瓶,带塞干燥小试管(若动物未肝素化,则应换用抗凝管),5 mL 试管,1 mL、5 mL 刻度吸管,洗耳球,铝皮试管架,吸管架等。

2. 微量扩散瓶的制作 用 20 mL 青霉素瓶改制,瓶塞穿一孔,孔内紧插直径 5 mm 的玻棒 1 支,插入瓶内的一端烧制略呈圆球形,以增大表面积,并可保持硫酸不易下滴。

3. 测定步骤

（1）取扩散瓶3个，按以下操作加液：标准管加入硼酸钠缓冲液、硫酸铵标准液各1 mL，测定管内加入硼酸钠缓冲液、全血各1 mL，空白管内加入硼酸钠缓冲液、无氨蒸馏水各1 mL。各管均分别混匀。

（2）用上述扩散瓶的玻棒分别蘸取0.5 mol/L硫酸，贴瓶壁停留片刻，待玻棒上硫酸不会滴落后，再塞入各扩散瓶，轻轻将扩散瓶横卧于桌面，用手缓缓搓动扩散瓶20 min。

（3）扩散完毕，轻轻竖起扩散瓶，小心取出玻棒，分别用刻度吸管取1/10纳氏试剂应用液5 mL，将玻棒上的硫酸铵（血中逸出的氨与玻棒上蘸取的硫酸结合生成）洗入各试管中。

（4）以空白管洗出液校零，用420 nm或蓝色滤光板进行比色，读取标准管和测定管光密度读数。

（5）计算：测定管光密度/标准管光密度×100＝μmol/L

4. 注意事项

（1）取血后应尽快测定，否则影响结果。

（2）扩散瓶玻棒上蘸的0.5 mol/L硫酸不能过多，切勿滴入血中；玻棒塞入或取出扩散瓶，以及平倒搓动扩散瓶时，动作应轻，严禁蘸有硫酸的玻棒与扩散瓶内壁及瓶内溶液接触。

（3）各瓶扩散的时间应准确一致。

实验二十一　急性肝功能不全小鼠对氨的耐受性

【实验原理】

四氯化碳对肝有较大毒性，是建立中毒性肝损伤动物模型的常用工具药，可借以观察肝功能损伤后小鼠对氨的耐受性。

【实验目的】

复制小鼠急性肝功能不全模型，并经腹腔注入氯化铵溶液，观察氨对肝性脑病发生的影响。

【实验对象】

小鼠3只。

【实验药品与器材】

四氯化碳溶液，0.3 mol/L氯化铵液，0.25 mL注射器2支，2 mL注射器2支。

【观察指标】

角膜反射，抽搐时间及强度，死亡时间。

【实验方法、步骤和项目】

1. 取体重相近的小鼠3只，分别记为A、B、C，观察一般状态。

2. A、B鼠经腹腔注射四氯化碳液（0.05 mL/10 g），C鼠注射等量生理盐水。5～10 min后，A、C鼠同时注射0.3 mol/L氯化铵液（0.5 mL/10 g），B鼠注射等量生理盐水，记录时间。

3. 仔细观察各鼠的上述指标，并记下出现改变的时间。

【注意事项】

实验过程中,应注意:必须准确记录注药时间及出现改变的时间。

【思考题】

简述肝性脑病的发病机制。

实验二十二 远志水提取物的祛痰作用

【实验原理】

远志具有安神益智、祛痰、消肿的功能,用于治疗心肾不交引起的失眠多梦、健忘惊悸、神志恍惚、咳痰不爽、疮疡肿毒、乳房肿痛等。小鼠腹腔注射酚红后,可从气管分泌排出部分酚红。远志能增强呼吸道的分泌功能,同时也使黏膜排泌的酚红量增加。将气管段放入定量生理盐水中,加碳酸氢钠使其显色,用分光光度计测出酚红的排泌量,从而得知药物的祛痰作用。

【实验目的】

学习通过鼠气管酚红排泄法观察远志的祛痰作用,验证并分析远志水提取物祛痰功效。

【实验对象】

小鼠,体重 18~25 g,雌雄均可。

【实验药品与器材】

远志水提取物 1 g/mL,5% 酚红溶液(溶于生理盐水中),1 mol/L NaOH 溶液,生理盐水,5% 碳酸氢钠溶液,器材注射器(1 mL、0.25 mL),试管架,小试管,小鼠灌胃器,组织剪,眼科镊,蛙板,大头针,小烧杯,分光光度计,电子天平。

【实验方法、步骤和项目】

1. 酚红标标准曲线的绘制 用电子天平准确称取 200 μg 的酚红,加 5% 碳酸氢钠溶液溶解到 2 mL(1 mL 含 100 μg),然后依次稀释成每毫升含酚红 10、5、3、1、0.7、0.5、0.3、0.1 μg 的标准酚红溶液,利用分光光度计于波长 546 nm 处测吸光度值(OD 值)。以酚红浓度为横坐标,OD 值为纵坐标,各交点连成直线,绘制酚红的标准曲线。

2. 测定小鼠气管酚红排泌量 取小鼠 16 只,称重,随机分为给药组、空白对照组。给药组灌胃 1 g/mL 的远志水煎液(0.15 mL/10 g),对照组给同等容量的生理盐水。30 min 后,腹腔注射 5% 酚红 0.2 mL/10 g。在 30 min 后处死动物,剥去气管周围组织,剪下自甲状软骨下至气管分支处等长的一段气管,放进盛有 1 mL 生理盐水的试管中,再加 0.1 mL NaOH 1 mol/L 溶液,2 000 r/min 离心 5 min 取上清液,用分光光度计于 546 nm 波长处测量并记录 OD 值。根据曲线各点计算出酚红含量,即为小鼠气管酚红排泌量,采用 t 检验比较给药组与空白对照组之间酚红排泌量差异的显著性。

3. 结果记录 将实验结果填写到表 2-2-12。

【注意事项】

实验过程中,应注意:①解剖气管动作要轻柔,勿损伤甲状腺周围血管,以防血液影响吸光度值;②剪下的气管段黏附的血液应立即用滤纸吸净。

表 2-2-12 远志对小鼠气管酚红排泌量的影响

组别	给药剂量	吸光度	酚红排泌量
给药组			
空白对照组			

【思考题】
简述远志水提取物能祛痰的基本原理。

实验二十三　生附子和制附子的强心作用

【实验原理】
　　附子具有回阳救逆、补火助阳、逐风寒湿邪之功效，主治亡阳虚脱、肢冷脉微、阳痿、宫冷、心腹冷痛、虚寒吐泻、阴寒水肿、寒湿痹痛等。现代药理学研究表明，附子具有强心、改善血液循环、抗休克、抗炎镇痛等作用。附子能增强心肌收缩力，加快心率，增加心排血量，增加心肌耗氧量。从附子中提取的去甲乌药碱（DMC）是附子强心的主要成分，氯化甲基多巴胺、去甲猪毛菜碱也有强心作用。目前研究认为，去甲乌药碱是 β 受体部分激动剂，其强心作用与兴奋 β 受体有关。

【实验目的】
学习离体蛙心制备方法，比较附子生品与炮制品强心作用的差异。

【实验对象】
青蛙或蟾蜍，雌雄均可。

【实验药品与器材】
　　5% 生品附子水提取物，5% 炮制品附子水提取物，林格液，低钙林格液，BL-420E$^+$ 生物机能实验系统，张力换能器，蛙心插管，蛙心夹，蛙手术器械，100 mL 培养皿，铁架台，注射器。

【实验方法、步骤和项目】
　　1. 附子水煎制法　取附子（生、制）各 40 g，分别加水 1 000 mL，没过药面，浸泡 30 min，在武火加热煮沸后用文火慢煎 60 min，趁热过滤，加水 800 mL 再煎，煮沸后，文火慢煎 40 min，趁热过滤，合并滤液，浓缩至含生药 0.05 g/mL。装瓶，消毒、备用。

　　2. 离体蛙心准备。

　　3. 连接生物信号记录系统　将离体蛙心与张力换能器连接。打开 BL-420E$^+$ 生物机能实验系统，选择实验项目：循环实验中的"蛙心灌流"，记录正常曲线，实验过程不要随意中断记录。

　　4. 按下列顺序给药

（1）描记蛙心正常活动曲线：加生附子水提取物 0.4 mL（0.1 mL 递增加入），观察到曲线变化后，用林格液换液冲洗心脏标本。

（2）换低钙林格液：待心脏收缩力明显减弱后，加生附子水提取物 0.4 mL（0.1 mL 递增加入），生附子水提取物的作用明显后，继续加生附子水提取物至出现中毒。

(3）描记蛙心正常活动曲线：加制附子水提取物 0.4 mL（0.1 mL 递增加入），观察曲线变化，用林格液换液冲洗心脏标本。

（4）换低钙林格液：待心脏收缩力明显减弱后，加制附子水提取物 0.4 mL（0.1 mL 递增加入），继续加制附子至出现中毒。

5. 结果保存和图形剪辑　实验结束单击"■"停止试验，保存实验结果，进行图形剪辑。

6. 填表并绘制作用曲线　林格液和低钙林格液灌注后，将生附子、制附子作用的结果填入表 2-2-13，并绘制两药作用曲线。

表 2-2-13　不同林格液灌注后，生附子、制附子水提取物作用的结果

组别	处理因素水平	有效量（mL）	中毒量（mL）
生附子水提取物	林格液灌注		
	低钙林格液灌注		
制附子水提取物	林格液灌注		
	低钙林格液灌注		

【注意事项】

实验过程中，应注意：①蛙心套管一定要插入心室，插管时切忌用力过大与插入过深，避免损伤心肌；②结扎静脉时，要远离静脉窦；③套管内的液面要恒定；④换液时注意勿使空气进入心脏；⑤每记录完一个药物的作用后，如果心脏状态不佳，则需重新制作标本。

【思考题】

1. 生附子和制附子水提取物有效量和中毒量的不同，试分析附子炮制前后对药效和毒性的影响。

2. 生附子和制附子水提取物中强心作用的主要成分是什么？其强心作用的机制是什么？

实验二十四　清开灵注射液对小鼠的镇静作用

【实验原理】

小鼠自主活动记录仪可将小鼠在记录仪实验箱中自主活动时阻断光束的次数，转换成光电脉冲信号，经过一系列电子技术处理后，将一定时间内的自主活动数直接显示出来。自主活动记录仪可将药物作用后小鼠的自主活动情况记录下来，通过观察清开灵注射液对小鼠自主活动的影响来了解其镇静作用。

【实验目的】

通过清开灵注射液对小鼠自主活动的影响，了解清开灵的镇静作用。

【实验对象】

小鼠，体重 18～25 g，雌雄均可。

【实验药品与器材】

清开灵注射液、生理盐水，小鼠自主活动记录仪、注射器、电子天平。

【实验方法、步骤和项目】

1. 通过筛选，取活动度近似的小鼠20只，按体重随机分为两组，每组10只，用苦味酸标记。

2. 腹腔注射清开灵注射液0.3 mL/10 g及等容量生理盐水。

3. 给药30 min后将各组小鼠分别放入自主活动记录仪的实验箱中，连续观察20 min小鼠活动数，比较给药组与对照组小鼠活动数。

4. 用公式计算各给药组小鼠20 min累计自主活动抑制率。

$$自主活动抑制率 = \frac{对照组小鼠自主活动数 - 给药组小鼠自主活动数}{对照组小鼠自主活动数} \times 100\%$$

5. 将实验结果填入表2-2-14。

表2-2-14　清开灵注射液对小鼠的镇静作用

组别	剂量（g/kg）	给药后20 min活动数	自主活动抑制率（%）
对照组			
给药组			

【注意事项】

实验过程中，应注意：①在测小鼠自主活动时注意保持实验环境的安静及实验条件的一致，否则对实验结果的影响很大；②第一只小鼠测完自主活动后，把自主活动箱擦拭干净，尽量去除气味后再放入第二只小鼠，以减少小鼠之间的相互干扰；③应挑选活跃的小鼠，给药后避免经常刺激动物，以免影响实验结果。

【思考题】

试分析清开灵注射液对中枢神经系统活动的影响。

实验二十五　家兔发热模型的建立与阿司匹林的解热作用

【实验原理】

恒温动物具有维持体温相对恒定的能力，主要是下丘脑体温调节中枢通过对产热及散热两个过程的调节来实现的。某些病理情况下，机体会出现调节性体温升高，即发热。能引起人体或动物发热的物质，统称为致热原，分为外源性致热原和内生致热原。外源性致热原如大肠埃希菌内毒素（LPS）可导致机体产生内生致热原（如IL-1），作用于体温调节中枢，合成与释放前列腺素增多，使调定点上移，致使产热增加、散热减少，体温升高。阿司匹林（乙酰水杨酸）具有解热镇痛抗炎等作用，属于非甾体抗炎药，为非选择性环氧酶（COX）抑制药，通过抑制中枢前列腺素的合成从而发挥解热作用，但对正常体温无降温作用。

【实验目的】

熟悉测量家兔体温的方法，了解建立发热模型的原理和方法，观察阿司匹林对正常体温和发热时体温的影响并分析其解热机制。

【实验对象】

家兔，体重 2 kg 左右。

【实验药品与器材】

10% 阿司匹林溶液，0.5 μg/mL LPS 溶液，生理盐水，液体石蜡，数字体温计，家兔固定架，婴儿秤，1 mL 注射器。

【实验方法、步骤和项目】

1. 测量家兔的体温。固定家兔，将测温探头末端涂少许液体石蜡，轻轻插入肛门 6~8 cm，并固定于尾部。待显示温度数值稳定后读取并记录家兔的体温。测量完毕后应轻柔地拔出测温探头。

2. 筛选体温在 38.2~39.0℃，波动范围在 0.3℃ 以内的家兔 6 只，称重并随机标记，编号为 1~6 号。

3. 测量并记录基础体温，间隔 5 min 重复测量家兔体温 3 次，取平均值为其基础体温。

4. 注射药物。

（1）1 号和 2 号家兔按照 0.5 μg/kg 的剂量经耳缘静脉注射 0.5 μg/mL LPS 溶液，5 号家兔经耳缘静脉注射等体积的生理盐水。

（2）3 号和 4 号家兔按照 1.0 μg/kg 的剂量经耳缘静脉注射 0.5 μg/mL LPS 溶液，6 号家兔经耳缘静脉注射等体积的生理盐水。

（3）待给予 0.5 μg/mL LPS 溶液的家兔体温升高超过 0.5℃ 后，注射解热药物。

1）3 号和 5 号家兔按照 1 mL/kg 的剂量腹腔注射 10% 阿司匹林溶液。1 号家兔经耳缘静脉注射等体积的生理盐水。

2）4 号和 6 号家兔按照 2 mL/kg 的剂量经腹腔注射 10% 阿司匹林溶液。2 号家兔经耳缘静脉注射等体积的生理盐水。

5. 体温的测量与记录。分别在给予 LPS 后每隔 30 min 测量体温 1 次，共测 6 次，实验结果填入表 2-2-15，并画出随时间变化的体温曲线，比较其结果。

表 2-2-15 阿司匹林解热作用实验结果

编号	造模药物	解热药物	基础体温（℃）	体重（kg）	用药后体温（℃）					
					30′	60′	90′	120′	150′	180′
1	0.5 μg/kg LPS	生理盐水								
2	0.5 μg/kg LPS	生理盐水								
3	1 μg/kg LPS	1 mL/kg 10% 阿司匹林								
4	1 μg/kg LPS	2 mL/kg 10% 阿司匹林								
5	生理盐水	1 mL/kg 10% 阿司匹林								
6	生理盐水	2 mL/kg 10% 阿司匹林								

【注意事项】

实验过程中，应注意：①正常家兔的体温为 38～39.5℃。体温偏高的家兔对致热原反应不敏感，本实验中不应采用体温超过 39.0℃ 的家兔。②实验时室温要保持稳定，应尽量使家兔安静，避免家兔过度活动引起体温波动而影响实验结果。③本实验中使用致热原时应该注意个人防护。④插入和拔出测温探头时手法要轻柔，避免损伤家兔的直肠黏膜。

【思考题】

1. 阿司匹林的降温作用机制及特点是什么？
2. 为什么阿司匹林仅能降低发热者的体温，而对正常体温无降温作用？

实验二十六　氯丙嗪对体温的调节作用

【实验原理】

氯丙嗪是吩噻嗪类抗精神病药物的代表，为中枢多巴胺受体阻滞剂。大剂量时可抑制下丘脑体温调节中枢，使体温调节失灵。在低温环境下，联合异丙嗪、哌替啶组成"人工冬眠合剂"给药，可使患者的体温低至正常以下，基础代谢降低，器官功能活动减少，耗氧量减少而呈"人工冬眠"状态，以此提高患者对缺氧、缺能的耐受力，起到减轻对患者的伤害性刺激而有利于帮助患者度过危险期的作用。临床常用于低温麻醉、严重创伤、感染性休克、高热惊厥及甲状腺功能危象的辅助治疗。

【实验目的】

熟悉小鼠体温的测量方法，理解氯丙嗪在不同外界环境下对小鼠体温的影响和特点。本实验给予小鼠一定剂量的氯丙嗪后，将其置于不同温度环境下，观察氯丙嗪对体温的调节作用。

【实验对象】

小鼠，体重（18±2）g。

【实验药品和器材】

0.03% 氯丙嗪溶液，生理盐水，液体石蜡，苦味酸标记液，数字体温计，人工气候箱，电子天平，小鼠鼠笼，1 mL 注射器。

【实验方法、步骤和项目】

1. 测量小鼠体温。捉拿、固定小鼠，将测温探头末端涂少许液体石蜡，轻轻插入小鼠肛门约 1 cm，并固定于尾部。待温度数值显示稳定后，读取并记录小鼠的体温，然后轻轻拔出测温探头。

2. 筛选体温在 36.5～37.5℃，波动范围在 0.3℃ 以内的小鼠 6 只，称重并随机编号为 1 到 6 号。人工气候箱温度设置到 30.0℃。

3. 分组。1、2、3 号小鼠为氯丙嗪组，按 0.1 mL/10 g 的剂量肌内注射 0.03% 氯丙嗪溶液；4、5、6 号小鼠为对照组，按 0.1 mL/10 g 的剂量肌内注射生理盐水。

4. 测量并记录基础体温，每只小鼠在给药前，间隔 5 min 重复测量体温 3 次，取平均值为其基础体温。

5. 注射药物、测量体温并记录。

（1）人工气候箱温度恒定在 30.0℃ 后，1 号和 4 号小鼠给药后立即放入鼠笼，置于人工气候箱内，30 min 后取出，分别测量小鼠的体温。

（2）人工气候箱温度恒定在 20.0℃后，2 号和 5 号小鼠给药并立即放入鼠笼，置于人工气候箱内，30 min 后取出，分别测量小鼠的体温。

（3）人工气候箱温度恒定在 10.0℃后，3 号和 6 号小鼠给药并立即放入鼠笼，置于人工气候箱内，30 min 后取出，分别测量小鼠的体温。

6. 记录数据，比较操作前后各小鼠的体温变化。将实验结果填入表 2-2-16。

表 2-2-16　氯丙嗪对小鼠体温的影响

编号	药物	环境温度（℃）	给药前体温（℃）	给药后体温（℃）	体温变化值
1	氯丙嗪				
2	氯丙嗪				
3	氯丙嗪				
4	生理盐水				
5	生理盐水				
6	生理盐水				

【注意事项】

实验过程中，应注意：①实验时室温要保持恒定。②人工气候箱温度调节从高到低变化时速度较快。如果没有人工气候箱，可以用恒温水浴和冰块替代。③应选择正常体温为 36.5~37.5℃的小鼠，体温过高或过低对实验结果影响较大。

【思考题】

1. 氯丙嗪降温的机制及特点是什么？有何临床意义？
2. 何谓"人工冬眠"，临床多用于哪些病症的辅助治疗？

实验二十七　链霉素毒性反应及钙剂的对抗作用

【实验原理】

静脉滴注或腹腔给药大剂量的氨基苷类药物可阻断神经肌肉接头，表现为急性肌麻痹（低血钙），故可给予钙剂拮抗中毒症状。

【实验目的】

观察链霉素阻断神经肌肉接头的毒性及钙离子的对抗作用。

【实验对象】

小鼠 20 只，雌雄均可，体重 18~22 g。

【实验药品及器材】

1%氯化钙溶液，生理盐水，4%硫酸链霉素溶液，电子天平，大烧杯，1 mL 注射器。

【实验方法、步骤和项目】

1. 动物准备　20 只小鼠随机分为两组：氯化钙组和生理盐水组，每组 10 只。称重、标记、编号，观察正常活动情况、呼吸及肌紧张。

2. 小鼠腹腔注射给药　氯化钙组小鼠腹腔注射 1%氯化钙溶液 0.1 mL/10 g，生理盐水组小鼠腹腔注射生理盐水 0.1 ml/10 g。

3. 链霉素中毒模型的制备　6～7 min 后两组小鼠分别腹腔注射 4% 硫酸链霉素溶液 0.13 mL/10 g，观察两组小鼠有何变化（注射链霉素后的毒性反应，一般于用药 10 min 后出现，并逐渐加重）。

4. 中毒的解救。对链霉素反应明显的小鼠，立即腹腔注射 1% 氯化钙溶液 0.1 mL/10 g，继续观察小鼠的症状变化。

5. 自行列表记录观察结果。

【注意事项】

实验过程中，应注意：①链霉素肌肉注射后，毒性反应发生较慢。②氯化钙注射液给药方式里面，静脉注射的对抗效果好，如果静脉注射有困难，可行肌肉注射或腹腔注射，但常常需要重复给药。③观察时注意记录小白鼠的呼吸、肌张力及翻正反射情况。

【思考题】

1. 链霉素有哪些不良反应？
2. 钙剂为何能防治链霉素的毒性反应？

数字课程学习

教学 PPT　　　拓展阅读

第三章 Ⅲ级实验

实验一 影响尿液生成的因素（家兔）

【实验原理】

尿的生成包括肾小球的滤过、肾小管和集合管的重吸收和分泌三个过程。凡影响上述过程的因素都可以影响尿的生成而引起尿量的改变。影响肾小球滤过的有效滤过压包括肾小球毛细血管血压、血浆胶体渗透压和肾小囊内压。因此，影响尿液生成的因素包括以下几方面。

1. 电刺激　电刺激迷走神经外周端，血压下降，超出了肾血流量自身调节的范围，可导致肾小球有效滤过压下降，尿量减少。

2. 全身血压　全身血压下降，交感活动增强，肾血管收缩引起肾血流量减少和肾毛细血管血压下降，因而肾小球滤过率进一步减少，尿量减少。

3. 药物　静脉注射去甲肾上腺素后，作用于全身的小动脉和微动脉上的α受体，使外周血管收缩，因而血压升高。但肾入球小动脉收缩，肾血浆流量减少，有效滤过压下降，尿量减少。

4. 肾小囊内压　比较稳定，仅当发生尿路梗阻（如肾盂结石、输尿管结石或肿瘤压迫等）时，可引起患侧囊内压升高。

5. 血浆胶体渗透压　当全身血浆蛋白浓度明显下降（如静脉输入大量生理盐水而没有及时补充胶体）时，则血浆胶体渗透压降低，肾小球有效滤过压增加，尿量增加。

6. 肾小管重吸收与分泌　相对而言，肾小管重吸收和分泌功能的体液因素对尿生成的影响更大。肾小管中葡萄糖浓度升高，渗透压升高，导致对水的重吸收减少，故尿量增加（渗透性利尿）。呋塞米（速尿）能特异性抑制分布在髓袢升支管腔膜侧的 $Na^+-K^+-2Cl^-$ 共转运子，从因而抑制 NaCl 的重吸收，降低肾的稀释与浓缩功能，排出大量接近于等渗的尿液。

【实验目的】

①学习掌握膀胱或输尿管插管技术；②观察各种因素对尿生成的影响，分析其作用机制。

【实验对象】

家兔，体重 2~2.5 kg。

【实验药品与器材】

3% 戊巴比妥钠溶液（或 20% 氨基甲酸乙酯溶液），6% 柠檬酸钠（或 500~1 000 U/mL 肝素），50% 葡萄糖（glucose）溶液，生理盐水，0.1 去甲肾上腺素（noradrenalin），垂体后叶素（pituitrin），呋塞米（furosemide，速尿），0.6%酚红注射液，10% NaOH，尿糖试纸，BL-420E⁺生物机能实验系统，压力换能器，哺乳动物手术器械，膀胱插管，动脉插管，针电极，动脉夹，电刺激器，刺激电极，保护电极，计滴器，细塑料插管，20 mL、10 mL及1 mL注射器，针头，试管，试管架，酒精灯，培养皿，输液装置及三通阀，手术灯，棉绳，线，兔台。

【实验方法、步骤和项目】

1. 动物处理

（1）麻醉与固定：称重，由耳缘静脉缓慢注入20%氨基甲酸乙酯（5 mL/kg）或3%戊巴比妥钠溶液（30~40 mg/kg），待家兔麻醉，将家兔仰卧位固定于兔台上，用弯剪刀剪去兔颈部、左腰背部和下腹部手术野的被毛。

（2）连接电极：剪去四肢踝部被毛，将心电图（electrocardiogram，ECG）针形电极分别插入四肢踝部皮下，Ⅱ导联线的连接方法为：红－右前肢（负），白－左后肢（正），黑－右后肢（地），将电极连线与计算机实验系统第一通道相连，插上全部仪器的电源插头。

（3）收集尿液：可选择膀胱导尿法或输尿管导尿法。

1）膀胱导尿法：在耻骨联合上缘向上沿正中线做4 cm长皮肤切口，再沿腹白线剪开腹壁和腹膜，勿损伤腹腔脏器，找出膀胱，然后把膀胱轻轻翻转至腹侧外（勿使肠脏器外露，避免造成血压下降）。在膀胱底部找出两侧输尿管，认清两侧输尿管在膀胱开口的部位。小心地从两侧输尿管的下方穿一丝线，将膀胱上翻，结扎尿道。然后在膀胱顶部血管较少处剪一小口，插入充满盐水的膀胱插管，用线结扎固定。插管漏斗口应对着输尿管开口处并紧贴膀胱壁。膀胱插管的另一端连接至记滴器的受滴器。手术完毕，用温热生理盐水纱布覆盖腹部创口。

2）输尿管导尿法：在耻骨联合上方沿正中线向上做5 cm长的皮肤切口，沿腹白线切开腹壁，将膀胱轻轻翻出腹腔外，暴露膀胱三角，在膀胱底部找出两侧输尿管，并将输尿管与周围组织轻轻分离，避免出血，在每侧输尿管下方各穿两条线；首先用一条线把一侧输尿管的近膀胱端扎住（使尿液不能流进膀胱），在结扎的上部剪一"V"形小口，向肾方向插入充满生理盐水的输尿管插管，用另一条线把输尿管及插管扎紧；按上述相同的方法，对另一侧输尿管插管，结扎并固定；可看到尿液从细塑料管中慢慢地逐滴流出（注意：塑料管要插入输尿管腔内，不要插入管壁肌层与黏膜之间；插管方向应与输尿管方向一致，勿使输尿管扭结，以免妨碍尿液流出）。用线把双侧插管的另一侧开口端并在一起连至计滴器的玻管内。手术完毕后用温热（38℃左右）生理盐水纱布将腹部切口盖住，以保持腹腔内温度和湿度。

（4）颈总动脉插管：压力换能器接2通道输入插座，另一端接动脉插管（内充满肝素液）分离左侧颈总动脉（穿两根线）和右侧迷走神经（穿1根线）备用。用线结扎左颈总动脉近头端，用动脉夹夹闭近心端，左手牵结扎线，在结扎处下方剪一小斜口，插入动脉插管，用线结扎固定。放开动脉夹，观察心电、动脉血压（arterialbloodpressure）和尿量。

（5）静脉输液：耳缘静脉穿刺或者在颈总动脉插管的同时，实施颈静脉插管，用于静脉输液。

2. 软件操作

（1）将液滴信号引导线 3 通道的输入插座，另一端接受滴器。

（2）开机并启动 BL-420E⁺ 生物机能实验系统，预热约 15 min。

（3）依次选定"信号输入"、第一通道选择"心电"、选择适当增益、显速选择 25 mm/s 或 50 mm/s、平滑滤波 3-5 点、连续示波。待家兔安静、曲线稳定后按下"记录状态"，选择"Ⅱ导联"开始记录。

（4）依次选定"信号输入"、第二通道选择"压力"、自动调零。按提示调零。调零时换能器的压力应与大气相通，使输入为零，必要时定标；根据换能器灵敏度设定该通道的"增益选择"为 1/2 或 1 mV/cm。连续示波、显速选择 25 mm/s 或 10 mm/s，也可采用"横向压缩"功能观察血压变化趋势。

（5）依次选定"信号输入"、第三通道选择"记数""自动调零"，按提示调零。

（6）刺激参数连续刺激，延时 10～20 ms，强度 3.0～6.0 V，波宽 1.0～5.0 ms，波间隔 10～30 ms，串长 1 个。

3. 观察项目

（1）记录对照的心电图曲线、动脉血压曲线和尿量（滴数/min）。

（2）从耳缘静脉快速注射 37℃生理盐水 20 mL，观察心电、血压和尿量的变化。

（3）静脉注射 0.1% 去甲肾上腺素 0.3～0.5 mL，观察心电、血压和尿量的变化。

（4）取尿液两滴，用尿糖试纸测定尿糖。然后静脉注射 50% 葡萄糖溶液 2 mL，观察心电、血压和尿量的变化。待尿量明显增多时，再取尿液两滴，做尿糖定性实验。

（5）静脉注射垂体后叶素 2U，观察心电、血压和尿量的变化。

（6）静脉注射呋塞米，剂量为 5 mg/kg，观察心电、血压和尿量的变化。

（7）静脉注射 0.6% 酚红注射液 0.5 mL，并开始计时，用盛有 10%NaOH 溶液的培养皿收集尿滴。如果尿中有酚红排出，遇 NaOH 则显紫红色。计算从注射酚红起到尿中排出酚红所需的时间（要考虑尿液流过管道的时间）。

（8）剪断右侧迷走神经，用保护电极以中等强度的脉冲电流间断刺激右侧迷走神经外周端，使血压维持在低水平（40～50 mmHg）5 min 左右。观察心电、血压和尿量的变化。

（9）分离一侧股动脉，插入塑料插管或直接切口进行控制放血，使动脉血压迅速下降至 50 mmHg 左右，观察尿量的变化。迅速补充生理盐水，观察心电、血压和尿量的变化。

【注意事项】

实验过程中，应注意：①为保证家兔在实验中有充分的尿液排出，实验前给家兔多喂青菜，或者在麻醉后用橡皮管向兔胃内灌入 40～50 mL 清水，以增加基础尿量。②本实验需多次静脉给药，应注意保护兔耳缘静脉。静脉注射应从耳尖部开始，逐步移向耳根部。如果已给动物输液，可以借用三通管完成实验中所有的静脉给药。③手术操作应轻巧，腹部切口不可过大，避免损伤性闭尿。剪开腹膜时，注意勿伤及内脏。④依次进行实验项目。每项实验前都要记录心电图、血压和尿量作为对照；前一项实验完毕后，待心电、血压、和尿量基本恢复后再进行下一项实验。每项实验应做标记。⑤实验顺序的安排是在尿量增多的基础上进行尿量减少的实验项目，在尿量少的基础上进行促进尿生成的实验项目。如插管后无尿，可先进行葡萄糖实验。⑥电刺激迷走神经观察尿量的变化时，强度应适当,切勿用强电流连续刺激。⑦静脉注射 50% 葡萄糖溶液后,应用新的容器来盛尿,以便做尿糖测定。⑧在寒冬季节,要注意给动物保温。⑨膀胱插管应尽量减少残留膀胱的溶液。

【思考题】

1. 本实验中影响肾小球滤过率的因素有哪些?影响肾小管和集合管重吸收和分泌的因素有哪些?
2. 静脉注射 50% 葡萄糖溶液引起尿量增多的机制是什么?
3. 静脉注射呋塞米后尿量有什么变化?为什么?
4. 静脉注射垂体后叶素后尿量有什么变化?为什么?

实验二　家兔大脑皮质运动功能定位及去大脑僵直

【实验目的】

通过电刺激大脑皮质运动区的不同部位,探讨大脑皮质对躯体运动的调节及其定位关系。观察去大脑僵直现象,了解脑干在姿势反射中的作用。

【实验原理】

大脑皮质是控制躯体运动的最高级中枢,刺激大脑皮质运动区的不同部位,能引起特定肌肉或肌群的收缩。脑干、小脑和大脑对脊髓伸肌反射活动具有易化和抑制性调节作用,以协调机体的肌紧张,维持正常姿势(图 2-3-1A)。若在动物中脑的上、下丘之间横断脑干,则抑制肌紧张的作用减弱,表现为伸肌紧张性过强,称为去大脑僵直。

【实验对象】

家兔。

【实验器材和药品】

20% 氨基甲酸乙酯溶液,生理盐水,哺乳动物手术器械,颅骨钻,骨钳,骨蜡,电刺激器,刺激电极,液体石蜡,纱布和兔台。

【实验方法、步骤和项目】

1. 麻醉固定　耳缘静脉注射 20% 氨基甲酸乙酯(5 mL/kg),麻醉后,俯卧固定在兔台上。
2. 开颅暴露兔大脑皮质　将兔头固定于头架上,头部备皮,由两眉间至枕部沿中线将头皮纵行切开,用刀柄向两侧剥离肌肉,推开骨膜,暴露出颅骨。用骨钻在一侧顶骨打孔,然后用骨钳扩大颅骨开口(前至眼眶,后至小脑天幕)。注意适当远离矢状缝,勿损伤矢状窦。出血时可用骨蜡止血。将手术刀柄伸入矢状缝下使矢状窦与骨板分离。继续向对侧扩大开口,使大脑两半球大部分暴露(也可在矢状缝两侧分别暴露两侧大脑半球)。用小镊子夹起硬脑膜仔细剪开,暴露脑组织,在脑表面滴少量液体石蜡,以防干燥。术毕放开动物的头部和四肢,以便观察躯体运动效应(图 2-3-1B)。
3. 用电刺激大脑皮质不同部位以引起躯体运动效应　将一电极固定在头皮下作无关电极,用另一电极垂直放置于皮质表面。以频率 20 ~ 40 Hz、波宽 0.1 ~ 0.2 ms、电压 10 ~ 15 V 连续电脉冲刺激大脑皮质各部位。刺激由弱渐强,以出现反应为度,但电压不要超过 15 V，每点刺激持续 5～10 s，由内向外，由前向后，每隔 0.5 mm 为一点，每次刺激后间歇 1 min 再做下一次刺激，或将电刺激入皮质约 1 mm 进行刺激。

4. 诱发去大脑僵直现象。

（1）扩大颅骨开口：将颅骨开口向后扩展到枕骨结节，暴露出双侧大脑半球的后缘。

（2）分离颈总动脉：分离两侧颈总动脉，并穿线结扎。

（3）将动物改为腹位固定，暴露大脑半球后缘。

（4）松开动物四肢，左手托起动物下颌，右手用竹片刀轻轻拨起大脑半球后缘，看清四叠体的部位（图 2-3-1C），于上、下丘之间偏前下插入竹片刀，切断神经联系（如部位正确，动物突然挣扎，此时切勿松手，应继续使竹片刀切至颅底）（图 2-3-1D）。

（5）使动物侧卧于手术台上，用器械刺激动物肢体。数分钟后动物出现去大脑僵直现象。

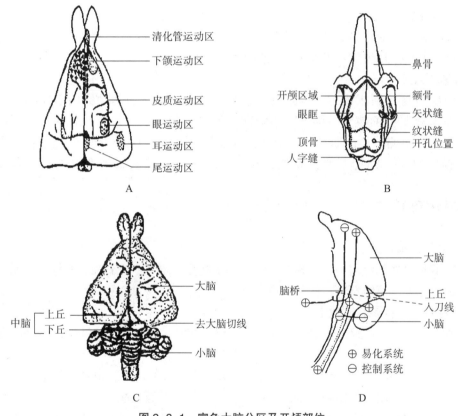

图 2-3-1　家兔大脑分区及开颅部位

5. 观察项目

（1）观察电刺激不同部位引起的肢体及头面部运动情况。

（2）将刺激引起的运动反应，标记在事先画好的兔大脑半球背面的轮廓图上。

（3）使兔侧卧，观察脑干切断几分钟后，其躯体四肢和颈部肌肉肌紧张增强的僵直现象。

（4）待出现明显僵直现象后，于中脑下丘后方再次切断脑干，观察肌紧张变化。

【注意事项】

实验过程中,应注意:①麻醉不能过深,以免影响刺激效应;失血过多会影响僵直现象的出现。②刺激大脑皮质引起的骨骼肌收缩,往往有较长的潜伏期,故每次刺激应持续5~10 s才能确定有无反应。③切断脑干的部位不能偏低,以免伤及延髓呼吸中枢而引起呼吸停止。如果切断部位过高,不出现去大脑僵直现象,可稍向尾侧再切一刀。

【思考题】

1. 试分析大脑皮质运动区对躯体运动的支配有哪些特点?
2. 去大脑僵直产生的机制是什么?

实验三 酚红血药浓度的测定

【实验原理】

药物代谢动力学实验是对药物的吸收、分布、代谢和排泄等过程进行定量分析,对药物在体内的半衰期(half life,$t_{1/2}$)、表观分布容积(apparent volume of distribution,V_d)等参数进行的测定,以了解药物在体内的变化。酚红为一种常用的化学指示剂,在碱性环境中呈紫红色。静脉注射酚红后,因其在体内不被代谢,不易通过毛细血管进入组织,故可用比色法测定给药后不同时间血浆酚红的吸光度,通过外标法计算出血浆酚红的浓度。又因酚红在体内满足一级消除动力学,故可由给药时间和相应血药浓度,计算药物半衰期和表观分布容积。

【实验目的】

①观察静脉注射酚红后,不同时间血液中酚红浓度的变化;②学习血药浓度的测定的基本方法,掌握药物半衰期的计算方法。

【实验对象】

健康家兔,体重2~2.5 kg,雌雄均可。

【实验药品与器材】

1 μmol/L、2 μmol/L、4 μmol/L、8 μmol/L、16 μmol/L 酚红溶液,0.6% 酚红溶液,稀释溶液(生理盐水29 mL + 1 mol/L NaOH 溶液1 mL),1 mol/L NaOH 溶液,75%乙醇,兔盒,手术刀片,抗凝试管,试管,试管架,0.1 mL、2 mL 移液管,洗耳球,1 mL 加样器,1 mL、2 mL、5 mL、10 mL 注射器,6号针头,手术灯,动脉夹,擦镜纸,棉球,台式离心机,722型分光光度计,婴儿秤。

【实验方法、步骤和项目】

1. 绘制酚红的标准曲线 取1 μmol/L、2 μmol/L、4 μmol/L、8 μmol/L、16 μmol/L 酚红标准溶液及蒸馏水各1.55 mL,加入1 mol/L NaOH 溶液0.05 mL,摇匀。于560 nm 波长处比色测定上述标准溶液的吸光度并绘制出酚红的标准曲线。亦可用计算器或计算机将酚红的不同标准浓度与其相应的吸光度作直线回归,可得标准曲线的直线回归方程:

$$y=a+bx$$

式中,x 为酚红的标准浓度;y 为吸光度(A)

2. 静脉给予酚红后不同时间血液中浓度的测定 取健康家兔1只,称重,放入兔盒内。从一侧耳缘静脉取血1 mL 置于干燥的含肝素的试管中,振摇,供空白对照。然后从同侧耳缘静脉注射 0.6% 酚红溶液 6 mg/kg。给药后 5 min、10 min、20 min 和 30 min 分别从另一侧耳缘静脉取血 1 mL，置于含肝素的试管中，振摇。离心 10 min（转速为 1 500 r/min），分别取上清液 0.1 mL，置于 5 只试管中，各加入稀释液 1.5 mL，摇匀后静置 5 min。用 722 型分光光度计，于 560 nm 波长处依次进行比色测定，记录其吸光度。

3. 酚红血浆浓度的计算　用计算器或计算机计算出不同时间酚红的血浆浓度。具体操作步骤如下。

（1）建立酚红标准曲线（浓度 – 吸光度关系曲线）。

（2）用上述标准曲线，求得不同的吸光度所对应的浓度值，将此浓度值乘以 16 即可得给药后不同时间所对应的血浆酚红浓度。

（3）据一级消除动力学公式：

$$\lg c_t = \lg c_0 - k_e t/2.303$$

将给药时间 t 与已求得的酚红血浆浓度对数值 $\lg c_t$ 再做线性回归，即可得该回归方程的斜率（$-k/2.303$）和截距（$\lg c_0$）。将 k 和 c_0 代入公式 $t_{1/2}=0.693/k$ 和 $V_d = D/c_0$（D 为给药剂量），便可求得 $t_{1/2}$ 和 V_d。

附：计算器操作步骤

（1）MODE2：屏幕显示 LR，进入线性回归计算状态。

（2）INVAC：清除存储器内的全部数据。

（3）$X_D Y_D$：输入自变量数据。DATA：输入因变量数据。

（4）酚红标准曲线的输入，见表 2-3-1。

表 2-3-1　酚红标准曲线

试管编号	酚红标准浓度（μmol/L）	$x_D y_D$	吸光度（A）	DATA
1	1		A_1	
2	2		A_2	
3	4		A_4	
4	8		A_8	
5	16		A_{16}	

（5）INVA（截距）、INVB（斜率）、INVr（相关系数）。

（6）INV$\hat{x}$ 的期望值。

【注意事项】

实验过程中，应注意：①取血前，应除去兔耳取血部位的毛，以免在取血时发生凝血；②取血前应使兔耳耳缘静脉充分扩张、充盈以利取血；③离心时应注意试管的平衡，以免损坏离心机；④禁止用手摸比色皿的光面，若溶液流出，只能用擦镜纸擦拭，禁用粗糙物品擦拭。

实验四 有机磷酸酯类农药急性中毒的解救（包括测定 AChE 活性）

【实验原理】

本实验原理同第二篇第二章实验十二。

【实验目的】

本实验目的同第二篇第二章实验十二。

【实验对象】

家兔，体重 2~2.5 kg，雌雄均可。

【实验药品与器材】

本实验药品与器材同第二篇第二章实验十二。

【实验方法、步骤和项目】

1. 取家兔 2 只，称重，编号，观察和测量家兔的正常指标，如呼吸、心率、大小便、唾液、瞳孔、肌肉紧张及有无肌震颤情况，并记录在表 2-3-2 中。

2. 用蘸有二甲苯的棉球涂擦耳缘，使血管扩张。耳缘穿刺，抽取 0.5 mL 血液，滴入预先置有草酸钾结晶的试管中，摇匀，以测定用药前乙酰胆碱酯酶（AChE）活性。之后从家兔耳缘静脉注射 5% 美曲磷酯 50 mg/kg，每隔 5 min 观察上述指标有何改变，待中毒症状明显时，采集 0.5 mL 血液，以测定乙酰胆碱酯酶活性，同时从耳缘静脉注射 0.1% 阿托品 1 mg/kg，隔 5 min 观察上述指标有何改变后，采集 0.5 mL 血液，以测定 AChE 活性。再由耳缘静脉注射碘解磷定 50 mg/kg，当家兔恢复，各种症状消失后，采集 0.5 mL 血液，以测定 AChE 活性。

3. 结果记录　将实验结果填入表 2-3-2。

表 2-3-2　实验结果记录表

观察内容	用药前	5% 美曲磷酯	0.05% 硫酸阿托品	2.5% 解磷定
一般活动				
呼吸（次/min）				
有无唾液分泌				
瞳孔（mm）				
大小便有无失禁				
肌张力				
有无肌震颤				
AChE 活性				

【注意事项】

注意事项同第二篇第二章实验十二。

【思考题】

思考题同第二篇第二章实验十二。

实验五　神经系统药物对家兔血压的影响

【实验原理】

动脉血压的高低反映了心血管活动的状态，心血管的活动受到传出神经活动时释放的递质的影响。传出神经系统有多种受体参与血压的形成和调节过程，主要有α受体、β受体、M受体及N受体。传出神经系统药物可分别作用于心脏和血管的相应受体，改变心血管的活动状态而影响动脉血压。因此，可以动脉血压为指标，观察不同的传出神经系统药物对血压的影响及观察受体激动药和受体拮抗药之间的相互作用，并分析药物的作用机制。

【实验目的】

学习麻醉动物急性血压测量的实验方法，观察传出神经系统药物对动物血压的影响，加深对这些药物相互作用关系的理解。

【实验对象】

家兔，体重2~3 kg，雌雄均可。

【实验药品与器材】

6%枸橼酸钠溶液（或肝素溶液），生理盐水，20%氨基甲酸乙酯溶液，0.0002%盐酸肾上腺素溶液，0.0002%盐酸异丙肾上腺素溶液，1%酚妥拉明溶液，0.1%盐酸普萘洛尔溶液，0.1%氯化乙酰胆碱溶液，0.05%硫酸阿托品，BL-420E$^+$生物机能实验系统，压力换能器，手术刀，手术剪，止血钳，气管插管，动脉插管，动脉夹，注射器，螺旋夹，兔手术固定台，手术丝线，棉球，纱布。

【实验方法、步骤和项目】

1. 取家兔1只，称重，耳缘静脉注射20%氨基甲酸乙酯5 mL/kg，麻醉后，将家兔仰卧位固定于手术台上。

2. 剪去家兔颈部皮肤的毛，正中切开颈部皮肤，分离两侧肌肉，露出气管。在气管下穿一粗线，轻提气管，做一倒"T"形切口，插入气管插管，结扎固定。

3. 在气管一侧的颈动脉鞘内分离出颈总动脉（注意有迷走神经伴行，应将其与颈总动脉分离），在颈总动脉下方近、远心端各穿一根线，远心端结扎；然后用动脉夹夹住近心端，在靠近结扎处用眼科剪剪一"V"形小口，向心方向插入充满枸橼酸钠或肝素的动脉插管，结扎并将线固定于动脉插管上。动脉插管通过压力换能器连接在BL-420E$^+$生物机能实验系统上；慢慢松开颈总动脉夹，描记家兔正常血压曲线。

4. 找到耳缘静脉，插入与注射器相连的头皮静脉注射针头，在给药间隙应连续、缓慢地推注生理盐水，以免形成血栓堵塞针头。

5. 打开电脑，进入BL-420E$^+$生物机能实验系统，打开"血压实验"系统，选择适当的参数。先描记一段正常血压曲线，然后按下列顺序依次由耳缘静脉注射药物。每次给药后立即推注生理盐水2 mL，以将余药冲入静脉。观察药物所引起的血压变化。待前一药物的作用消失，血压恢复至原水平或曲线平稳后，再给下一药物。

6. 观察指标

（1）观察拟肾上腺素药物对血压的影响：①肾上腺素 3 μg/kg（0.0002% 溶液 0.15 mL/kg）；②异丙肾上腺素 3 μg/kg（0.0002% 溶液 0.15 mL/kg）。

（2）观察 α 和 β 受体阻滞药对拟肾上腺素药作用的影响：①肾上腺素 3 μg/kg（0.0002% 溶液 0.15 mL/kg）；②酚妥拉明 1 mg/kg（1% 溶液 0.1 mL/kg）；③肾上腺素 6 μg/kg（0.0002% 溶液 0.3 mL/kg）；④普萘洛尔 0.5 mg/kg（0.1% 溶液 0.5 mL/kg）。

（3）观察胆碱受体激动药和 M 胆碱受体阻滞药对血压的影响：①氯化乙酰胆碱 0.1 mg/kg（0.1% 溶液 0.1 mL/kg）；②硫酸阿托品 0.1 mg/kg（0.5% 溶液 0.1 mL/kg）；③氯化乙酰胆碱 0.1 mg/kg（0.1% 溶液 0.1 mL/kg）。

7. 结果记录　打印或画出血压曲线，标明血压值、所给药物的名称和剂量（表 2-3-3）。

表 2-3-3　传出神经系统药物对家兔血压的影响

编号	药物	剂量（mg/kg）	血压 /kPa（mmHg）	
			给药前	给药后
1	盐酸肾上腺素			
2	盐酸异丙肾上腺素			
1	盐酸肾上腺素			
2	甲基磺酸酚妥拉明			
3	盐酸肾上腺素			
4	盐酸普萘洛尔			
1	氯化乙酰胆碱			
2	硫酸阿托品			
3	氯乙酰胆碱			

【注意事项】

实验过程中，应注意：①手术操作过程中应使创面尽可能小，防止动物失血过多；②注意保持麻醉动物的呼吸道通畅；③本实验用家兔进行，因家兔的耐受性较差，可能有些结果不很典型；④实验试剂要新鲜配制；⑤实验中的剂量是按一般情况进行计算的，必要时可根据具体情况适当增减。

【思考题】

1. 拟肾上腺素药和抗肾上腺素药对血压各有何影响？它们之间有何相互作用？
2. 如何证实乙酰胆碱的 M 样作用和 N 样作用？

实验六　拟肾上腺素和抗肾上腺素类药物对麻醉动物血压的影响

【实验原理】

拟肾上腺素药系指激动肾上腺素受体的药物，其中包括去甲肾上腺素、肾上腺素及异丙肾上腺素等。

去甲肾上腺素激动 α 受体作用强，对心脏 β_1 受体作用较弱，对 β_2 受体几乎无作用，可以兴奋心脏，升高收缩压，而对舒张压影响不明显。

肾上腺素能激动血管 α_1 受体和心肌 β_1 受体，收缩小血管，增强心肌收缩力，增加心输出量，显著升高收缩压，同时激动骨骼肌和内脏血管 β_2 受体，显著扩展骨骼肌和内脏血管，使血液重新分配，故舒张压不变或下降，表现为典型的双相血压反应。如预给 α 受体阻滞药，肾上腺素的升压作用可被翻转为降压反应，称为"肾上腺素作用的翻转"。

异丙肾上腺素是经典的 β_1、β_2 受体激动剂，能激动 β_2 受体使骨骼肌和内脏血管舒张，使收缩压升高而舒张压略下降。

抗肾上腺素药能阻断肾上腺素受体，又称为肾上腺素受体阻断剂（酚妥拉明、酚苄明、普萘洛尔等），能在受体水平拮抗肾上腺素能神经递质或拟肾上腺素的作用。

【实验目的】

①学习麻醉动物血压测量的实验方法；②观察拟肾上腺素类药物对麻醉动物血压的影响。

【实验对象】

健康家兔，体重 2～2.5 kg，雌雄均可；或者健康成年大鼠（Wistar 或 SD 种系），体重 180～220 g，雌雄均可。

【实验药品与器材】

20% 氨基甲酸乙酯，500 U/mL 肝素生理盐水，生理盐水，0.0002% 肾上腺素，0.0002% 异丙肾上腺素，0.0002% 去甲肾上腺素，1% 酚妥拉明溶液，0.1% 普萘洛尔溶液，以上药品均于实验时新鲜配制。

BL-420E+ 生物机能实验系统，压力传感器，14 cm 直手术剪 1 把，14 cm 止血钳 2 把（直、弯各 1 把），10 cm 直眼科剪 1 把，10 cm 眼科镊 2 把（直、弯各 1 把），动脉夹 1 个，动、静脉插管，台秤，棉球，手术丝线，1 mL 注射器 5 支，2.5 mL 注射器（供麻醉用）。

【实验方法、步骤和项目】

1. 动物麻醉固定　将动物称重，耳缘静脉注射 20% 氨基甲酸乙酯溶液 5 mL/kg，麻醉后将动物固定在鼠台上（固定不宜太紧，注意保持麻醉动物的呼吸道通畅）。

2. 颈外静脉插管　颈部正中线剪开皮肤 2～3 cm，用弯止血钳沿皮下做钝性分离，游离出一侧颈外静脉，在其下方穿两根细线备用。先用动脉夹夹闭近心端，然后用一根细线结扎远心端，在静脉的下方垫一宽度适宜的薄塑料片以固定静脉，用一锐利的眼科剪，在靠近结扎线的一侧与血管壁成 45° 朝心脏方向将静脉管壁剪一斜切口，呈"V"形，然后将充满肝素生理盐水的静脉插管插入管腔内，用备用的线结扎固定，即可松开动脉夹。

3. 颈总动脉插管　用弯止血钳沿颈部正中线稍作钝性分离，暴露气管，在气管两侧即可发现颈总动脉。用弯止血钳沿气管分离一侧颈总动脉并使之游离，长 2～3 cm，在其下方穿两根细线，用一根线结扎颈总动脉的远心端，另一根备用。用动脉夹夹闭近心端，然后按静脉插管方法将插管插入动脉，当插入的动脉插管与压力换能器相连并充满肝素生理盐水固定后，松开动脉夹，打开三通阀，即可在屏幕相应通道上记录到动脉血压波形。

4. 实验项目　待血压稳定并记录一段正常血压波形后，按下列顺序给药，同时给以标记。注意每次给完药后立即用 0.2 mL 生理盐水将插管内的药液注入体内；每次给完药后待血压波形恢复至给药前水平再给下一种药物。

（1）0.0002% 肾上腺素溶液 2 μg/kg。

（2）0.0002% 异丙肾上腺素溶液 2 μg/kg。

（3）0.0002% 去甲肾上腺素溶液 2 μg/kg。

（4）0.1% 酚妥拉明溶液 1 mg/kg，注意此时给药速度要慢。

（5）10~12 min 后重复给予肾上腺素、去甲肾上腺素、异丙肾上腺素，观察酚妥拉明对血压波形的影响。

（6）0.1% 普萘洛尔溶液 1 mg/kg，注意此时给药的速度要慢。

（7）8 min 后，重复肾上腺素，去甲肾上腺素，异丙肾上腺素，观察普萘洛尔对血压波形的影响，停止记录，实验结束。

【注意事项】

实验过程中，应注意：①三种激动药给药速度要快，两种阻滞药给药速度要慢；②动物麻醉后体温下降，应注意保持大鼠肛温在 37℃；③注意每次实验前进行压力定标，或虽经定标但相隔较久，或改换通道与换能器时，应重新压力信号定标。

【思考题】

试分析肾上腺素、去甲肾上腺素、异丙肾上腺素的药理作用及作用机制。

实验七　家兔实验性肺水肿

【实验目的】

①复制实验性肺水肿动物模型；②观察肺水肿的表现，并探讨其有关的发病机制；③血气分析，判断呼吸衰竭类型和酸碱平衡变化。

【实验对象】

家兔。

【实验药品与器材】

注射用肾上腺素（1 mg/mL），20% 乌拉坦，1% 普鲁卡因，生理盐水，1% 肝素生理盐水，兔手术台，婴儿秤，颈部手术器械，电子天平，血气分析仪、气管插管、静脉导管及静脉输液装置，听诊器，10 mL、2 mL 注射器，纱布，丝线，棉线，滤纸。

【实验方法、步骤和项目】

1. 取正常家兔 1 只，称重后，耳缘静脉注射麻醉（20% 乌拉坦 5 mL/kg）。

2. 动物处理　将家兔仰卧固定在兔台，颈部备皮，切开颈部皮肤，按常规手术操作，分离气管和一侧颈外静脉。倒"T"形切开气管，插入"Y"形气管插管并固定。提起颈外静脉近心端，待颈外静脉充盈后结扎其远心端，在近心端靠近结扎处剪一小口，向近心端方向插入静脉导管（管内已充满生理盐水和排空气泡），结扎固定，打开静脉输液装置试行滴注，输入生理盐水 5~10 滴/min，以保持输液管道通畅。手术过程中若动物挣扎，可用 1% 普鲁卡因 4~6 mL 进行局部麻醉。分离出颈总动脉，长 2~3 cm，在其下方穿两根细线，用一根线结扎颈总动脉的远心端，另一根备用。用动脉夹夹闭近心端，然后按静脉插管方法将动脉插管（一端连接注射器）插入动脉，结扎固定，方便取血。

3. 观察正常呼吸（频率、深度），皮肤、黏膜颜色，并用听诊器听肺呼吸音。

4. 复制肺水肿

（1）大量快速输液：大量快速静脉输入37℃生理盐水，输入液体总量按100 mL/kg计，输液速度为160～180滴/min。

（2）待输液接近完毕时加入肾上腺素（0.5 mL/kg）继续滴注。

5. 观察实验现象　实验过程中密切观察以下改变：①呼吸频率、幅度，有无呼吸困难、发绀；②气管插管中是否有粉红色泡沫状液体溢出；③听诊器听诊肺部时有无湿啰音出现。

6. 若气管插管中有粉红色泡沫状液体溢出，立即取血，用血气分析仪进行血气分析。

7. 剖胸取肺　存活动物出现肺水肿后即处死动物（可空气栓塞），然后夹闭气管，剪开胸前壁，在气管分叉处用线结扎，防止水肿液溢漏。在结扎处上方剪断气管，然后分离心脏及血管，将肺小心取出，并清除肺以外的组织，用滤纸吸干肺表面水分后准确称取肺重量，计算肺系数（正常兔肺系数值为4.2～5.0）。

8. 观察肺大体改变　肉眼观察肺大体改变，切开肺，注意切面变化，有无泡沫样液体溢出，并比较其颜色、性状和量的改变。

【注意事项】

实验过程中，应注意：①忌用实验前已有明显肺部异常征象（如啰音、喘息、气促等）或体弱、怀孕的动物，否则影响实验结果的可靠性；②输液速度不要太快，并严格控制输液量；③在第一次使用肾上腺素后肺水肿现象不明显者，可重复使用，两次给药应间隔10～15 min，不宜过频；④剖取肺时，慎防损伤和挤压肺组织，以免水肿液丢失，影响肺系数的准确性。

【思考题】

1. 结合实验，分析肺水肿发生机制，讨论如何预防和治疗肺水肿。
2. 动物出现何种呼吸衰竭？何种酸碱平衡紊乱？

实验八　家兔高钾血症的复制与检测

【实验原理】

血清钾浓度高于5.5 mmol/L称为高钾血症（hyperkalemia）。高钾血症对心肌的毒性作用极强，可发生致命性心室颤动和心搏骤停。轻度高钾血症时，静息期细胞内K^+外流减少，静息电位负值减小，故心肌兴奋性增高，当血清钾显著升高时，由于静息电位过小，钠通道大部或全部失活，复极化4期K^+外流增加而Na^+内流相对减少，心肌自律性降低。同时细胞外液K^+浓度的增高抑制了心肌复极2期时Ca^{2+}内流，兴奋收缩偶联减弱，收缩性降低。心电图表现为心房去极化的P波压低、增宽或消失，PR间期延长，R波降低，QRS综合波增宽，T波狭窄而高耸，QT间期缩短。

【实验目的】

①掌握家兔高钾血症模型的复制方法；②观察高钾血症时家兔心电图变化的特征；③自行设计和实施抢救治疗方案；④了解血钾升高后，对心肌细胞的毒性作用。

【实验对象】

家兔，体重2.0～3.0 kg，雌雄均可。

【实验药品与器材】

2.5% 戊巴比妥钠溶液，125 U/mL 肝素生理盐水溶液，2%、5%、10% 氯化钾生理盐水溶液，10% 氯化钙溶液，4% 碳酸氢钠溶液，葡萄糖胰岛素溶液（每 4 mL 的 % 葡萄糖加 1U 胰岛素），BL-420 生物信号记录系统（二道生理记录仪），心电记录电极，哺乳动物手术器械一套，静脉输液装置，5 mL、10 mL、20 mL 注射器，小儿头皮针，抗凝试管。血气分析仪。

【实验方法、步骤和项目】

1. 动物的麻醉与手术　动物称重后，用 2.5% 戊巴比妥钠，按 1.0 mL/kg 剂量给药，由耳缘静脉缓慢注入。注射期间注意观察动物肌张力、呼吸频率和角膜反射的变化，防止麻醉过深。麻醉后动物仰卧固定在家兔手术台上。颈部剪毛，沿甲状软骨下正中切开皮肤约 6 cm，分离左侧颈总动脉和右侧颈外静脉并插管。颈动脉导管用于取血；颈外静脉导管用三通管连接静脉输液装置，缓慢输入生理盐水（5~10 滴/min），以保持管道通畅。

2. 血钾的检测　用抗凝试管通过颈总动脉取血 1 mL，用血气分析仪测量动物实验前的血浆钾浓度。

3. 心电描记　将针型电极分别插入四肢踝部皮下。导联线按右前肢（负），左后肢（正），右后肢（地）的顺序连接，即标准 II 导联的连接方式，通过 BL-420 生物信号记录系统（或二道生理记录仪）描记实验前的心电图波形。

4. 高钾血症的复制　通过颈外静脉和输液装置，缓慢滴注 2% 的氯化钾生理盐水溶液，同时密切观察和记录心电图变化。出现 P 波低平、增宽，QRS 波群低压变宽和高尖 T 波后，立即取血 1 mL 做血钾测定，并开始实施抢救。如果用 2% 的氯化钾生理盐水溶液滴注不出现典型心电图改变，可改用 5% 的氯化钾生理盐水溶液滴注，并密切观察，及时记录。

5. 抢救　在滴注氯化钾生理盐水溶液之前，必须选择准备好抢救药物（10% 氯化钙 2 mL/kg 或 4% 碳酸氢钠 5 mL/kg，或葡萄糖胰岛素溶液 7 mL/kg），并用头皮针准备好耳缘静脉输注通路。在心电图出现典型高血钾改变后立即实施抢救，通过耳缘静脉快速推注抢救药物。如果 10 s 内无法输入抢救药物，救治效果欠佳。待心电图基本恢复正常时再次由颈总动脉采血 1 mL，测定救治后的血浆钾浓度。最后，注入致死量的 10% 氯化钾（8 mL/kg），开胸观察心室颤动及心脏停搏时的状态。

【注意事项】

实验过程中，应注意：①动物麻醉深浅要适度，麻醉过深易抑制呼吸，过浅时动物疼痛则易引起肌肉颤动，对心电图记录造成干扰。②保持动、静脉导管的通畅，确保各种液体能及时、准确地输入。③设置计算机记录存盘时间要足够长，以免丢失典型心电图改变的信息。④心电干扰波的处理：针形电极刺入部位要对称，位于皮下；安置导线时避免纵横交错；实验台上的液体要及时清除。

【思考题】

高钾血症时，动物心电图的变化特征是什么？并用相关理论加以说明。

实验九　家兔失血性休克及治疗

【实验原理】

休克（shock）是多病因、多发病环节、有多种体液因子参与，以机体循环系统，尤其是微循环功能紊乱、组织细胞灌注不足为主要特征，并可能导致多器官功能障碍甚至衰竭等严重后果的全身调节紊乱性病理过程。休克时微循环障碍及组织缺氧，引起代谢性酸中毒；供能不足、细胞膜钠泵失灵，导致细胞内钠多而水肿，细胞外钾多引起高钾血症；在休克早期，呼吸加深加快，$PaCO_2$ 下降，导致呼吸性碱中毒，但休克后期由于休克肺的发生，因通气、换气功能障碍，又可出现呼吸性酸中毒，使机体处于混合性酸碱失衡状态。失血是休克常见的病因，若迅速失血超过总血量的 20%~30%，即可引起休克；超过总血量的 45%~50% 则往往迅速导致死亡。失血性休克的发展过程分为 3 个时期。

1. 休克代偿期（微循环缺血性缺氧期）　各种原因引起的有效循环血量减少导致交感 – 肾上腺髓质系统兴奋，微血管收缩，其中毛细血管前阻力（由微动脉、后微动脉、毛细血管前括约肌组成）增加显著，使大量毛细血管网关闭，微循环处于少灌少流、灌少于流的状态。

2. 休克进展期（微循环淤血性缺氧期）　终末血管床对儿茶酚胺的反应性降低，微动脉和后微动脉痉挛较前减轻，血液不再局限于通过直捷通路，而是经过开放的毛细血管前括约肌大量进入真毛细血管网，组织灌而少流、灌大于流。

3. 休克难治期（微循环衰竭期）　微循环淤滞更加严重，微循环血管麻痹扩张，对血管活性物质失去反应性，微血管舒张，不灌不流。

治疗休克总的原则是"治疗原发病、改善微循环、保护细胞、防止器官功能衰竭和全身炎症反应综合征、营养与代谢支持等"。改善微循环包括纠正酸中毒、扩充血容量、合理使用血管活性药物。休克早期，在充分扩容的基础上选择性地应用舒张微血管药物，以缓解微血管因过度代偿而出现强烈收缩。休克后期，可选用缩血管药物，以防止容量血管过度扩张。

【实验目的】

①了解家兔失血性休克模型复制；②观察失血性休克时动物的肠系膜微循环变化；③了解失血性休克发病机制，设计其抢救方案，加深对药物的药理作用的理解。

【实验对象】

家兔，体重为 2.5 kg 左右。

【实验药品与器材】

20% 乌拉坦，生理盐水，1% 肝素，台氏液，654-2 注射液，BL-420E[+] 生物机能实验系统，BI-2000 图像分析系统，恒温灌流盒，兔台，婴儿秤，输液装置（1 套），动静脉压力换能器，哺乳动物手术器械（1 套），动脉插管（粗细各 1 根），静脉插管（1 根），三通阀（3 个），5 mL、20 mL、50 mL 注射器（各 1 支）。

【实验方法、步骤和项目】

1. 麻醉固定　动物称重后，20% 乌拉坦溶液 5 mL/kg 由耳缘静脉缓慢推注（注意观察动物肌张力、呼吸频率和角膜反射的变化，防止麻醉过深）。将麻醉动物仰卧固定在手术台上。

2. 开启 BL-420E⁺生物机能实验系统　选择输入信号，第一通道示中心静脉压，与充满肝素的导管和充满肝素的静脉压力换能器连接，备用；第二通道示动脉血压，与充满肝素的导管和充满肝素的动脉压力换能器连接，备用。

3. 全身肝素化　耳缘静脉注射 1% 肝素钠溶液 1 mL/kg。

4. 手术-插管　颈部剪毛，沿甲状软骨下正中切开皮肤约 6 cm，分离右侧颈外静脉和左侧颈总动脉。颈总动脉插管，记录正常血压值；右侧颈外静脉插管 6 cm 深，测量中心静脉压值。不测压时与输液装置连通，缓慢输入生理盐水 5~10 滴/min，保持导管通畅。在一侧股三角区剪毛，触及股动脉搏动处沿动脉走向做长约 2 cm 切口；游离股动、静脉。股动脉插入导管（导管连接三通，充满 1% 肝素），以备放血用。

5. 微循环标本制备　左腹部剪毛，在左腹直肌旁做纵向切口约 6 cm，钝性分离肌肉，打开腹腔，将一段游离度较大的小肠袢，轻轻从腹腔拉出，放置在微循环恒温灌流盒内，用 38℃ 台氏液恒温灌流。打开 BL-2000 医学图像分析系统，观察家兔小肠系膜的微循环变化。

6. 复制失血性休克动物模型　家兔的血容量可按体重（g）乘以 8% 来估算（mL）。出血量在血容量的 10% 以下，机体通过代偿机制可不表现症状；出血量达 20%~30%，动物发生休克；出血量达 50%，动物易死亡。

（1）少量失血：50 mL 注射器与连接股动脉插管三通，打开三通阀，缓慢抽取血液（出血量为血容量的 8%），密切观察血压、中心静脉压、口唇黏膜和微循环变化。

（2）大量失血：少量失血，家兔血压代偿性恢复正常后，再一次打开三通进一步用注射器缓慢抽取血液（出血量为血容量的 30%），密切观察血压、中心静脉压、口唇黏膜和微循环变化。

7. 治疗　当休克明显时，将所放出的血液用 50 mL 注射器从静脉缓缓回输，并输入与放血量等量的生理盐水（15 滴/min），在输液的同时注射 654-2（5~10 mg/kg），观察记录输血输液后各项生理指标及微循环变化。

有条件者可在复制休克前、放血后 20 min 和治疗完成后分别取血检测血气指标。

附：观察肠系膜微循环方法

分清微动脉、微静脉、毛细血管等，选择典型视野，观察肠系膜微循环状态，包括血流速度、血管口径、毛细血管开放及血液流动情况，并做好记录。

微血管血液流动情况：

（1）线流：血流快，连续呈线状，无血细胞在血管内流动产生的颗粒感。

（2）线粒流：血流快，连续呈线状，稍有颗粒感。

（3）粒流：血流较快，有明显颗粒感。

（4）粒缓流：血流呈泥沙状，连续缓慢流动。

（5）摆动：血流呈泥沙状，前后摆动，仍能流动。

（6）淤滞：血流停滞不动。

【注意事项】

实验过程中，应注意：①本实验手术多，应尽量减少手术性出血和休克；②麻醉深浅要合适，麻醉过浅，动物疼痛，可致神经源性休克；③插管须固定好，以免滑脱。

【思考题】
1. 试述各指标变化之机制。
2. 应该用何种血管活性药物治疗，其疗效与休克发病机制之间有何关系？
3. 休克Ⅰ期微循环改变有何代偿意义？
4. 休克Ⅱ期微循环改变会产生什么后果？
5. 休克Ⅲ期为何发生DIC？

实验十　大鼠脑缺血再灌注损伤

【实验原理】
　　缺血再灌注损伤是指对组织造成损伤的主要因素，不是缺血本身，而是恢复血液供应后，造成更严重损伤的现象。脑是人体对缺氧最为敏感的器官，脑组织缺血将会导致局部脑组织及其功能的损害，其损害程度与缺血时间长短及残存血流量多少有关，短期不完全性缺血只引起可逆性损害，而长时间的完全缺血或严重缺血会引起梗死。

【实验目的】
　　①复制大鼠脑缺血再灌注损伤动物模型；②观察大鼠脑缺血再灌注损伤的表现；③学习从升主动脉灌注染料的方法，证实脑缺血和再灌注的可靠性；④讨论脑缺血再灌注损伤的发生机理。

【实验动物】
　　大鼠，雄性。

【实验药品与器材】
　　20%氨基甲酸乙酯溶液，1%伊文思蓝生理盐水，BL-420E$^+$生物机能实验系统，小动物人工呼吸机，小动物手术器械，三棱针，不锈钢电极，小动物气管插管。

【实验方法、步骤和项目】
　　1. 取体重250~350 g的雄性大鼠1只，称重，20%氨基甲酸乙酯1.0 g/kg，腹腔麻醉，俯卧位固定。
　　2. 沿头顶部正中线切开皮肤，在右侧冠状缝后，中线旁用三棱针钻透颅骨达骨膜外，各开约1 mm孔，将洞口稍加扩大，然后安装不锈钢电极。
　　3. 将动物置仰卧位，自甲状软骨开始，沿颈部正中线做一纵行约2 cm长的切口，分离皮下组织和肌肉，暴露气管，穿线，在甲状软骨下第3~4气管环之间做一"⊥"切口，插入气管插管，结扎固定。
　　4. 分离覆盖于气管上的胸骨舌骨肌和侧面斜行的胸锁乳突肌，分离两侧颈总动脉，分开颈动脉鞘，仔细分离血管神经，在右侧锁骨下动脉穿线备用。
　　5. 在颈部切口下缘，胸骨柄上方，将切口稍向下延伸，先沿右侧颈总动脉向近心端分离，可看到右侧锁骨下动脉始段，并有神经跨过其上，仔细分离血管神经，在右侧锁骨下动脉穿线备用。
　　6. 沿左侧锁骨下动脉向下分离，可见有一段静脉与其并行，在两根血管之间分离，于深处可见左侧锁骨下动脉，分离后穿线备用。
　　7. 通过BL-420E$^+$生物机能实验系统，记录脑电和心电变化。

8. 使用小动物呼吸机进行人工通气（室内空气，通气量 2 mL/100 g 体重，频率 48~50 次/min），记录脑电图和心电图。在两侧颈总动脉和锁骨下动脉下垫一短段硅胶管后分别结扎，于结扎后 0 min、5 min、10 min 和 15 min 重复记录脑电图和心电图。

9. 实验结束后，从腹腔内注射 20% 氨基甲酸乙酯溶液过量麻醉致死，打开胸腔，结扎降主动脉，剪开右心耳，从升主动脉注射 1% 伊文思蓝生理盐水 20 mL，注完后开颅取脑，观察染料在脑中的分布。

【注意事项】

实验过程中，应注意：①结扎血管前务必使用小动物呼吸机进行人工通气。②钻透颅骨要注意掌握深度和洞口大小，过深易损伤脑组织和出血，过浅电极安装不牢，洞口过大电极易松动。③分离血管时注意将与之伴行的神经分离开，切忌将神经和血管一起结扎。④分离左侧锁骨下动脉时注意不可损伤邻近的大静脉，否则易致大量出血；同时动作要轻，不要向下分离过深，否则易损伤胸膜。

实验十一 药物对在体心肌缺血-再灌注损伤的影响

【实验原理】

当组织细胞低灌流缺血后获得血液再供应时，不但未使组织细胞缺血性损伤减轻或恢复，反而加重了缺血性损伤。它是高等动物机体缺血后再灌注发生的普遍现象。如心脏手术、冠状动脉旁路移植术、脏器血供梗死后再通、器官移植及休克脏器低灌流纠正后都可能发生再灌注损伤。

【实验目的】

①学习整体动物心肌缺血-再灌注模型的制备方法；②以心功能参数为指标，观察药物对心肌缺血-再灌注损伤的影响。

【实验对象】

大鼠。

【实验药品与器材】

10% 水合氯醛溶液，0.9% 肝素生理盐水，受试药物，BL-420E$^+$ 生物机能实验系统，压力传感器，心导管，动脉夹，小动物呼吸机，大鼠手术台，注射器（2 mL、5 mL），常规手术器械一套，医用无损伤缝合针，纱布，单丝尼龙线，小硅胶管，气管插管。

【实验方法、步骤和项目】

1. 记录装置的安装与调试

（1）压力传感器：先将心电图电缆线接至生物信号采集系统 CH1 信号输入插座，再将压力传感器的输出线与生物机能实验系统 CH2 信号输入连接。将压力传感器头端的两个端口通过三通管分别与心导管和盛有 0.9% 肝素生理盐水的注射器相连，并调节三通管旋柄，使心导管内充满肝素生理盐水。

（2）BL-420E$^+$ 生物机能实验系统

1）开启主机和显示器：启动生物机能实验系统。

2）选择压力信号定标：将压力传感器与检压计相连，按程序进行压力信号定标。

3）设备记录通道的参数：CH1 记录心电图，CH2 记录心室内压力。

2. 手术

（1）麻醉及固定：取雄性大鼠（SD 或 Westar）两只（对照与给药），称重，腹腔注射 10% 水合氯醛溶液 0.3 mL/100 g 麻醉，仰卧位固定于大鼠手术台上。

（2）记录正常心电图（electrocardiogram）：将针电极向心方向插入大鼠的四肢皮下，红 – 右前肢（负）、白 – 左后肢（正）、黑 – 右后肢（地），将电极连线与计算机实验系统第一通道相连，插上全部仪器的电源插头，计算心率和测量心电图的参数，作为缺血前对照。心肌缺血后心电图 ST 段抬高，当缺血心肌恢复血供后，抬高的 ST 段下降 1/2 以上。

（3）气管、颈外静脉和左心室插管

1）气管插管：剪去颈部的毛，沿正中线做 2～4 cm 长的皮肤和皮下组织切口，钝性分离肌肉，暴露气管并行气管插管，呼气末正压通气，频率 55～60 次/min，潮气量 3～4 mL/100 g。

2）颈外静脉插管：分离一侧颈外静脉并行静脉插管供给药用。

3）左心室插管：分离左侧颈总动脉，近心端用动脉夹夹闭，结扎其远心端。用眼科剪在结扎处的近心端做"V"形切口，在生物信号记录分析系统的监视下，沿左颈总动脉插管边放开动脉夹，向心脏方向插入预先充满 0.9% 肝素生理盐水的心导管进入左心室，当压力波形突然转变为振幅和波宽高大的左心室内压波形，舒张压为零附近时，提示插管成功。用线将插管与动脉扎紧固定，以防插管滑出。适当调节放大增益，即可记录左室各心功能参数。

（4）冠状动脉结扎（即心肌缺血）：剪去左侧胸壁的毛，在胸骨左侧第 4 肋间部位，斜形切开胸壁，钝性分离肌肉，用止血钳撑开第 4 肋间隙，剪开心包，即可暴露心脏。以左冠状动脉主干为标志，在左心耳根部下方 2 mm 处用无创伤缝合针穿过左冠状动脉前降支下方的心肌表层，在肺动脉圆锥旁出针，备结扎用。待心电图恢复并稳定 10 min 后，由静脉插管注射葛根素注射液 30 mg/kg 或等容积生理盐水，10 min 后收紧丝线，将一直径为 2～3 mm 的小硅胶管置于结扎线与血管之间，使硅胶压迫左冠状动脉前降支造成左室心肌缺血，结扎 10 min 后小心剪断结扎线，以恢复冠状动脉血流，并观察 30 min 心电图的变化。

3. 实验项目

（1）观察心电图的变化：在整个实验过程中连续监测标准肢体 II 导联心电图，单纯结扎冠状动脉后，引起心肌缺血时，心电图 ST 段抬高（其抬高程度随缺血程度而异），T 波倒置呈鱼钩状；心肌血供恢复后心电图 ST 段下降（下降原来的 1/2）。评分标准见表 2-3-4。

表 2-3-4 心律失常评分标准

心律失常评分	心律失常类型
1	室性期前收缩
2	二联律
3	室性心动过速
4	非持续性心室颤动
5	持续性心室颤动

观察并分析大鼠分别在给药前、结扎前、结扎后及再灌注后室性心律失常（室性期前收缩、室性心动过速和心室颤动）的出现时间和持续时间，并采用 Lambeth Convention 心律失常评分法对心律失常的严重程度进行定量分析。

（2）心功能参数的变化：监测并记录大鼠在给药前、结扎前、结扎后立即测定 0 min、5 min、10 min 以及再灌注后 0 min、5 min、10 min、20 min、30 min 心室压力波形，并分析左心室功能参数 LVSP、LVEDP、$\pm dp/dt_{max}$ 的变化。打印输出记录结果。分析并比较两大鼠间各时间点心功能参数的变化。

【注意事项】

实验过程中，应注意：①动物的麻醉不宜过深，否则易引起呼吸抑制而死亡；②左心室插管时勿刺破主动脉壁及心室壁，心导管应预先充满 0.9% 肝素生理盐水，不宜留有气泡，在实验中应始终保持其畅通；③冠状动脉结扎部位一定要准确，两鼠结扎的部位、深浅及用力均应一致；④严格掌握心肌缺血的时间。

【思考题】

1. 试述心肌缺血 - 再灌注损伤发生的机制。
2. 心肌缺血 - 再灌注损伤可见于临床哪些疾病？根据心肌缺血 - 再灌注损伤发生的机制，提出相应的处理措施。
3. 心肌缺血 - 再灌注时氧自由基生成增多的途径是什么？
4. 自由基对细胞有何损伤作用？

实验十二　实验性急性右心衰竭

【实验原理】

心力衰竭可分为左心衰竭、右心衰竭、全心衰竭，其主要病因为心肌收缩性降低、心室负荷（包括前负荷和后负荷）过重、心室舒张及充盈受限。本实验的原理是通过静脉注射液体石蜡部分阻塞肺血管，导致右心室后负荷增加，大量快速静脉输液可增加右心室的前负荷，当右心室前后负荷的快速增加超过右心室的代偿能力时，则可导致急性右心衰竭。

【实验目的】

①了解实验性急性右心衰竭动物模型的复制方法；②观察急性右心衰竭时血流动力学的主要变化；③初步分析讨论急性右心衰竭的病因和发病机制。

【实验对象】

家兔，体重 2.0～3.0 kg，雌雄均可。

【实验药品与器材】

20% 氨基甲酸乙酯溶液，1% 普鲁卡因，1% 肝素生理盐水溶液，液体石蜡，生理盐水，兔台，婴儿秤，BL-420E⁺ 生物机能实验系统，压力换能器两套，呼吸换能器一套，哺乳动物实验手术器械 1 套，静脉输液装置 1 套，注射器（1 mL、5 mL、10 mL、30 mL）。

【实验方法、步骤和项目】

1. 麻醉固定　家兔称重后，按 5 mL/kg 腹腔注射 20% 氨基甲酸乙酯麻醉（或者按 30.0 mg/kg 由家兔耳缘静脉注入 3.0% 戊巴比妥钠，也可 1% 普鲁卡因局部浸润麻醉），然后仰卧固定于兔台，颈部剪毛备皮。

2. 分离颈总动脉　在甲状软骨与胸骨切迹之间做正中切口，逐层分离颈部组织，游离右侧颈外静脉和左侧颈总动脉。

3. 抗凝处理　由耳缘静脉注入 1% 肝素生理盐水溶液（1 mL/kg）抗凝。

4. 描记动脉血压和呼吸　分离气管，行气管插管，并连于呼吸换能器上，描记呼吸曲线。

5. 动静脉插管　进行右侧颈外静脉和左侧颈总动脉插管。其中右侧颈外静脉插管通过三通阀连接压力换能器（测中心静脉压）和静脉输液装置，左侧颈总动脉插管通过三通阀连接压力换能器以测定动脉血压。

6. 测量正常指标　调好实验记录装置，待动物安静稳定 5 min，测量正常动脉血压（BP）、呼吸（频率和幅度）、中心静脉压（CVP）、肝 – 中心静脉压反流试验（以压迫右上腹 3 s，中心静脉压上升的厘米水柱数表示）。

7. 注射液体石蜡阻塞肺血管　从耳缘静脉缓慢注入 37℃左右液体石蜡（1 mL/只，0.1 mL/min，大约 10 min 才能注射完）。同时密切观察血压和中心静脉压，如果血压和中心静脉压改变后又恢复到正常水平时，可再缓慢注入液体石蜡，直至液体石蜡注射完或血压下降 10 ~ 20 mmHg 或中心静脉压明显升高并稳定为止。液体石蜡输入总量不得超过 0.5 mL/kg。

8. 测量注射液体石蜡后指标　注射液体石蜡后观察 5 min，再测各项指标一次。

9. 输入生理盐水　以约每分钟 5 mL/kg 的速度输入生理盐水，输液量每增加 25 mL/kg，即测各项指标一次，直至动物死亡。

10. 尸解观察　动物死亡后，挤压胸壁，观察气管内有无分泌物溢出。剖开胸、腹腔（注意不要损伤脏器和大血管），观察有无胸腔积液、腹水；取下心、肺标本，观察肺外观及切面变化，以及心脏各腔室的体积；观察肠系膜血管的充盈情况，肠壁有无水肿；取下肝，观察肝外表及切面变化。

【注意事项】

实验过程中，应注意：①耳缘静脉注入液体石蜡时，注入速度不宜太快，要随时观察各项指标的变化；②手术中应尽量避免出血；③压力传感器和插管中应事先充满肝素生理盐水，排除气泡，以免影响实验结果；④如动物因手术切口疼痛而挣扎时，可滴加少量普鲁卡因维持局部麻醉效果。

【思考题】

1. 右心衰竭时，机体的主要病理生理变化有哪些？本实验揭示出哪些变化？
2. 影响中心静脉压的因素有哪些？为什么右心衰竭会出现中心静脉压升高？
3. 肝 – 中心静脉压反流试验的原理是什么？有何临床意义？

实验十三　实验性急性左心衰竭

【实验原理】

运用冠状动脉结扎术，结扎家兔冠状动脉左心室支，造成急性心肌梗死，诱发急性左心衰竭。

【实验目的】
①复制急性左心衰竭模型；②观察心肌梗死前、后的心率高低及血流动力学的改变。

【实验对象】
家兔，体重 2.0~3.0 kg，雌雄均可。

【实验药品与器材】
3.0% 戊巴比妥钠溶液，1.0% 普鲁卡因溶液，3.0% 肝素溶液，碳素墨水，手术器械 1 套，小拉钩，2 mL、5 mL、10 mL 注射器，固定支架，大木夹，大头针，二导生理记录仪，压力和张力换能器，婴儿秤。

【实验方法、步骤和项目】
1. 麻醉固定　家兔称重后，按 5 mL/kg 腹腔注射 20% 氨基甲酸乙酯麻醉（或者按 30.0 mg/kg 由家兔耳缘静脉注入 3.0% 戊巴比妥钠，也可用 1% 普鲁卡因行局部浸润麻醉），然后仰卧固定于兔台，颈部剪毛备皮。

2. 分离颈总动脉　在甲状软骨与胸骨切迹之间做正中切口，逐层分离颈部组织，游离右侧颈外静脉和左侧颈总动脉。

3. 开胸暴露心脏　沿胸骨中线自胸节平线到剑突上切开皮肤，暴露胸骨和肋骨，分离胸肌，沿胸骨左缘在肋软骨部位切断第 2~4 肋，用小拉钩轻轻撑开胸腔切口，即可见心包及搏动的心脏，提起并剪开心包，充分暴露心脏和外主动脉。

4. 寻找冠状动脉　左心室支用湿纱布包裹手指，将心脏略向右旋，暴露左心耳和左心室大部，在左心耳下缘仔细找出冠状动脉左心室支的行走位置，用细圆针（0 号线）在左心耳下缘 0.5 cm 处绕左室缝穿一线，暂不结扎。

5. 描记动脉血压和呼吸　从耳缘静脉注入 3.0% 肝素溶液（2.0 mg/kg），经左侧颈动脉插管，描记动脉血压，于剑突部位皮下穿一大头针，连接二导生理记录仪描记呼吸。

6. 左心室插管　经右侧颈动脉插入充满 3.0% 肝素溶液的左心室导管，经传感器和二导生理记录仪记录左心室内压，插管时边插边观察压力曲线，等出现左心室内压力曲线时表示已插入左心室，插入导管约 8.0 cm 左右，固定导管。

7. 观察并记录指标　指标包括心率、动脉血压、呼吸频率和深度、左心室内压。手术完成后，记录麻醉安静下指标数值。结扎冠状动脉左心室支前，观察各项指标变化，每隔 2 min 记录一次；结扎左心室支 30 min 后，若仍无心律失常发生，可在颈部位结扎或再于室间沟处结扎前降支。动物死亡后，观察心脏各部位体积，剪下心、肺，在离主动脉起始部位 1.5 cm 处，剪断主动脉，插入塑料管，将动脉壁和塑料管壁结扎，并从左心房根部结扎左心房，由塑料管向外主动脉注入碳素墨水 2.0 mL，边观察心室壁墨染范围，估测未墨染面积约占左心室游离壁面积百分比。

【注意事项】
实验过程中，应注意：①手术中应尽量避免出血；②左心室插管时勿刺破主动脉壁及心室壁，心导管应预先充满 0.9% 肝素生理盐水，不宜留有气泡，在实验中应始终保持其畅通。

【思考题】
左心衰竭时，机体的主要病理生理变化有哪些？本实验提示出哪些变化？

实验十四　家兔呼吸运动的调节及膈神经放电的同步记录

【实验原理】

呼吸运动是呼吸肌的一种节律性舒缩活动，是整个呼吸过程的基础，其节律起源于呼吸中枢（脊髓、延髓、脑桥、间脑和大脑皮质）。呼吸的反射性调节包括化学感受性呼吸反射、肺牵张反射、呼吸肌的本体感受性反射、防御性呼吸反射等。化学因素对呼吸运动的调节是一种反射性活动，称化学感受性反射（chemoreceptor reflex）。化学感受性反射的感受器分外周化学感受器（颈动脉体和主动脉体）和中枢化学感受器。前者是感受 PO_2 降低，后者是脑脊液和局部细胞外液中的 H^+，而不是 CO_2 本身，对 CO_2 的通气反应有一定的时间延迟，当动脉血 PCO_2 突然增高时，外周化学感受器在引起快速呼吸反应中具有重要作用。

由肺扩张或肺萎陷引起的吸气抑制或吸气兴奋的反射称为肺牵张反射（pulmonary stretch reflex）或黑－伯反射（Hering–Breuer reflex），包括肺扩张反射（pulmonary inflation reflex）和肺萎陷反射（pulmonary deflation reflex）。肺扩张反射促使吸气转换为呼气，肺萎陷反射增强吸气活动或促进呼气转换为吸气。

（一）呼吸运动的调节及药物的影响

【实验目的】

①了解物理、化学、药物等因素对呼吸频率、幅度的影响；②掌握呼吸的描记方法。

【实验对象】

家兔，体重 2.0~3.0 kg，雌雄均可。

【实验药品与器材】

20%氨基甲酸乙酯溶液，10%尼可刹米溶液，3%乳酸溶液，生理盐水，BL-420E⁺生物机能实验系统，恒温水浴箱，张力换能器或呼吸换能器，兔台，哺乳动物手术器械一套，"Y"形气管插管 1 只，注射器（20 mL 两支、5 mL 1 支），50 cm 长的橡皮管 1 条，盛有氮气和 CO_2 的钢瓶各 1 个，纱布，手术缝线。

【实验方法、步骤和项目】

1. 麻醉与固定　兔称重后，按 1 g/kg 由家兔耳缘静脉缓慢注入 20%氨基甲酸乙酯溶液麻醉动物，待麻醉后将其仰卧位固定于兔台上。

2. 气管插管　剪去颈部的被毛，沿颈部正中切开皮肤及筋膜（长 5~7 cm），用止血钳钝性分离皮下软组织，暴露气管。在喉下将气管和食管分开，然后在甲状软骨下第 3~4 气管环状软骨之间做一"⊥"形切口，插入"Y"形气管插管（注意插管的斜面向上），用手术缝线结扎固定。

3. 分离两侧迷走神经　用玻璃分针在两侧颈总动脉鞘内分离出迷走神经，在其下方穿线备用，然后用温热生理盐水的纱布覆盖、保护手术野。

4. 呼吸运动的描记　切开胸骨下端剑突部位的皮肤，沿腹白线剪开约 2 cm 小口，打开腹腔。暴露出剑突内侧面附着的两块膈小肌，仔细分离剑突与膈小肌之间的组织，并剪断剑突软骨柄（注意止血），使剑突完全游离。此时可观察到剑突软骨完全随膈肌收缩而上下自由运动。用线结扎游离的膈小肌，线的另一端与张力换能器相连。由换能器将信息输入生物信号采集处理系统,以描记呼吸运动曲线。或将呼吸换能器(流量式和热敏式)安放在气管插管的侧管上,以记录呼吸运动。

5. 描写正常呼吸曲线　描记一段正常的呼吸运动曲线,作为对照。

6. 吸入 CO_2 对呼吸运动的影响　将装有 CO_2 的钢瓶减压阀旋开一点,管口靠近气管插管的一侧开口,让动物吸入 CO_2 气体,观察呼吸运动的变化。

7. 窒息时呼吸运动的改变　操作者用手指将气管插管的两侧堵住 10~20 s,观察呼吸运动的变化。

8. 缺氧时呼吸运动的影响　将气管插管的一侧与装有氮气的钢瓶相连,让动物呼吸钢瓶内的氮气,观察此时动物呼吸运动的改变。

9. 增大无效腔对呼吸运动的影响　用止血钳将气管插管一侧的橡胶套管夹闭,然后在气管插管的另一侧管连接一长 50 cm 的橡皮管,使无效腔增大,观察呼吸运动的改变。呼吸发生明显变化后,去掉长橡皮管和止血钳,使呼吸恢复正常。

10. 耳缘静脉注射 10% 尼可刹米(50 mg/kg),观察呼吸运动的变化。

11. 血液酸碱度对呼吸运动的影响　由耳缘静脉注入 3% 乳酸溶液 2 mL,观察呼吸运动的变化。

12. 肺牵张反射对呼吸运动的影响　将事先装有空气(约 20 mL)的注射器经橡皮管与气管套管的一侧相连,在吸气相之末堵塞另一侧管,同时立即向肺内打气,可见呼吸运动暂时停止在呼气状态。当呼吸运动出现后,开放堵塞口,待呼吸运动平稳后再于呼气相之末,堵塞另一侧管,同时立即抽取肺内气体,可见呼吸暂时停止于吸气状态,分析变化产生的机理。

13. 迷走神经在呼吸运动中的作用　先切断一侧迷走神经,观察呼吸的频率、深度的变化。再切断另一侧迷走神经,观察呼吸的频率、深度的变化。

【注意事项】

实验过程中,应注意:①麻醉动物时要缓慢注射,注意观察动物的呼吸运动情况及对刺激的反应;②分离剑突膈肌条时不能向上分离过多,否则有可能造成气胸,剪断剑突骨柄时切勿伤及膈肌条;③每次给予处理前、后均要有一段正常的呼吸曲线作为对照。每作一项处理时均应做上处理内容的标记。

【思考题】

1. 吸入 CO_2、缺氧、注射乳酸后,呼吸运动有何变化?试阐述其各自的作用机制。
2. 增大无效腔对呼吸运动有何影响?试阐述其作用机制。
3. 切断双侧颈部迷走神经后,呼吸运动有什么变化?为什么?

(二)家兔呼吸运动的调节及膈神经放电的同步记录

【实验目的】

①掌握哺乳动物呼吸运动的描记方法;②观察在某些因素作用下实验动物呼吸运动的变化。

【实验对象】

家兔,体重 2.0~3.0 kg,雌雄均可。

【实验药品与器材】

20% 氨基甲酸乙酯溶液,10% 尼可刹米,3% 乳酸溶液,生理盐水,BL-420E[+] 生物机能实验系统,恒温水浴箱,张力换能器或呼吸换能器,哺乳动物手术器械1套,兔台,"Y"形气管插管,注射器(20 mL两支、5 mL 1支),橡皮管(50 cm长),盛有氮气和CO_2的钢瓶各1个,引导电极,纱布,手术缝线。

【实验方法、步骤和项目】

1. 麻醉与固定　兔称重后,按1 g/kg由家兔耳缘静脉缓慢注入20%氨基甲酸乙酯麻醉动物,待麻醉后将其仰卧位固定于兔解剖台上。

2. 气管插管　剪去颈部的被毛,沿颈部正中切开皮肤及筋膜(长5~7 cm),用止血钳钝性分离皮下软组织,暴露气管。在喉下将气管和食管分开,然后在甲状软骨下第3~4气管环状软骨之间做一"⊥"形剪口,插入"Y"形气管插管(注意插管的斜面向上),用手术缝线结扎固定。

3. 分离两侧迷走神经　用玻璃分针在两侧颈总动脉鞘内分离出迷走神经,在其下方穿线备用,然后用温热生理盐水纱布覆盖、保护手术野。

4. 分离颈部膈神经　良好暴露颈部手术野,在脊柱旁可见数丛粗大的臂丛神经由脊柱发出向后外走行,在喉头下方约1 cm的部位,可见向下向内侧走行的膈神经。用玻璃分针在尽可能靠近锁骨的部位,小心、仔细地分离出一小段神经,穿线备用。

5. 呼吸运动的描记　切开胸骨下端剑突部位的皮肤,沿腹白线剪开约2 cm的小口,打开腹腔。暴露出剑突内侧面附着的两块膈小肌,仔细分离剑突与膈小肌之间的组织,并剪断剑突软骨柄(注意止血),使剑突完全游离。此时可观察到剑突软骨完全跟随膈肌收缩而上下自由运动。用线结扎游离的膈小肌,线的另一端与张力换能器相连。由换能器将信息输入生物信号采集处理系统,以描记呼吸运动曲线。或将呼吸换能器(流量式和热敏式)安放在气管插管的侧管上,以记录呼吸运动。

6. 膈神经放电的记录　将膈神经小心搭在双极引导电极上(注意电极不要接触到颈部组织),同时将接地电极夹在肌肉上。依据记录的神经放电波形的大小、形状,适当调节实验参数如扫描速度、增益大小,以便获得最佳的实验效果。打开监听器开关,将音量调整到合适大小,即可听到膈神经放电的声音。

7. 获取对照曲线　描记一段正常的呼吸运动曲线和膈神经电活动,作为对照。

8. 增加吸入中CO_2浓度对呼吸运动的影响　将装有CO_2的钢瓶管口靠近气管插管的一侧管开口,并将CO_2钢瓶管上的螺旋逐渐打开,让动物吸入含CO_2的气体,观察膈神经放电及呼吸运动的变化。

9. 窒息(asphyxia)时呼吸运动的改变　操作者用手指将气管插管的两侧堵住10~20 s,观察膈神经放电及呼吸运动的变化。

10. 缺氧时呼吸运动的影响　将气管插管的一侧与装有氮气的钢瓶相连,让动物吸入钢瓶内的氮气,观察此时动物的膈神经放电及呼吸运动的改变。

11. 增大无效腔对呼吸运动的影响　用止血钳将气管插管一侧的橡胶套管夹闭,描记一段膈神经放电曲线。然后在气管插管的另一侧管连接一长50 cm的橡皮管,使无效腔增大,观察膈神经放电和呼吸运动的改变。呼吸发生明显变化后,去掉长橡皮管和止血钳,使呼吸恢复正常。

12. 耳缘静脉注射10%尼可刹米(50 mg/kg),观察膈神经放电及呼吸运动的变化。

13. 血液酸碱度对呼吸运动的影响　由耳缘静脉注入3%乳酸溶液2 mL,观察膈神经放电及呼吸运动的变化。

14. 肺牵张反射对呼吸运动的影响

（1）肺扩张反射：将 20 mL 注射器连于气管插管一侧的橡皮管上，抽气 20 mL 备用，在吸气之末（膈神经放电之末）用手指堵住气管插管另一侧的同时向肺内注入 20 mL 空气，并维持肺扩张状态 10 s，观察膈神经放电的变化。

（2）肺缩小反射：在呼气之末（膈神经放电开始之前）用手指堵住气管插管另一侧的同时抽出肺内空气，并维持肺缩小状态几秒，观察膈神经放电的变化。

15. 迷走神经在呼吸运动中的作用　描记一段正常膈神经放电后（记录每分钟膈神经放电的次数），先切断一侧迷走神经，观察呼吸的频率、深度的变化及每分钟膈神经放电次数的变化。再切断另一侧迷走神经，观察呼吸的频率、深度的变化及每分钟膈神经放电次数的变化。

16. 重复肺牵张反射对呼吸运动的影响　重复第 14 项处理，观察膈神经放电的变化。

【注意事项】

实验过程中，应注意：①麻醉动物时要缓慢注射，注意观察动物的呼吸运动情况及对刺激的反应；②分离剑突膈肌条时不能向上分离过多，否则有可能造成气胸，剪断剑突骨柄时切勿伤及膈肌条；③每次给予处理前、后均要有一段正常的膈神经放电曲线作为对照。每做一项处理时均应做上处理内容的标记。

【思考题】

1. 吸入 CO_2、N_2、注射乳酸、尼可刹米后，呼吸运动有何变化？为什么？
2. 向肺内充气和抽气后，膈神经放电有何变化？

实验十五　正常泌尿功能的调节及急性缺血性肾衰竭

【实验原理】

急性肾衰竭是由各种原因引起的肾的泌尿功能在短期内急剧降低。因严重肾缺血和肾中毒引起的急性肾小管坏死是急性肾衰竭的常见原因。氯化汞中毒性肾病是一种比较容易复制的动物模型，其主要病变是肾小管的变性坏死，伴有严重的肾衰竭。在基础医学教学中，急性肾衰竭多采用此模型。但是，此模型需要实验前一天给家兔肌内注射氯化汞溶液引起中毒性肾病，当实验时动物已处于病理状态，无法观察正常肾的泌尿功能，有一定的局限性。本实验中家兔急性缺血性肾衰竭模型的制作方法，可广泛应用于基础医学肾功能综合实验以及缺血性肾功能损伤的临床研究，有一定的应用价值。

【实验目的】

①学习缺血性肾衰竭模型的复制方法；②观察急性肾衰竭动物的表现，探讨其发病机制。

【实验对象】

家兔，体重 2.0~2.2 kg。

【实验药品与器材】

20% 氨基甲酸乙酯溶液，尿素氮溶液，二乙酰单肟试剂，5% 醋酸溶液，尿素氮标准应用液，肌酐标准应用液，苦味酸，10% 氢氧化钠溶液，生理盐水，0.5% 肝素生理盐水溶液，20%葡萄糖，0.01%去甲肾上腺素，呋塞米，血气分析仪，BL-420E⁺生物机能实验系统，记滴器，分光光度计，恒温水浴箱，兔台，颈动脉插管，显微镜，玻片，导尿管，离心机，试管及试管夹，酒精灯，棉线，气管插管，哺乳动物手术器材1套，20 mL、10 mL、5 mL注射器各1具，婴儿秤。

【实验方法、步骤和项目】

1. 取一只家兔，称重后20%氨基甲酸乙酯溶液耳缘静脉注射麻醉，参考剂量5 mL/kg，注射时应密切观察动物的肌张力、呼吸、角膜反射和痛反射。麻醉后仰卧位固定于兔台。

2. 剪去颈部被毛，沿正中线做5～7 cm长的皮肤和皮下组织切口，钝性分离肌肉，暴露气管。分离气管，做气管插管。

3. 左侧颈总动脉插管（以备取血） 将左手拇指插入胸锁乳突肌内侧，其余四指放在皮肤外侧并轻轻向上顶起，便可暴露其深部的颈总动脉鞘。仔细识别颈总动脉鞘内的结构，包括颈总动脉、迷走神经、颈交感神经干和降压神经。在分离颈总动脉前，应先仔细辨识以上三条神经，其中迷走神经最粗，颈交感神经干次之，降压神经最细且常与交感神经紧贴在一起。将左侧颈总动脉的近心端用动脉夹夹闭，结扎其远心端。用眼科剪刀在结扎处与动脉夹之间尽可能靠近远心端做一"V"形切口，向心脏方向插入一充满0.5%肝素生理盐水溶液的动脉插管（管内不应有气泡，插管的另一端连接一个10 mL注射器），用线将插管与动脉扎紧并固定，以防插管滑出。

4. 于耻骨联合向上沿腹白线剪开下腹壁5～7 cm，暴露膀胱，然后把膀胱轻轻翻转至腹侧外（勿使肠脏外露，避免造成血压下降）。在膀胱底部找出两侧输尿管，认清两侧输尿管在膀胱开口的部位。小心地从两侧输尿管的下方穿一丝线，将膀胱上翻，结扎尿道。然后在膀胱顶部血管较少处剪一小口，插入充满盐水的导尿管，用线结扎固定。插管漏斗口应对着输尿管开口处并紧贴膀胱壁。导尿管的另一端连接至记滴器的受滴器。手术完毕，用温热生理盐水纱布覆盖腹部创口。

5. 自胸骨剑突向下剪开腹腔7～10 cm，轻轻拉出腹腔内容物，用温热生理盐水纱布覆盖后置于左侧，在右侧后腹壁找到右侧肾和右侧肾蒂等组织，结扎并剪断右侧肾蒂，摘除右侧肾。将覆有温热生理盐水纱布的腹腔内容物翻向右侧，在左侧后腹壁找到左侧肾和左侧肾蒂，分离左侧肾动脉约1 cm，穿线备用。

6. 取血测定血尿素氮、血肌酐、血气分析，取尿测定尿蛋白等肾功能指标。

7. 动脉夹阻断左侧肾血液供应。

8. 上述手术结束后，立即静脉注射肝素400 U/kg。

9. 45 min后，将左侧肾动脉夹去除，观察、确认肾血流恢复后，关闭腹腔。

10. 取血测定血尿素氮、血肌酐、血气分析，取尿测定尿蛋白等肾功能指标。

11. 在第4步后，可做正常肾泌尿功能调节实验。观察正常情况下，家兔在注射生理盐水20 mL、20%葡萄糖5 mL、0.01%去甲肾上腺素0.5 mL、呋塞米5 mg/kg等后尿量的变化，了解正常肾功能。在上述实验结束约30 min后，待家兔肾功能有所恢复，再按照第5步进行急性缺血性肾衰竭的实验。

【注意事项】

实验过程中，应注意：①家兔宜选择体质强健者，雌雄均可（如做尿道插管，应选用雄兔）；体重2.0～2.2 kg，不要过大，否则肾蒂处脂肪多，不易辨清肾动脉。②注意实验全过程注意家兔的保温。③注意补液。本实验家兔损伤大，创口多，实验时间长，腹腔肠管置于体外，由于体液蒸发、创口流血，家兔循环血量会有不足。注意补液，保证尿量，有助于顺利得出实验结果。④实验第 4 步，也可选择雄兔做尿道插管，以减少损伤。如果实验要求精确记录尿量，也可采用经膀胱输尿管插管。⑤实验中摘除右肾是因为右侧肾蒂短，肾动脉不易分离，而且结扎摘除后左侧肾完全能够代偿，不会影响实验结果。⑥在实验第 5 步结束后，应确定家兔左侧肾功能正常，即有尿液产生后，再进行后面的实验。⑦夹闭左侧肾动脉前，先将左侧肾动脉夹毕几秒后恢复血液供应，反复几次，使其缺血预适应，避免急性缺血损伤难以恢复。

【思考题】
肾衰竭的发病机制是什么？

附：尿常规检查
（1）将尿液 1 500 r/min 离心 5~10 min。
（2）显微镜检查：取尿沉渣，涂在玻片上，观察有无异常成分（细胞核管型）。
（3）尿蛋白定性检查：取一个玻璃试管，倒入被检查的尿液至 2/3 处，倾斜试管于酒精灯上，将试管加热，经常转动试管，直到上段沸腾，再加入 5% 醋酸数滴，加热至沸腾，观察有无浑浊或出现沉淀凝固，浑浊不退为蛋白阳性，按其浑浊程度以（-）、（+）、（++）、（+++）、（++++）表示。

注：（-）表示尿液清晰无浑浊；（+）表示尿液出现了轻度白色浑浊（含蛋白 0.1~0.5 g/L）；（++）表示尿液稀薄乳样浑浊（含蛋白 0.5~2 g/L）；（+++）表示尿液乳浊或有少许絮片存在（含蛋白 2~5 g/L）；（++++）表示尿液出现絮状浑浊（含蛋白 > 5 g/L）。如加醋酸后浑浊消失，是因为醋酸可除去磷酸盐或碳酸盐所形成的白色浑浊。

实验十六　青皮和四逆散对家兔离体肠平滑肌的影响

【实验原理】
家兔离体肠管在通氧气的台氏液中，一定时间内可保持自发性运动。青皮有疏肝破气、消积化滞之功；四逆散能疏肝理气、调和肝脾，两者对家兔肠平滑肌有明显解痉作用。

【实验目的】
①掌握离体肠平滑肌的制备方法；②观察药物对离体肠平滑肌的影响。

【实验对象】
家兔，体重 2.0~3.0 kg，雌雄均可。

【实验药品与器材】
1 g/mL 青皮水煎液，1 g/mL 四逆散水煎液（枳壳、芍药、柴胡、炙甘草各 5 g，共煎成 20 mL，pH 为 6），1 μmol/L 乙酰胆碱溶液，1 μmol/L 组胺溶液，1% 氯化钡溶液，台氏液，麦氏浴槽（或离体器官恒温浴槽），BL-420E$^+$ 生物机能实验系统，张力换能器，注射器。

【实验方法、步骤和项目】
1. 调节恒温浴槽装置　使泵出的水通过麦式浴槽周围保持恒温，麦氏浴槽内的台氏

液保持在 (36.5±0.5) ℃。

2. 调节生物机能实验系统　将张力换能器与生物机能实验系统连接，选择通道并调节张力换能器，调零、定标（5~10 g）。

3. 离体肠平滑肌的制备　取家兔1只，用木槌击枕骨致死，立即剖开腹腔，取十二指肠，置入盛有充氧（5% CO_2）的37℃台氏液中。沿肠壁分离肠系膜，用台氏液将肠内容物冲洗干净，将肠管剪成2~2.5 cm的肠段。肠管两端穿线结扎，一端系于通气钩上，然后轻轻放入恒温麦氏浴槽中；另一端系于张力换能器上，连接记录系统。

4. 给药观察　调整麦氏浴槽内肠肌张力，使舒缩稳定后，描记一段肠肌正常运动曲线，然后依次向浴槽中滴加各种药液。每次滴加药液前均应冲洗肠肌2~3次，待舒缩恢复到用药前水平后再加入下组药液，描记舒缩曲线。

(1) 滴加 1 g/mL 青皮水煎液 0.2~0.5 mL，观察并记录曲线变化后冲洗。

(2) 滴加 1 μmol/L 乙酰胆碱 0.2~0.5 mL，当肠肌收缩显著时即滴加 1 g/mL 青皮水煎液 0.2~1 mL，待明显抑制时再滴加与前同剂量的乙酰胆碱液。

(3) 滴加 1 μmol/L 组胺 0.2~0.6 mL，待收缩曲线明显后即滴加 1 g/mL 青皮水煎液 0.5 mL，待曲线稳定后再加入与前等剂量的组胺溶液。

(4) 滴加 1% 氯化钡 0.2~0.5 mL，待收缩曲线显著时即滴加 1 g/mL 青皮水煎液 0.5~1 mL。待曲线稳定后再加入与前等剂量的氯化钡溶液。

按以上（1）→（4）的顺序取另一段肠肌，观察四逆散水煎液对兔离体肠肌的作用。

5. 结果记录　观察青皮及四逆散水煎液对家兔离体肠平滑肌的作用曲线，分析比较其作用。

【注意事项】

实验过程中，应注意：①剪取兔肠管及冲洗、挂线等操作必须轻柔，肠腔内容物应洗净；②肠管两端穿线时应穿对角线并切勿将肠腔缝死；③暂时不用的肠管应浸泡在通氧气温台式液中；④水浴的温度和肠肌的张力均可影响实验结果，应注意调节；⑤通氧气调节速度为：1个气泡/1~2 s，以不影响肠肌的自主舒缩运动为宜。

【思考题】

利用离体肠平滑肌实验方法如何证实青皮、枳壳及它们复方制剂的理气作用？这些作用的机制如何？

实验十七　复方丹参注射液对急性血瘀证小鼠耳郭微循环的影响

【实验原理】

体循环和微循环障碍是中医血瘀证的主要病理表现之一。肾上腺素可收缩血管，造成局部微循环障碍，模拟中医急性血瘀的病理状态。小鼠耳郭菲薄，微血管丰富，而且呈平面分布，可供活体微循环观察。丹参祛瘀止痛，活血通经，具有改善微循环的功效。复方丹参注射液由丹参、降香组成，具有活血理气、通心养脉的作用。

【实验目的】

学习小鼠耳郭微循环观察方法，观察复方丹参注射液对急性血瘀证小鼠微循环的影响。

【实验对象】

小鼠,体重 20~25 g,雌雄均可。

【实验药品与器材】

复方丹参注射液,0.1% 盐酸肾上腺素注射液,1% 戊巴比妥钠溶液,液体石蜡,生物显微镜,冷光源,小鼠手术台,显微测微尺,眼科剪,眼科镊,医用胶布,1 mL 注射器,有机玻璃托架(或塑料瓶盖)等。

【实验方法、步骤和项目】

1. 取小鼠 15 只,随机分为空白对照组、模型组、模型加复方丹参注射液组(简称丹参组),5 只/组。腹腔注射 1% 戊巴比妥钠溶液 45 mg/kg 麻醉,将小鼠俯卧固定在手术台上。

2. 在小鼠两侧耳郭下各放置一个高低适中的有机玻璃托架(或塑料瓶盖),以医用胶布轻贴并去除小鼠耳郭被毛,在耳郭外侧滴液体石蜡,使耳郭易与托架相贴,呈水平位置。

3. 在冷光源下,置显微镜 10×10 或 10×20 倍镜下观察。

(1)空白组:直接测定。

(2)模型组:尾静脉注射 0.1% 盐酸肾上腺素溶液 10 mL/kg。

(3)丹参组:腹腔注射复方丹参注射液 0.1 mL/只,同时尾静脉注射 0.1% 盐酸肾上腺素溶液 10 mL/kg。

4. 给药 30 min 后镜下观察,用显微测微尺经校正后分别测量各组小鼠耳郭微循环细动脉(A)、细静脉(V)血管口径;镜下选择耳郭上面积约 1 mm^2 的固定区域,使其边界由血管围成,计数该区域内毛细血管与边界血管的交点数,反映毛细血管的开放数量,间接反映微循环的血流状况(毛细血管网交点计数法)。

5. 实验结果 将每组动物各项指标的平均值填于表 2-3-5 中,可采用 t 检验进行统计处理,比较各组数据的统计学差异。

表 2-3-5 复方丹参注射液对急性血瘀证小鼠耳郭微循环的影响

组别	剂量	细动脉管径(μm)	细静脉管径(μm)	毛细血管交点数
空白对照组	—			
模型组	—			
丹参组	0.1 mL/只			

【注意事项】

实验过程中,应注意:①本方法易受外界因素的影响而出现假阳性结果,因此须严格控制实验条件,使各个体和实验中的环境因素保持一致;②因同一部位不同区域的微循环表现可能不一致,因此必须采取固定视野的自身动态观察,以便比较用药前后的微循环变化;③机体不同组织或器官的微循环变化规律不同,不能将某一部位的微循环变化简单推论到其他部位,也不宜将外周微循环变化简单地推论到内脏。

【思考题】
1. 影响本实验的因素有哪些？
2. 肾上腺素导致微循环障碍的机制是什么？
3. 丹参对微循环改善作用的表现及机制是什么？

附：毛细血管网交点记数法

该法是一种可对毛细血管数和流态变化进行定量分析的简易方法。选择面积约 1 mm² 的固定区域，使其边界由血管围成，计数该区域内毛细血管与边界血管的交点数，未与边界相交的毛细血管不计算在内。以毛细血管与周围血管的交点数量反映微循环血流状况，该方法适合于毛细血管网较稀疏的部位，如眼球结膜和肠系膜等。

实验十八　虚拟仿真实验
——磺胺嘧啶钠在正常与肾衰竭家兔体内的药代动力学参数测定

【实验原理】

药物的体内过程包括吸收、分布、代谢、排泄。药物在体内的变化过程可以用药–时曲线来表示，即时间为横坐标，浓度为纵坐标。为了定量描述药物体内过程的动态变化，常常需要借助多种模型加以模拟，房室模型是目前最常用的药动学模型，把机体看成是由若干个房室组成的一个系统，房室模型包括一室模型和二室模型，其中二室模型是将机体看成两个房室即中央室和周边室，药物进入体内几乎立即分布到心肝脑肾等灌注大的中央室，然后缓慢分布到灌注小的周边室，如骨、脂肪、皮肤等。将属于二室模型的药物单次快速静脉注射后，药物进入中央室，一边消除，一边向周边室分布，称之为α相（分布相）；分布平衡后，曲线进入下降较慢的β相（消除相）（图2-3-2，图2-3-3）。

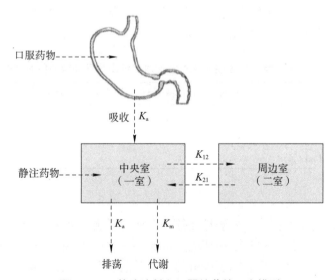

图 2-3-2　静脉注射和口服给药的二室模型

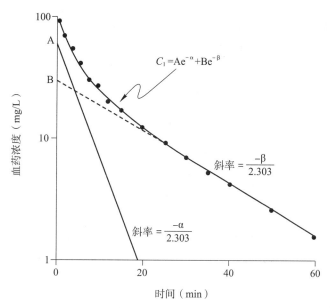

图 2-3-3 静脉注射二室模型药 – 时曲线

药代动力学重要参数包括半衰期、表观分布容积、生物利用度、消除速率常数、曲线下面积等。例如，曲线下面积可以反映药物吸收进入血液循环的相对量，生物利用度反映给药后进入全身的相对量和速度，消除速率常数可以反映器官的功能，消除半衰期可以确定给药间隔等（图 2-3-4）。

氯化汞（$HgCl_2$）是一种有毒的重金属化合物，其在肾内蓄积量最高，主要贮存于近曲小管。由于汞是许多活性酶的非特异性抑制剂，细胞膜是汞的首要作用点，故汞对肾小管细胞具有明显的毒害作用，造成肾小管坏死。坏死的肾小管上皮细胞、脱落上皮细胞、绒毛碎屑、细胞管型、血红蛋白和肌红蛋白等阻塞肾小管，使原尿不易通过，引起少尿。同时，管腔内压升高，继而使肾小囊内压力升高，当后者压力与胶体渗透压之和接近或等于肾小球毛细管内压时，遂引起肾小球滤过停止。有效滤过压降低，导致肾小

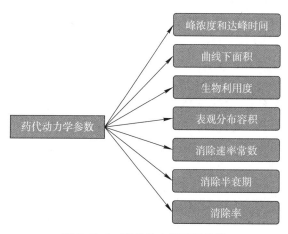

图 2-3-4 药代动力学重要参数

球滤过率下降，近曲小管重吸收水钠减少，致密斑分泌肾素，激活肾素－血管紧张素系统，促进水钠潴留。且毛细血管内皮损伤、肿胀，致滤过膜通透性降低也引起肾小球滤过率下降（图2-3-5）。

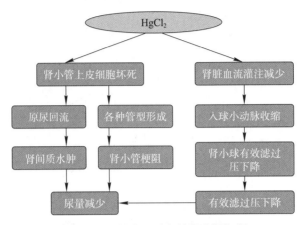

图2-3-5 氯化汞致急性肾衰竭机制

磺胺类药物能与某些试剂发生反应生成有色物质，通过比色法可以对磺胺类药物血浓度进行测定。具体过程为：①磺胺类药物在酸性环境下使其苯环氨基（—NH_2）离子化生成铵类化合物（—NH^{3+}）；②铵类化合物与亚硝酸钠发生重氮化反应生成重氮盐（—N＝N—）；③盐酸重氮苯磺胺与麝香草酚在碱性溶液中发生偶联反应生成橙黄色的偶氮化合物；④该化合物在525 nm波长下比色，其光密度与磺胺类药物浓度成正比；⑤根据磺胺嘧啶在不同时间点的血药浓度绘制药－时曲线，计算药代动力学参数。其浓度测量原理为：

$$磺胺药物 + NaNO_2 \xrightarrow{三氯醋酸} 重氮盐 + 麝香草酚 \xrightarrow{NaOH} 偶氮染料$$

【实验目的】

①急性肾衰竭模型的动物模型制备；②掌握药代动力学参数的定义、计算与临床意义；③了解肾衰竭对磺胺嘧啶钠药代动力学参数影响；④掌握家兔颈动脉插管采血法；⑤掌握Excel中散点图制作、了解线性回归、残差法计算方法。

【实验药品与器材】

10%磺胺嘧啶钠，7.5%三氯醋酸溶液，0.1%磺胺嘧啶钠标准液，0.5%亚硝酸钠溶液，0.5%麝香草酚溶液（20% NaOH溶液配制），0.5%肝素溶液，20%氨基甲酸乙酯溶液，蒸馏水，75%乙醇溶液，1%氯高汞，线上实验设备（虚拟仿真实验教学软件），酶标仪，离心机，分析天平，婴儿秤，哺乳动物手术器械，动脉夹，动脉插管，兔台，注射器（5 mL、10 mL、20 mL），移液器，离心管，采血管，试管架，棉花，纱布，带Excel的计算机或计算器。

【实验对象】

家兔2只，体重2~3 kg，同雌性或同雄性。

【实验方法、步骤和项目】

1. 实验教学思路（图 2-3-6）。

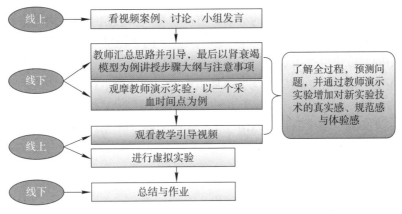

图 2-3-6　实验教学思路

2. 实验步骤　手机扫描以下二维码可免费阅读本实验步骤。

【注意事项】

实验过程中，应注意：①每次取血前要先将插管中残血放掉。②每吸取一个血样，必须更换移液枪头。③血样加到三氯醋酸时离心管边加边摇匀，以防出现血块。④本实验可用静脉血取代动脉血。但长时间取静脉血容易取不出，且取血时间无法保证。⑤注意判断麻醉深度，以免动物中途出现死亡。

【思考题】

1. 能否将动物模型换成肝损伤模型？请你自行设计一个实验项目。
2. 能否将药物换成其他任何药物，进行药代动力学参数的研究？请你自行设计一个实验项目。

实验十九　膜片钳实验技术
——基本原理与操作

【实验原理】

1. 膜片钳技术原理简介　膜片钳（patch clamp）是一种主要用于检测细胞膜离子通

道活动的电生理技术,按工作方式可区分为电压钳(voltage clamp)和电流钳(current clamp)。电压钳是最基本的工作方式,即对细胞膜电位进行人为控制,如将膜电位钳制于某一固定水平,或在此基础上再施以阶跃式(step)或斜坡式(ramp)电压刺激,同时记录跨膜电流,从而分析细胞膜通道的活动。电流钳即人为控制经微电极对细胞进行注射的电流(等于离子通道电流与细胞膜电容电流之和),同时记录膜电位及其变化。若注射电流为零即常用的零位钳流,用于测量细胞膜静息电位,若注射方波脉冲刺激电流,用于诱发、观测动作电位。另外,膜片钳技术还常用于观测细胞膜电容,从而推测分泌细胞的活动情况。下面主要介绍其电压钳工作方式的基本原理。

根据膜片钳实验中受检细胞膜的构型(configuration)不同,又可将膜片钳分为全细胞式(whole-cell)、细胞贴附式(cell-attached 或 on-cell)、内面朝外式(inside-out)、外面朝外式(outside-out)4种模式。

(1)全细胞式膜片钳

1)电压钳制和电流记录的实现:图2-3-7为全细胞式膜片钳工作原理示意图。

将充有电解质溶液的玻璃微电极(glass microelectrode 或 recording pipette)利用负压紧密吸附于细胞表面,形成千兆欧($10^9\,\Omega$)级高阻封接,进一步对微电极内施加负压,将细胞膜吸破,形成全细胞膜片钳记录模式。玻璃微电极内的电解质溶液通过 Ag/AgCl 电极与探头的信号输入端(从信号钳制角度讲也是输出端)相连接,细胞浴液通过 Ag/AgCl 电极与探头的信号地端相连接。膜电位的人为钳制,是靠高开环放大倍数、低偏流、低噪声的运算放大器(以下简称运放)A_1 在深度负反馈工作状态下的虚短路(virtual short circuit)原理实现的,即只要 A_1 工作于线性范围内,其反向输入端的电位 V_p 总是等于同向输入端的电位 V_c,这两个输入端之间虽非短路却类似于短路。因此,只要人为对 V_c 予以控制,则 V_p 总是"跟随"V_c 而变,使 $V_p=V_c$(严格讲并不一定完全相等,多数情况下两者十分接近,其差异对于研究细胞膜电生理而言完全可以忽略)。该"虚短路"现象,实质是由

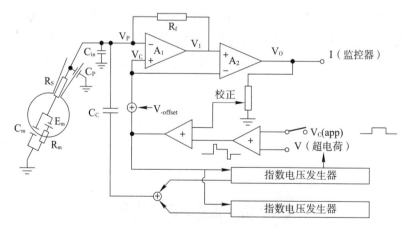

图2-3-7 全细胞膜片钳实验原理示意图

A_1. 运算放大器;A_2. 单倍增益差动放大器;R_f. 反馈电阻;V_p. 电极电位(A_1反向输入端电位);V_c. A_1同向输入端电位;C_{in}. 输入端杂散电容;C_p. 电极电容;R_s. 串联电阻;C_m. 细胞膜电容;R_m. 细胞膜电阻;E_m. 细胞膜内在电位(指钳压时的细胞膜诸通道状态决定的内在 Goldman-Hodgkin-Katz 平衡电位);V_o. A_2 输出端电位;$V_{-offset}$. 偏移电位补偿电位;C_c. 用于电容补偿的电容;Vc(app). 表观钳制电压即欲施加于受试膜片的电压;图中 ⊕ 和 ◁ 表示求和电路

于 A_1 对两个输入端间出现的电位差高度敏感，V_p 和 V_c 之间欲出现明显差异时（如跨膜离子流动引起 V_p 变化时，或人为改变 V_c 时），通过负反馈电阻 R_f 迅速对反相输入端"补充"或"卸除"电荷来调节 V_p，使之总与 V_c 十分接近或相等。图中 A_2 为单倍增益差动放大器，其输出端电位 V_o 等于两输入端电位之差。结合运放 A_1 的"虚短路"原理和单倍增益差动放大器 A_2 的工作特点，可得：

$$V_1 = V_p - IR_f = V_c - IR_f$$

$$V_o = (V_1 - V_c) \times 1 = (V_c - IR_f) - V_c = -I_{rf}$$

其中 I 为流经反馈电阻 R_f 的电流，另据运放的虚断路（virtual open circuit）原理，即通过其两个输入端进入或流出运放的电流极小，类似断路，若各种补偿调节完成后，则跨膜电流基本上等于流经 R_f 的电流 I。可见，A_1、R_f 和 A_2 构成一个"电流－电压转换器"（current-voltage converter），将跨膜电流在 A_2 的输出端以电位 V_o（$= -IR_f$）的形式测得。

2）参数的补偿：为了使膜电位的钳制准确而快速地实现，并使输出信号较好地反映离子通道的电流，需进行多种参数补偿，下面只介绍和实验操作密切相关的几种。

电容补偿（capacitance compensation）：在监视细胞封接、破膜过程及研究电压门控离子通道的特性时，需在 V_c 端施加阶跃电压刺激，如常用的方波电压刺激，即先后施加两个方向相反的阶跃刺激。只要有电位的阶跃，由于微电极、放大器输入端及其间的连接等均可造成对地杂散电容（stray capacitance），产生时间常数短的"快电容充放电电流"；在全细胞模式又因细胞膜电容（membrane capacitance）的存在，出现时间常数较大的"慢电容充放电电流"（有些放大器在参数设计名称上有异，详见下面的注释）。这些电容电流并非欲记录的信号，且其作为电流伪迹会对一些快电流信号（如钠电流）的记录产生干扰，此外还有可能使放大器饱和（即超出放大器的线性工作范围使记录结果失真），故需将其从放大器输出端信号中消除。补偿的原理为在运放 A_1 的反向输入端接一电容 C_c，电容另一端接由方波刺激电压驱动的指数电位发生电路（exponential voltage generator），调节此电路的增益和时间常数，使其向 C_c 注射的电流和欲消除的电容电流同步性对等补偿，这相当于将电容电流"引流"到 C_c 支路，从而不再因流经 R_f 而在输出端体现。

串联电阻补偿（series resistance compensation）：因为电极尖端直径小，而且在全细胞模式时有细胞膜残片阻挡在电极口处，故有数兆乃至十余兆的电阻值，因此电阻与全细胞膜片相串联，故称为串联电阻（series resistance，R_s）[不少资料将串联电阻称为入口电阻（access resistance，R_a），而将封接电阻称为 R_s（seal resistance），请注意区别]。若跨膜离子电流流经 R_s，会造成细胞膜钳压偏移；若电容电流流经 R_s，会造成对细胞膜钳压的速度降低。对于前者，可用图中的正反馈校正电路（correction circuit）予以补偿，即根据跨膜电流大小确定自输出端 V_o 向同向输入端 V_c 的反馈补偿量，从而使 V_m 和 V_c 尽管不等，但和欲施加的钳位水平[图中用 $V_{c(app)}$ 即表观钳位值表示]尽量接近。对于后者，可用增压电路（supercharge circuit）予以补偿，因为电容电流被补偿之后不再于输出端 V_o 中体现，故无法再用上述校正电路反馈补偿钳压速度。增压电路的作用为使电位阶跃初始幅度加大，其后再返回正常阶跃欲达到的水平，从而使膜电位能迅速地改变。

偏移电位补偿（offset voltage compensation）：由于电化学效应在金属/金属难溶盐电极与电解质溶液间、不同的电解质溶液之间存在着相界电位（其中后者称为液接电位，也有人将两者均称为液接电位），放大器输入端本身也有偏移电位。微电极进入浴液后，这些相界电位使运放两输入端的电位明显失衡，使放大器饱和。"偏移电位补偿"即在 V_c 端叠加一个直流电位，从而使钳压实验之前两个输入端的电位平衡、放大器输出值为零。钳压实验中施于细胞膜的钳制电压实际上是叠加于此直流补偿电位之上的。

漏电流减除（leak subtraction）：若用阶跃电压刺激细胞膜，会引起相应的背景线性漏电流响应（即假定膜电阻不变时，和阶跃刺激电压成正比的电流），若该刺激引起了通道的活动，则通道活动电流会叠加于此漏电流之上。为了更清楚地观察通道活动电流，通常用电路或程序将此背景漏电流减除，简称"漏减"。值得注意的是，"漏电流"指背景线性电流，并非仅指细胞与微电极之间封接间隙泄漏的电流，还包括背景状态的离子通道及膜电容所介导的线性电流响应。是否需要做漏减，须根据通道活动电流（常称作主动电流）和背景漏电流（常称作被动电流）的相对大小而定。

（2）细胞贴附式膜片钳：将充有电解质溶液的玻璃微电极紧密吸附于细胞表面形成吉欧封接后，不吸破电极下的膜片，而是在一定的钳压条件下记录该膜片所含通道（可含有一个或数个通道）活动电流，即为细胞贴附式膜片钳（图2-3-8）。

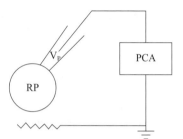

图 2-3-8 细胞贴附式膜片钳实验示意图

PCA. 膜片钳放大器；RP. 静息电位；Vp. 电极电位（膜片钳放大器输入端电位）

1）静息电位影响的消除：由于外侧大膜片的存在，受试小膜片两侧的电压为 $V_m=R_p-V_p$，所以必须考虑静息电位 R_p 的影响。消除其影响的方法有两种：①通过对一定样本的此种细胞用全细胞电流钳方式测得其平均静息电位，根据 $V_m=R_p-V_p$，确定若欲施加于受试膜片两侧电压 V_m 所对应的 V_p 值。但若仪器的钳压显示值不是 Vm，会使钳压操作欠直观、不方便。故往往将 R_p 作为一种"偏移电位"补偿掉，即将 R_p 视为零水平，从而令仪器的钳压显示值仍为 V_m。另外，由于细胞贴附式实验时受试膜片内、外面和全细胞式相反，通常电路设计或软件处理考虑到习惯问题，使 V_m 的显示值为 $-V_p$。②令浴液中钾离子的浓度和细胞内液钾离子浓度尽量接近，使 R_p 接近于零。受试膜片通道活动不足以使 R_p 明显变化而影响钳压。但若有药物作用于外面的大膜片而使其上的通道有明显活动，则会使大膜片两侧的电压明显变化而影响受试膜片的钳压，这一点在细胞贴附式实验设计中应注意避免。

2）外侧大膜片的电阻和电容的影响：由于外侧膜片的面积远较内侧受试膜片为大，所以前者的直流电阻远小于后者，当外加电压 V_p 或 ΔV_p 时，主要作用于受试膜片。膜电容的影响无须考虑，因为内侧受试膜片和外侧大膜片各自等效于一个 R_C 并联电路，从 V_p 点和零电位点之间看进去，这两个 R_C 电路又相互串联，且其 R_C 值大致相等，故两者的电容效应在电压阶跃过程中恰好能够相互补偿。另外，细胞贴附式实验中需调节快电容补偿，也可于小补偿范围档调节慢电容补偿，进一步消除用快电容补偿不能消除的电容电流。因单通道电流很小，串联电阻亦较小，故不必使用串联电阻补偿。为了便于数据分析最好使用漏减功能，尽管单通道活动电流和漏电流有时不难鉴别。

（3）内面朝外式膜片钳和外面朝外式膜片钳：在细胞贴附式基础上可经进一步处理使被吸附的小膜片撕下，置于与细胞内液相似的浴液中测该小膜片的通道信号，即为内面朝外式；在全细胞式基础上可进一步处理使电极周围的膜片与细胞其余部分断开，进而融合成一小膜片,置于与细胞外液相似的浴液中测该小膜片的通道信号,即为外面朝外式。只要理解了全细胞式和细胞贴附式的基本原理,这两种膜片钳模式则容易理解,在此不再赘述。除全细胞式之外的其他三种模式均属单通道记录,因记录的电流(pA 级)与全细胞记录的电流(nA 级)相比小得多,因此反馈电阻 R_f 的值也相应地要由全细胞的 0.5 GΩ 切换为 10 或 50 GΩ。另外,单通道记录对系统低噪声的要求很高,须做好接地、布线方式、屏蔽等降噪措施。

2. 颈上神经节细胞膜钙通道电流　以全细胞模式对颈上神经节细胞进行膜片钳记录,于胞外用 TTX 阻断其钠通道,于胞内兼胞外用 C_s 阻断其钾通道,胞外用 Ba^{2+} 作为钙通道电流的载流子*,给予去极化方波刺激可观察激活的钙通道电流,以及随复极化阶跃出现的尾电流(tail current)。这是由于去极化阶跃刺激引起钙通道开放,复极化阶跃又使膜电位和钙通道通透离子的综合平衡电位的距离加大所致。去极化引起的电流由 N 型钙通道和 L 型钙通道共同介导,但以前者为主。尾电流的峰值处亦由此二型钙通道介导,但其后的慢成分完全由 L 型钙通道介导,观察之需要使用 L 型钙通道激动剂[如(+)-202-791 或 FPL]并使膜电位保持一定的去极化水平。用细胞贴附式膜片钳技术记录单通道电流,在使用 L 型钙通道激动剂时,于不同的膜片可分别观察到去极化激活的长时程(数毫秒)开放的 L 通道电流和短时程(往往不足 1 ms)开放的 N 通道电流,且只有记录 L 通道时可能随复极化阶跃出现时程较长的单通道尾电流。结合使用选择性通道激动剂,并比较全细胞和单通道记录的结果,可判断全细胞的去极化激活电流及其尾电流的慢成分各有何型通道介导。

【实验目的】

①了解膜片钳技术的基本原理和操作;②初步学习电压依赖性离子通道电流的基本记录方法。

【实验对象】

新生 SD 大鼠(1~3 天龄),雌雄不拘。

【实验药品与器材】

多聚-L-赖氨酸,小牛血清,胎牛血清,谷氨酰胺,青霉素,链霉素,神经生长因子,醋酸钡,N-甲基-D-葡糖胺,河豚毒素,天冬氨酸铯,氯化钡,四乙基氢氧化铵,天冬氨酸钾,$MgCl_2$,HEPES,EGTA,ATP,DMEM,CsOH,KOH,细胞浴液,电极内液(mmol/L,另有注明者除外)。

全细胞记录:细胞浴液:barium acetate 20,N-methyl-D-glucamine(NMDG)125,HEPES 10,tetrodotoxin(TTX)0.001,pH 用 CsOH 调至 7.50;电极内液:cesium aspartate 123,EGTA 10,HEPES 10,$MgCl_2$ 5,ATP 4,pH 用 CsOH 调至 7.5。

细胞贴附式单通道记录:细胞浴液:potassium aspartate 140,HEPES 10,EGTA 5,(+)-202-791,500 nmol/L,pH 用 KOH 调至 7.5;电极内液:$BaCl_2$ 110,HEPES 10,pH 用 tetraethylammonium hydroxide 调至 7.5。

---

* 注:在细胞电生理实验中 Ba^{2+} 常用作钙通道电流的载流子,原因是:①钙通道对 Ba^{2+} 的通透性高于对 Ca^{2+} 的通透性;② Ba^{2+} 能阻断钾通道;③使用 Ba^{2+} 可防止 L 型钙通道的钙离子依赖性失活;④使用 Ba^{2+} 可防止某些钙依赖性信号系统的激活。

哺乳动物手术器械一套，电子天平，35 mm 培养皿，盖玻片，CO_2 培养箱，微电极拉制仪，微电极抛光仪，微操纵器，膜片钳放大器及附件，微机，膜片钳实验软件，数据采集卡。

【实验方法、步骤和项目】

1. Ag/AgCl 电极的制备和玻璃微电极的拉制（参见第一篇第四章第十四节）

（1）Ag/AgCl 电极的制备：将直径 0.2 mm 的银丝的一端接直流电源（如废电池）的正极在含 Cl^- 的溶液中进行电镀，电流越小，形成的 AgCl 越致密，但需要的时间越长。另外，也可以将银丝插于漂水中通过电化学反应形成 AgCl。

（2）用微电极拉制仪对玻璃毛坯两步拉制，形成尖端直径约 1μm 的玻璃微电极。用于全细胞记录的微电极抛光与否均可，以进行抛光为佳，充灌后电极电阻 2~4 MΩ；用于细胞贴附式记录的微电极须抛光，并在电极尖端涂一层硅酮树脂以减小噪声，充灌后电阻 3~6 MΩ。

2. 细胞标本制备　将 1~3 天龄的新生 SD 大鼠断头，取颈上神经节，去除其周围的结缔组织，用眼科剪将其剪成 3~4 小段，然后用 1 mL 的注射器将碎片抽吸数次使细胞分离，再铺于培养皿内用多聚赖氨酸处理过的盖玻片上。往培养皿中加 DMEM 培养液。将培养皿置于含 5% CO_2 的培养箱中 37.5℃下孵育。用于全细胞记录的神经元孵育不超过 24 h，以避免有突起长出；用于贴附式单通道记录的神经元孵育 24~48 h。

3. 膜片钳实验操作程序　鉴于实验操作因膜片钳放大器的型号、所用软件及个人操作习惯不同而有差异，在此不针对具体某一套实验系统做过细的论述，另外，某些型号的膜片钳放大器（如 EPC-7、Axopatch-1 系列、PC-Ⅱ等）和软件配合使用时，有的参数调节既可通过使用仪器面板上的旋钮、电键进行，也可通过软件控制进行，但一定要注意放大器和软件参数设置的匹配。在新型的膜片钳放大器（如 EPC-9）参数调节完全由软件控制操作。

（1）全细胞式膜片钳技术：实验在室温（20~25℃）下进行。

1）仔细检查实验系统各仪器间的线路连接。

2）打开总电源开关，打开各仪器的电源开关和实验软件，检查各参数的初始设置，令：偏移电压补偿 5 mV 左右，工作方式 search（或 track），快电容补偿，C-fast 零，τ-fast 零，慢电容补偿 C-slow 零，R_s 零，串联电阻补偿 0%，保持电压 0 mV，漏减关闭，∝MΩ，滤波 5 kHz。

3）将盛有贴壁细胞的培养皿置于倒置显微镜的载物台上。

4）电极安装：将浸于细胞浴液的 Ag/AgCl 参比电极与探头的信号地端相连接；以电极内液充灌玻璃微电极，将其装于微电极夹持器上并旋紧使之密闭，微电极中的电解液通过 Ag/AgCl 电极和探头的信号端相连接。

5）相界电位补偿和电极电阻的测量：在"搜索"方式下对电极施以小幅值（5 mV）的方波电压脉冲，此时只看到零位电流基线上叠加有小的电容电流尖波；通过和微电极夹持器内部相通的塑料管对微电极内轻施一正压，在微操纵器控制下使微电极进入浴液，电流基线将马上漂离零位，但由于搜索状态的负反馈调节作用又会逐渐漂回，基线上叠加有响应电流方波。调节相界电位补偿，令输出电流为零〔若不使用 Search/Track 方式，而使用 Voltage clamp（VC）方式，则令电流基线为零〕，并根据脉冲电压方波引起的电流响应幅值测量微电极电阻。

6）细胞封接：调节微操纵器使微电极尖端接近细胞表面并轻轻压紧细胞，当方波电流幅值下降至原来的 2/3 左右时（对不同细胞类型下降程度不同，需摸索），将微电极内正压释放，方波幅度会明显压低（有时甚至可以直接形成吉欧封接），再轻轻施以负压，使封接电阻达吉欧级，此时方波电流缩至基线。

7）快电容补偿：将电流放大倍数调高，调节 C_{-fast} 和 τ_{-fast} 进行快电容电流补偿，使输出电流信号中的快电容电流成分消失。

8）吸破细胞膜：将工作方式切换到"钳压"挡［若在钳压（V_C）状态下封接，则不需此切换］，并将保持电位调至 –90 mV（若无特殊要求，一般以调至受试细胞静息电位平均值为原则），再加大微电极内的负压将细胞膜吸破，此时可见慢电容电流的出现，以及方波电流的轻微加大。

9）慢电容补偿：根据细胞大小选择电容补偿范围，调节 C_{-slow} 和 R_s 进行慢电容电流补偿，使输出电流信号中慢电容电流成分消失。（对 holder 内部施加正、负压，可根据 tubing 的长度和内径选用 1～10 mL 的注射器，一般用 2～5 mL 的为宜）。

注意：a. 不同型号的放大器用于快、慢电容补偿的参数设计有差异。有的放大器将电极电容补偿称为快电容补偿，将细胞膜电容补偿称为慢电容补偿，本文所述以此种设计为例。也有的放大器如 Axopatch-1D、Axopatch-200B、multiclamp-700B 等将电极电容的补偿分为快、慢补偿，故不将细胞膜电容的补偿称作慢电容补偿而直接称为膜电容补偿。b. 需要说明的是：根据电路设计，调节细胞膜电容补偿的过程即测量串联电阻和细胞膜电容的过程，且只有调好了慢电容补偿，下一步调节串联电阻补偿才有意义。

10）串联电阻补偿：打开串联电阻补偿键，调节串联电阻补偿至不产生震荡为度。

11）正式进入标本细胞的检测。

（2）细胞贴附式膜片钳技术：同全细胞记录的第（1）～（7）步，只是滤波调为 1 kHz，并注意反馈电阻的切换和放大倍数的调整。（在做单通道记录实验前要将记录系统的噪声降至最低。）

【实验观察与结果处理和分析】

1. 全细胞式膜片钳技术　细胞膜保持电位置于 –90 mV，在此基础上给予去极化到 +10 mV 的方波电压刺激，波宽 40 ms，然后复极化阶跃至 –50 mV 并保持 50 ms 的可观察时段。扫描频率 0.25 次/s。观测去极化刺激激活的电流及其后的尾电流。以去阶化阶跃后 15 ms 处的电流幅值作为去极化方波引起的电流记录值，以复极化阶跃后 12 ms 处的电流幅值作为尾电流慢成分的记录值。结果用平均值 ± 标准误（mean ± S）表示（下同）。浴液中加入 L 通道激动剂（+）-202-791，观察对去极化电流和尾电流各有何影响。

漏减用软件控制实现，以不引起通道活动的超极化（至 –110 mV）方波诱发漏电流，取 10 次的平均值，以此漏电流和测试方波电压的比例关系，算得去极化刺激对应的漏电流，并将其从记录结果中减除。观察结果如图 2-3-9 所示。

2. 细胞贴附式膜片钳技术　细胞膜保持电位置于 –90 mV，在此基础上给予去极化到 +30 mV 的方波电压刺激，波宽 700 ms，扫描频率 0.25 次/s。观测去极化方波激活的不同的钙通道的活动形式，微机采样记录。对 5～15 次方波刺激不引起通道活动的电流记录结果进行平均，将此平均值作为漏电流，并将其从其他记录结果中减除。分析单通道活动，要至少分析40个连续的、曾进行漏减处理的扫描记录结果。计算方波刺激引起通道活动的扫描中的通道平均开放次数、平均单通道电流的幅值，平均每次开放的时程。浴液中加入L通道激动剂（+）-202-791，观察对不同的单通道电流的影响。观察结果如图2-3-10所示。

【注意事项】

实验过程中，应注意：①为减小微电极电容电流及防止电解液污染电极夹持器内部产生噪声，微电极充灌至其容积的1/3左右即可，不宜过满。若电极尾部或外表面有液体，必须用滤纸吸净后再安装。②安装玻璃微电极之前，要先用手背接触屏蔽笼，消除身体所带的静电。③电极在夹持器上的固定既要牢靠，以免漏气影响电极内施加正、负压力，又不能旋得过紧而损坏夹持器。注意安装电极时，要用一只手将夹持器中部捏住，另一只手将帽旋紧，两手用力均要适度，不可过大。④在全细胞实验中，必须在形成吉欧封接后调节好电极电容补偿。破膜后再调节好细胞膜电容补偿，然后才能调节串联电阻补偿。进行串联电阻补偿时要小心，因为其中的校正电路为正反馈连接方式，应注意避免过补偿造成振荡而破坏封接状态和细胞活性（有时需要在实验过程中经常用小幅值电压方波刺激来监测串联电阻、细胞膜电阻、细胞膜电容等参数，可以只补偿好电极电容而不做膜电容补偿和串联电阻补偿。但应进行钳压误差估算，若误差较大则需要进行离线校正）。⑤考虑到电极入浴液并补偿偏移电压后，再形成全细胞模式或细胞贴附式记录状态，会有液接电位的消失或改变，为准确起见，最好自有关手册中查阅此液接电位的变化值，补偿偏移电压时将其一并考虑进去。⑥做细胞贴附式膜片钳实验时，一定要注意补偿静息膜电位。⑦做膜片钳实验，无论是实验前的准备工作，还是封接、记录，一定要细致、有耐

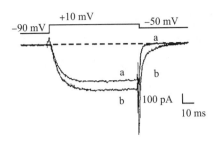

图2-3-9　全细胞式膜片钳记录颈上神经节细胞电压依赖性 Ba^{2+} 电流波形

a 为未使用L通道激动剂（+）-202-791时，b 为使用（+）-202-791时。由图可见（+）-202-791对 -90～+10 mV 的去极化阶跃刺激引起的电流幅值影响不大，但可使由 +10～-50 mV 的复极化阶跃引起的尾电流出现慢成分

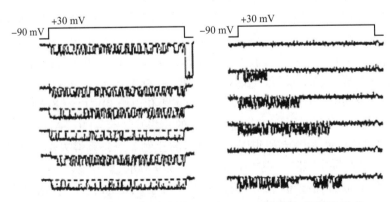

图2-3-10　用L型通道激动剂（+）-202-791时，细胞贴附式膜片钳记录颈上神经节细胞单通道 Ba^{2+} 电流

左为L型单通道电流，右为N型单通道电流。L型单通道电流开放时程常大于8 ms，且可观察到尾电流

心，不可有急躁情绪和侥幸心理，否则会欲速不达或前功尽弃。

【思考题】

1. 电容补偿和串联电阻补偿有什么意义？

2. 细胞贴附式膜片钳实验中，外侧大膜片的存在对电极尖端下的受试小膜片的钳压及电流测试有何影响？如何消除之？

3. 对同一种细胞，在其他实验条件相同的情况下，全细胞和单通道记录所得的实验结果有什么相互关系？

4. 为什么记录电压依赖性通道电流时，通常要使用漏减功能？

数字课程学习

⬇ 教学 PPT　　📖 拓展阅读

第三篇

拓展实验部分（P 实验）

实验一　不同因素对呼吸、心血管及肾泌尿功能的影响

【实验对象】

家兔。

【实验方法、步骤和项目】

1. 麻醉固定。
2. 颈胸部手术。气管插管，左颈总动脉插管（记录血压）、右颈总动脉和右迷走神经穿线备用、胸骨柄软骨穿线（连接张力换能器，记录呼吸运动）。
3. 膀胱造瘘收集尿液（夹闭尿道口）。

【实验项目】

按以下步骤处理后分别观察记录 20 min 内呼吸、血压、尿量（注意每次待动物稳定后记录）。

1. 处理前。
2. 动脉夹夹右颈总动脉 10 s。
3. 吸气末向肺内注射空气 20 mL。
4. 连续刺激右迷走神经 10 s（中等强度）。
5. 静脉注射肾上腺素（0.01%，0.2 mL/kg）。
6. 吸入 CO_2 10 s。
7. 耳沿静脉注射升压素（2 U/kg）。

【实验结果】

比较结果，制表作图分析。

实验二　家兔肺水肿模型的制备及利尿药物的作用

【实验对象】

家兔 3 只（雄性）。

【实验方法、步骤和项目】

1. 麻醉仰卧固定。
2. 颈静脉插管，滴入生理盐水（5~10 滴/min，保持静脉通畅）。
3. 气管插管，连接呼吸机，呼：吸 = 1.25：1，呼吸 23 次/min。
4. 尿道插管，观察尿量。
5. 下腔静脉阻流。胸骨右缘纵切口 6~7 cm，用两把大血管钳于第 9~10 肋间隙插入，第 7~6 间隙穿出夹紧（两血管钳间距 2~3 cm），于两血管钳间依次剪断第 9、8、7 肋骨，找到下腔静脉夹闭，止血钳夹闭胸腔。

【实验项目】

1. 调整输液速度　120 滴/min，输入总量 250 mL，50 min 后开胸观察。
2. 给药观察（分别耳缘静脉给药的同时放开下腔静脉）

甲兔：生理盐水 1~1.5 mL/min。

2. 乙兔　0.1% 呋塞米 1～1.5 mL/min。

3. 丙兔　50% 葡萄糖液 10 mL/min

【实验结果】

比较腹水、肝、肾改变和尿量情况。

实验三　同一动物运动中枢疲劳、神经-肌肉接头疲劳及骨骼肌疲劳的观察

【实验对象】

蛙或者蟾蜍。

【实验方法、步骤和项目】

1. 制备标本　剪刀于枕骨大孔下第 4～5 椎骨剪断，探针捣脊髓和脑；俯卧固定，剪去 3 块椎骨，暴露椎孔，腰骶处剪开分离两侧坐骨神经干；左侧分离至膝关节结扎剪断，右侧神经干下穿线备用，并于大腿外侧剪开分离出坐骨神经，穿线备用；双侧膝关节以下剪开皮肤暴露腓肠肌，右侧跟腱分离结扎剪断，留置跟腱连接线。

2. 安置电极　直接刺激电极 S_1（S_4）→第 5 椎孔（右腓肠肌），保护刺激电极 S_2（S_3）→左（右）髂骨下坐骨神经，记录电极 R_1（R_2）→左（右）大腿部坐骨神经干，张力换能器→跟腱连接线。

【实验项目】

记录信号。记录 R_1 和 R_2→单刺激 S_1（波宽 1 ms，逐渐增大强度至肌肉收缩）→S_2 和 S_3（至右腓肠肌收缩，增大强度至最大）→S_1 和 S_3（32 Hz，1 ms，记录开始刺激时间 T_1、动作电位、强直收缩曲线、动作电位消失时间 T_2）→S_1 连接 S_3（记录左右动作电位未消失而腓肠肌收缩消失时间 T_3）→S_3 连接 S_4（记录左侧动作电位未消失而腓肠肌收缩消失时间 T_4）。

【实验结果】

求出运动中枢疲劳、神经-肌肉接头疲劳及骨骼肌疲劳时间，并制表作图。

实验四　不同功能状态时人体体温、呼吸、心率和血压的变化

【实验对象】

健康人体。

【实验方法、步骤和项目】

1. 学生分组　取同一年级男同学（10 组）或女同学（10 组），每组 6 名，每组 1 名负责人。每组再分成两小组（每组 3 名）。小组分别作为周六和周日的受试者和测试者，受试者与测试者一一对应，分别测试体温呼吸、心率、血压（测 3 次，记平均值）。

2. 不同时间和不同状态测定：先测安静状态（起床即测），后测活动状态（跑步至出汗）的相关值。时间点为自 7：00 am 开始，每隔 3 h 测 1 次。

3. 资料收集整理和统计分析。

【实验项目】

分别比较男同学组、女同学组、男与女、男小组负责人、女小组负责人之间不同状态和不同时间相关值的差异性。

【实验结果】

统计分析比较差异性。

实验五　家兔迷走神经传入和膈神经传出放电及呼吸运动的分析

【实验对象】

家兔。

【实验方法、步骤和项目】

1. 麻醉固定。
2. 颈胸部手术。气管插管（一端套入短橡皮管，另一端套入 50 cm 橡皮管）、分离右膈神经和右迷走神经（液体石蜡浸润）、去除两侧颈动脉窦和减压神经、去除食管和胃肠迷走神经、剑突皮肤穿线（连接张力换能器，记录呼吸运动）、胸腔置管（右腋前线第 4~5 肋间插入带管的 18 号针头测胸腔负压）。
3. 连接机能实验系统。迷走神经和膈神经置入电极、剑突皮肤连接张力换能器、胸腔置管连接压力换能器。

【实验项目】

手术操作结束 20 min 观察记录。

1. 记录右迷走神经和膈神经放电、呼吸运动曲线。
2. 夹闭气管插管的短橡皮管，观察记录 10 min 长橡皮管震动频率和节律，呼吸运动出现变化后，取消刺激至恢复正常。
3. 动态记录：迷走神经和膈神经放电、呼吸运动和胸内压力。先记录正常胸腔负压，用另一注射器针头插入右侧胸腔 4~5 肋间注入空气（10 mL/每次）直至胸内压力 0，然后抽出气体（10 mL/次）直至正常胸腔负压。
4. 第 6 或 7 颈椎剪断脊髓观察迷走神经和膈神经放电、呼吸运动和胸内压力。

【实验结果】

迷走神经和膈神经放电（振幅、频率、周期、群集时间和静止时间）、呼吸运动（时间、节律与频率）和胸内压力。统计分析。

实验六　心肾反射活动的现象观察与分析

【实验对象】

家兔。

【实验方法、步骤和项目】

1. 麻醉固定。
2. 颈部和腹部手术。气管插管，右颈外静脉插管（连接压力换能器）。腹部正中切开，分离左右输尿管，分别置导管收集尿量。分离左肾神经，肾蒂处结扎剪断，置入电极。

3. 连接机能实验系统。

【实验项目】

1. 稳定 20 min 后，耳缘静脉输入生理盐水（1～2 mL/min）至尿液出现。

2. 记录中心静脉压和肾神经放电，股静脉采血 1 mL。

3. 连接机能实验系统。迷走神经和膈神经置入电极、剑突皮肤连线张力换能器、胸腔置管连接压力换能器。

【实验结果】

1. 测量血钠、10 min 内两肾尿量及排钠量，计算排钠系数 = 尿钠 × 尿量 / 血钠 / 体重。

2. 压力换能器三通管处 5 min 内注入生理盐水 20 mL/kg，测定从输液开始至 5 min 中心静脉压和同侧肾神经放电（频率、群集间期、时间）的相关性。

实验七 机体运动及平衡调节

【实验对象】

豚鼠 2 只。

【实验方法、步骤和项目】

1. 观察豚鼠清醒状态的运动状况（头部偏转、眼球运动、肢体运动的稳定性、协调性、方向性）。

2. 取一只豚鼠，用黑布套套住其头部，观察运动状况后，向豚鼠一侧外耳道滴入氯仿 0.5 mL，静止 10～15 min 再观察。

3. 另一只豚鼠用乙醚麻醉，俯卧固定，枕部切开，暴露小脑，探针破坏一侧小脑（勿伤及中脑）。待其完全清醒后观察。

【实验项目】

观察豚鼠的运动状况。

【实验结果】

比较豚鼠的运动状况。

实验八 抗菌药物体外和体内抑菌试验

【实验对象】

自选抗生素或抗菌药物，任选一种菌种（金黄色葡萄球菌、痢疾杆菌、大肠埃希菌、肺炎球菌、链球菌）。小鼠。分为阴性对照组和药物组。

【实验方法、步骤和项目】

1. 体外抗菌可选试管法和纸片法。

2. 体内抗菌可选腹腔、肌肉、胸腔、颅内接种 10^0、10^{-1}、10^{-2}、10^{-3}……相应菌浓度 0.5 mL。体内抗菌分为治疗组和阴性对照组，治疗组分别于 1 h、6 h、12 h 腹腔注射抗菌药物 0.5 mL，阴性对照组腹腔注射等容量生理盐水。

【实验项目】

体外抗菌实验（试管法）测定最低抑菌浓度（MIC）和抑菌圈直径（纸片法），体内抗菌计算治疗指数，计算死亡率，尸体解剖观察。

【实验结果】

比较抑菌圈直径（纸片法）；体内细菌接种比较死亡率，比较内脏的细菌丛及组织腐烂情况（病理切片）。

实验九　全血水杨酸二室模型药物代谢动力学参数测定

【实验对象】

家兔。

【实验方法、步骤和项目】

1. 编号 0～10 号试管（每管加入三氯化铁和三氯醋酸溶液 2 mL），9 号（标准管）和 10 号管再分别加入 0.04% 水杨酸和蒸馏水各 0.6 mL。

2. 家兔仰卧固定，颈部局部麻醉，分离一侧颈外静脉（采血用）。

3. 采血与给药。采集正常血 0.6 mL 加入 0 号管，自对侧耳缘静脉注射 10% 水杨酸钠 2 mL/kg，之后的 1 min、3 min、5 min、10 min、20 min、50 min、80 min、110 min 分别从颈外静脉采血 0.6 mL，依次加入 1～8 号管（注意每次要冲洗注射器并用 0.1 U/L 肝素生理盐水湿润）。

4. 摇匀各试管，各管加入蒸馏水 5 mL，摇匀 1 min。0～8 号管离心 10 min（3 000 r/min），吸取上清 6 mL 备测。

【实验项目】

分光光度计测定 0～10 号管光密度（d_0～d_{10}）（波长 510 nm、光径 1 cm 比色皿，蒸馏水调零）。$D_9 = d_9 - d_{10}$，$D_n = d_n - d_0$，则水杨酸钠浓度 Cn（mg/L）$= (D_n/D_9) \times 400$。

【实验结果】

测定出不同时间段的全血水杨酸钠的浓度，作出药 – 时曲线图（对数曲线图），标记出 α 相和 β 相。

实验十　不同因素对离体支气管平滑肌张力的影响

【实验对象】

豚鼠。

【实验方法、步骤和项目】

1. 预热克 – 亨灌流液至 38℃。

2. 调试系统，预热 15 min，调节时间常数为直流、滤波频率和采样频率 10 Hz、灵敏度 1.5 g、扫描速度 25 s/div。

3. 击昏豚鼠，取出气管，置于克 – 亨灌流液（38℃），通入混合气体（5% CO_2 + 95% O_2），清洁气管附属组织，制备气管环或气管条，安装连接张力换能器，准备实验。预负荷 2.0 g，平衡 1 h，15 min 更换一次克 – 亨灌流液。

【实验项目】

按下列步骤观察并记录不同状态时的张力，每次观察记录后，用克-亨灌流液清洗2~3次后，注足克-亨灌流液，待平滑肌收缩张力恢复正常后，进行下一步实验，即：

1. 正常张力曲线（作为基线）。
2. 加入 10^{-3} mol/L 的 ACh 0.5 mL。
3. 加入 2.0 mol/L 的 KCl 0.5 mL。
4. 加入 10^{-3} mol/L 的 ACh 0.5 mL。
5. 加入 10^{-4} mol/L 的硫酸阿托品 0.5 mL，10 min 后加入 10^{-3} mol/L 的 ACh 0.5 mL。
6. 加入 10^{-4} mol/L 的硫酸阿托品 0.5 mL，10 min 后加入 2.0 mol/L 的 KCl 0.5 mL。
7. 加入 2.0 mol/L 的 KCl 0.5 mL，收缩平台后加入 10^{-3} mol/L 的异丙肾上腺素 0.5 mL。
8. 加入 2.0 mol/L 的 KCl 0.5 mL，收缩平台后加入 10^{-4} mol/L 的普萘洛尔 0.5 mL，10 min 后加入 10^{-3} mol/L 的异丙肾上腺素 0.5 mL。
9. 加入 2.0 mol/L 的 KCl 0.5 mL，收缩平台后加入 10^{-2} mol/L 的氨茶碱 0.5 mL。

【实验结果】

记录每次加药物后的收缩曲线；比较实验项目的（2）与（3）、（4）与（5）、（3）与（6）、（3）与（7）、（7）与（8）、（7）与（9）平滑肌张力曲线。

实验十一　失血性休克的药物治疗

【实验对象】

家兔。

【实验方法、步骤和项目】

1. 全班分为 A 组和 B 组。麻醉固定。
2. 颈部手术，分离左颈总动脉、右颈外静脉。耳缘静脉注射肝素（0.5%，1 mL/kg）。右颈外静脉插管，连接三通管（测中心静脉压）。左颈总动脉插管，连接三通管（测动脉压，记录心率）。
3. 膀胱导尿（记录尿量和每分钟滴数）。
4. 腹部切口，选择合适肠系膜拉出，镜下观察微循环。

【实验项目】

每次颈总动脉放血 10 mL，采血 3~5 mL。记录不同时间段的动脉血压（BP）、心率（HR）、脉压差（PP）、呼吸（频率和幅度）、中心静脉压（CVP）及尿量（总量和每分钟滴数）。测定不同时间段的动脉血 pH、二氧化碳结合力、二氧化碳分压、氧分压、标准碳酸氢盐、实际碳酸氢盐、碱剩余、阴离子间隙。

1. 安静 5 min 后记录一次，并采血一次。
2. 第一次放血，动脉血压降至 60 mmHg 记录一次。
3. 稳定 10 min 后第二次放血，动脉血压降至 40 mmHg 记录一次。
4. 再稳定 20 min 后第三次放血，记录和采血一次。
5. 继续等 10 min 后，耳缘静脉滴注生理盐水（40~60 滴/min），每隔 10 min 记录一次，直至中心静脉压恢复正常。

6. A组输液中加入多巴胺 3~5 μg/(kg·min)，B组输液中加入去甲肾上腺素（1 mg/kg）。待血压恢复正常后，记录和采血一次。

【实验结果】

将结果计入表 3-1-1，比较不同时间段的相关数据。

表 3-1-1　不同时间段的相关数据

状态	HR	BP	PP	CVP	呼吸		尿量		微循环				
					频率	幅度	mL	滴/min	血管数	管径	入出口	流速	流态
放血前													
血压降至 60 mm/Hg													
血压降至 40 mm/Hg													
第三次放血 10 min 后													
输液后													
治疗结束时													

实验十二　家兔两肾二夹血管性高血压的观察

【实验对象】

雄性家兔，2~3 kg。

【实验方法、步骤和项目】

1. 戊巴比妥麻醉。
2. 仰卧固定，颈部手术，颈动静脉插管。
3. 膀胱导尿。
4. 上腹切口，暴露两侧肾动脉。

【实验项目】

1. 静脉输入生理盐水（20~25 滴/min，40 mL/kg）。
2. 记录尿量（每分钟滴数，包括正常尿量、输液后尿量、动脉夹夹住双侧肾动脉后和松开动脉夹后尿量）。
3. 测血压：正常血压（1次）、输液后血压（20 min 测血压一次，共测 3 次）、动脉夹夹住双侧肾动脉后血压和松开动脉夹后血压（继续输液，20 min 测血压一次，分别测 3 次）、观察肾颜色变化。

【实验结果】

分析血压变化及其机制。填入表 3-1-2，并做出趋势图。

表 3-1-2　家兔两肾二夹血管性高血压对尿量和血压的影响

内容	输液前	输液后			夹动脉后			松动脉夹后		
		20 min	40 min	60 min	20 min	40 min	60 min	20 min	40 min	60 min
尿量（滴/min）										
血压（mm/Hg）										

实验十三　尼莫地平对大鼠脑缺血-再灌注损伤的影响观察

【实验对象】
雄性 SD 大鼠。

【实验方法、步骤和项目】

1. 分组　学生分为 A 组（做腹腔注射尼莫地平实验）和 B 组（做腹腔注射生理盐水实验）。

2. 脑缺血-再灌注损伤造模　线栓乙醇浸泡后，置于 1:2 500 U 的肝素生理盐水中备用。

3. 戊巴比妥腹腔麻醉固定，颈前区剪毛消毒。

4. 颈前正中切口，暴露左侧颈总动脉，分开迷走神经，分离颈内动脉及颈外动脉。

5. 颈外动脉远心端结扎，动脉夹夹闭颈内动脉和颈总动脉。颈内动脉距分叉 5 mm 处，斜行剪一切口，将线栓由颈外动脉向分叉方向插入，切口处结扎离断颈外动脉。使线栓头转向入颈内动脉，松开颈内和颈总动脉夹继续插入（16~18 mm）直至有轻微阻力为止。盐水浸泡的棉球覆盖伤口，记录缺血时间（注意观察大鼠苏醒前指征，及时补充麻醉）。90 min 后拔出线栓，血液再灌注，缝合伤口，苏醒后，自由进食，次日观察。

【实验项目】
①熟悉大鼠脑缺血-再灌注损伤模型；②观察尼莫地平对脑缺血-再灌注大鼠行为的影响（头方向、活动情况、眼睑）及大脑颜色的影响；③神经功能评分：提尾和行走实验各 0~3 分）、感觉功能（放置实验和深感觉各 1 分）、平衡实验（0~6 分）及反射消失（耳郭、角膜、惊恐反射各 1 分）和不正常运动（抽搐、肌阵挛、肌张力障碍 1 分）进行神经缺损评估；④观察脑外观：评分后，腹腔麻醉，断头处死，剥离头部皮肤及颅骨，取出大脑，用生理盐水清洗，观察表面颜色、脑回情况后，刀片切开观察。

【实验结果】
比较各组之间差异；验证尼莫地平改善脑缺血-再灌注损伤的作用；说明尼莫地平改善脑缺血-再灌注损伤的机制。

实验十四　验证比较呋塞米和胰岛素对家兔高钾血症血钾和尿量的影响

【实验对象】

雄性家兔，2~3 kg。

【导引性实验方法、步骤和项目】

1. 学生分 A 组和 B 组（分别做呋塞米和胰岛素）实验。
2. 雄性家兔麻醉固定，置导尿管测尿量（滴/min）和尿钾。选择双侧耳缘静脉或颈静脉置管输液或采血（检测正常血钾），测正常尿量和尿钾。
3. 输入 10% KCl 制作高钾血症模型，30 min 后采血（检测血钾，验证高钾血症模型）、测尿量和尿钾。
4. 皮下注射胰岛素或呋塞米后，15 min、30 min、45 min、60 min 采血（检测药物对血钾的变化）、测尿量和尿钾。

【实验项目】

参照"第二篇　基础实验（E 实验）第一章　Ⅰ级实验，实验十六　呋塞米对清醒小鼠的利尿作用"和"第三章　Ⅲ级实验，实验一　影响尿液生成的因素（家兔），实验八　家兔高钾血症的复制与检测"；采集正常、造模、给药后的尿液、血样本；检测正常和造模的尿量、尿钾、血钾；检测给药后 15 min、30 min、45 min、60 min 尿量、尿钾和血钾。

【实验结果】

填入表 3-1-3~表 3-1-5；比较差异性；分析原因或机制；做出趋势图。

表 3-1-3　呋塞米和胰岛素对家兔高钾血症尿量（滴/min）的影响

组别	n	正常尿量	给药前尿量	给药后尿量			
				15 min	30 min	45 min	60 min
A（呋塞米）							
B（胰岛素）							

表 3-1-4　呋塞米和胰岛素对家兔高钾血症尿钾（mmol/L）的影响

组别	n	正常尿钾	给药前尿钾	给药后尿钾			
				15 min	30 min	45 min	60 min
A（呋塞米）							
B（胰岛素）							

表 3-1-5　呋塞米和胰岛素对家兔高钾血症血钾（mmol/L）的影响

组别	n	正常血钾	给药前血钾	给药后血钾			
				15 min	30 min	45 min	60 min
A（呋塞米）							
B（胰岛素）							

第四篇
开放实验部分（Ⅰ实验）

实验一　验证益母草水提取物对子宫平滑肌的影响

提示：可参照本书"第一篇　医学机能学实验导论"部分的"第七章　实验设计和实验研究论文的书写"和"第二篇　基础实验部分（E实验）"的"第二章　Ⅱ级实验"的"实验十六　药物对离体子宫的作用"。

实验二　附子水提取物强心作用观察

提示：可参照本书"第一篇　医学机能学实验导论"的"第七章　实验设计和实验研究论文的书写"和"第二篇　基础实验部分（E实验）"的"第二章　Ⅱ级实验"的"实验十三　强心苷对在体动物心收缩功能的影响"。

实验三　莱菔子水提取物对家兔离体肠平滑肌的影响

提示：可参照本书"第一篇　医学机能学实验导论"的"第七章　实验设计和实验研究论文的书写"和"第二篇　基础实验部分（E实验）"的"第二章　Ⅱ级实验"的"实验十四　药物对家兔离体肠平滑肌的作用"。

实验四　青霉素致大鼠癫痫模型的制备与药物的抗癫痫作用

提示：可参照本书"第一篇　医学机能学实验导论"的"第七章　实验设计和实验研究论文的书写"和"第二篇　基础实验部分（E实验）"的"第一章　Ⅰ级实验"的"实验十五　苯巴比妥钠与苯妥英钠的抗惊厥作用"。

实验五　复方丹参注射液对家兔血压的影响

提示：可参照本书"第一篇　医学机能学实验导论"的"第七章　实验设计和实验研究论文的书写"和"第二篇　基础实验部分（E实验）"的"第三章　Ⅲ级实验"的"实验五　神经系统药物对家兔血压的影响"及"实验六　拟肾上腺素和抗肾上腺素类药物对麻醉动物血压的影响"。

实验六　独活与寄生水提取物与地塞米松对蛋清致大鼠足肿胀的作用比较

提示：可参照本书"第一篇　医学机能学实验导论"的"第七章　实验设计和实验研究论文的书写"和"第二篇　基础实验部分（E实验）"的"第一章　Ⅰ级实验"的"实验二十五　秦艽与地塞米松对蛋清致大鼠足肿胀的作用比较"。

实验七　祖师麻醇提取物镇痛作用与抗帕金森病作用观察

提示：醇提取方法可参照论文《黄花菜水醇提取物的抗抑郁和促睡眠活性及综合利用研究（杜秉健．2014）》。机能学实验篇可参照本书"第一篇　医学机能学实验导论"的"第七章　实验设计和实验研究论文的书写"和"第二篇　基础实验部分（E实验）"的"第一章　Ⅰ级实验"的"实验十七　药物的镇痛作用"和"实验十五　苯巴比妥钠与苯妥英钠的抗惊厥作用"。

实验八　小剂量多巴胺对正常泌尿功能的调节及急性缺血性肾衰竭的影响

提示：可参照本书"第一篇　医学机能学实验导论"的"第七章　实验设计和实验研究论文的书写"和"第二篇　基础实验部分（E实验）"的"第三章　Ⅲ级实验"的"实验一　影响尿液生成的因素（家兔）"和"实验十五　正常泌尿功能的调节及急性缺血性肾衰竭"。

实验九　甘草水提取物对应激性胃溃疡的影响

提示：可参照论文《甘草、党参对大鼠应激性溃疡及多胺影响的研究（赵世清．2012）》。

实验十　支气管哮喘模型的制备及地塞米松的干预作用

提示：可参照论文《黄芩苷对支气管哮喘的药效学及其对苦味受体作用机制研究（杨超．2013）》。

实验十一　观察钩藤碱或异钩藤碱对急性肾性高血压的影响

提示：可参照论文《养血清脑颗粒对肾性高血压大鼠降压作用及机制研究（李晶．2004）》。

实验十二　百草枯诱发大鼠帕金森病模型的制备与厚朴酚抗帕金森病作用

提示：可参照论文《基于百草枯和代森锰诱导的帕金森病大鼠模型的纹状体电生理学研究（许海燕．2011）》和《百草枯诱导C57小鼠帕金森病的保护性研究（田伟．2008）》。

实验十三　咪康唑致心律失常作用与小檗碱的抗心律失常作用

提示：可参照本书"第一篇　医学机能学实验导论"的"第七章　实验设计和实验研究论文的书写"和"第二篇　基础实验部分（E实验）"的"第二章　Ⅱ级实验"的"实验十一　药物的抗心律失常作用"。

实验十四　大鼠两肾二夹型肾血管性高血压模型的制备及比较普利类药物、地平类药物、沙坦类药物的干预作用

提示：可参照论文《养血清脑颗粒对肾性高血压大鼠降压作用及机制研究》（李晶，2004）。并参照本书"第二篇　基础实验部分（E实验）"的"第三章　Ⅲ级实验"的"实验五　神经系统药物对家兔血压的影响"及"实验六　拟肾上腺素和抗肾上腺素类药物对麻醉动物血压的影响"。

实验十五　厚朴酚与和厚朴酚对尼可刹米致惊厥和电惊厥的影响及新斯的明的对抗作用

可参照本书"第一篇　医学机能学实验导论"的"第七章　实验设计和实验研究论文的书写"和"第二篇　基础实验部分（E实验）"的"第一章　Ⅰ级实验"的"实验十五　苯巴比妥钠与苯妥英钠的抗惊厥作用"。并参照论文《斑马鱼———一种新型电惊厥动物模型（岳旺，张继国，杨杰，等．2014）》《氯胺酮、依托咪酯、异丙酚抗电惊厥的实验研究（孟晶，戴体俊，段世明，等．2004）》《清开灵滴丸对小鼠抗电惊厥和耐缺氧能力影响的研究（边立江，曲韵智，2004）》。

附 录

附录一 病例讨论

病例 1

患者,男,64 岁。腹胀,腹痛,伴恶心,呕吐 2 d。

患者 2 天前无明显诱因出现腹胀,伴恶心,呕吐,为持续性腹胀,阵发加剧,呕吐约 5 天,呕吐物为食物残渣及黄绿色液体,每次量为 100~700 mL,2 天以来未进食,尿量明显减少,四肢乏力,眩晕,急症入院。既往于 2 年前曾因急性化脓性阑尾炎行阑尾切除术。

查体:T 36.8℃,P 110 次/分,R 20 次/分,BP 95/66 mmHg。

抬入病房,神志模糊,明显脱水貌(皮肤黏膜弹性差,眼睑塌陷,舌唇干燥);双瞳孔等大等圆,对光反射敏感;心率 110 次/min,心音弱;肺(-);腹部明显膨隆,未见局部隆起,全腹有压痛,以脐周为甚,未及反跳痛和腹肌紧张;腹部未扪及包块,叩诊为鼓音,肠鸣音亢进,高调,可闻及气过水声。

辅助检查:X 线检查立、卧位腹平片:显示小肠大量液气平,提示低位机械性肠梗阻。

血清电解质:K^+ 2.8 mmol/L,Cl^- 9 mmol/L。

血气分析:pH 7.51,$PaCO_2$ 6.27 kPa(47 mmHg),PaO_2 12.7 kPa(95.3 mmHg),HCO_3^- 30.8 mmol/L,BE 6.6 mmol,SaO_2 96%。

尿常规:SG 1.030,pH 5.0,Na^+ 10 mmol/L,PRO(-),KET(+)。

心电图:窦性心动过速。

临床主要诊断:粘连性肠梗阻?阑尾切除术后。

临床处理主要措施:监视血压、脉搏、心电图;观察腹痛、肛门排气、排便情况;解痉,胃肠减压;纠正脱水及电解质、酸碱平衡紊乱;必要时手术探查。

思考题:
1. 该病例存在何种类型的酸碱平衡紊乱和电解质紊乱?发生机制是什么?
2. 该病例的脱水属哪种类型?脱水貌的发生机制是什么?

病例 2

患者,男,34 岁。反复中上腹痛十余年,复发并呕吐咖啡色样物 3 h,柏油样大便 1 次。

患者 10 年前无明显诱因出现反复中上腹胀痛不适,伴嗳气,多于饭后出现,持续半小时到数小时不等,服复方氢氧化铝后可缓解,疼痛发作以春秋季节较为频繁。无反酸,无发热、呕吐、腹泻、黑便,于某院行胃镜检查,示:"胃窦部溃疡"。10 年来患者未行正规抗溃疡治疗,自行间断服用"复方氢氧化铝""丽珠得乐"等药,病情时有反复。3 h 前,患者进食辣椒后反复发中上腹疼痛,自服"复方氢氧化铝"后无缓解,并呕吐咖啡色样物 3 次,每次量 300~500 mL,感头晕、心悸、乏力伴出冷汗,于门诊就医时解柏油样便 1 次,量约 200 mL,遂即入院。起病以来,精神萎靡,尚未解小便。

查体：T 36.5℃，抬入病房，精神萎靡淡漠，重度贫血貌，皮肤苍白，甲床苍白，浅表淋巴结未扪及；头颅五官无畸形，双瞳孔等大等圆，对光反射敏感；口唇无发绀，双扁桃体（−）；颈软，气管居中，颈静脉无怒张；胸廓对称，无畸形，双肺呼吸音清，未闻及干、湿啰音；心尖搏动无弥散，心界正常大小，R 115次/min，未闻及期前收缩，各瓣膜区未闻杂音；BP 70/52 mmHg；腹平软，无压痛，肝脾未及，移动性浊音（−），肠鸣音正常；脊柱（−）；双下肢无水肿；生理反射存在，病理征未引出；肛门、直肠、外生殖器未查。

辅助检查：血常规示 RBC 1.78×10^{12}/L［正常（$4.8\sim 5.8$）$\times 10^{12}$/L］。

大便常规：柏油样，隐血（+++）。

临床主要诊断：胃溃疡；上消化道大出血；失血性休克。

临床处理主要措施：监测脉搏、血压；观察神志、尿量、呕血及便血情况；输血，扩容，纠正休克；制酸，止血；抗溃疡治疗。

思考题：
1. 结合病例讨论休克早期微循环障碍的特征和意义。
2. 该病例可能合并有哪个器官的功能障碍？
3. 休克治疗中扩充血容量的意义何在？应用的基本原则是什么？需监测的指标主要有哪些？

病例3

患者，女，36岁。反复心悸、气短、乏力1年余，复发并加重3 d。

1年前，患者无明显诱因出现心悸、气短、乏力，未予重视。后症状逐渐加重，受凉后更为明显，并出现夜间阵发性呼吸困难，伴心前区隐痛不适，含"速效救心丸"并休息后可有一定缓解，1年前患者离职病休，于院外行非正规治疗（具体不详），缓解不明显。1个月前患者因症状加重入院，经心脏彩色多普勒检查，诊断为冠状动脉右房瘘，全心衰，经缓解治疗后出院。3 d前，受凉后症状再次复发并加重，伴双下肢水肿，夜间阵发性呼吸困难，不能平卧，上腹饱胀感，遂入院。

查体：T 37℃，P 80次/min，R 24次/min，BP 107/77 mmHg。

营养尚可，扶入病房，半卧位，神清合作，皮肤无黄染、发绀，浅表淋巴结未扪及，头颅五官无畸形，双瞳孔等大等圆，对光反射敏感，口唇轻度发绀，扁桃体（−），颈软，气管居中，颈静脉怒张，肝颈回流征（+）呼吸稍浅促，双下肺可闻中等量湿啰音，心尖弥散，心界扩大，心率135次/min，律不齐，胸骨左缘第3、4肋间可闻及粗糙收缩期杂音，第一心音增强；腹平软；肝肋下3 cm，剑突下5 cm，质地中等，触痛，脾未触及，移动性浊音（−），肠鸣音正常；脊柱（−）；双下肢水肿，胫前区凹陷体征（+）；生理反射存在，病理征未引出；肛门、直肠、外生殖器未查。

辅助检查：心电图显示快速心房颤动。X线胸片显示心脏普大（重度），符合先天性心脏病表现。心脏彩色多普勒显示冠状动脉右心房瘘。

临床主要诊断：先天性心脏病（冠状动脉右心房瘘）；全心衰竭；心功能Ⅳ级；快速心房颤动。

临床主要处理措施：重症护理；心电监护；抗心律失常；纠正心力衰竭；了解有无手术指征。

思考题：
1. 结合病例讨论心力衰竭的原因、发病机制及其代偿反应。
2. 左心衰竭和右心衰竭的临床表现特征？
3. 心源性水肿的发生机制。

附录二 实验动物的生理常数和临床值

附表1 实验动物血液学主要常数

动物种类	红细胞数（×10^{12}/L）	血红蛋白（g/L血）	血细胞比容	红细胞平均体积（fL）	红细胞平均血红蛋白量（pg）
猫	7.5	125	0.36	48	17
犬	6.7	165	0.47	70	25
豚鼠	5.4	34	0.43	81	25
家兔	6.2	134	0.39	60	23
大鼠	7.3	152	0.45	62	21
小鼠	8.6	142	0.45	51	17
猴	5.4	130	0.40	73	24
马	10.1	150	0.44	44	15
绵羊	12.0	120	0.38	32	10

附表2 实验动物血细胞分类正常值

动物种类	白细胞数 ×10^9	多核细胞 %	×10^9	淋巴细胞 %	×10^9	单核细胞 %	×10^9	嗜酸性粒细胞 %	×10^9	嗜碱性粒细胞 %	×10^9	血小板 ×10^9
猫	13.2	59	7.8	34	4.5	2.5	0.33	4.6	0.60	0.0	0.00	300
犬	11.5	54	7.3	30	3.4	3.0	0.35	4.0	0.46	0.0	0.00	297
豚鼠	9.9	38	3.9	55	5.4	2.7	0.30	3.5	0.38	0.3	0.00	—
家兔	8.1	32	2.7	63	5.2	4.1	0.29	1.3	0.10	2.4	0.19	650
大鼠	9.8	19	1.9	76	7.4	2.7	0.26	1.6	0.16	0.0	0.00	—
小鼠	9.2	20	1.8	80	7.3	0.2	0.02	0.8	0.08	0.0	0.00	232
猴	11.3	45	5.1	50	5.7	2.0	0.23	3.0	0.34	少	少	450
马	7.3	54	4.2	29	2.3	5.0	0.33	5.0	0.38	0.6	0.04	235
绵羊	7.4	27	2.0	63	4.6	3.0	0.20	6.0	0.40	1.0	0.10	—

注：表示血细胞绝对值时，其单位为L。

附表3　常用实验动物动脉血压正常值

动物种类	性别	平均动脉压（mmHg）	测量时条件	测量方法	测量例数
猫	—	133±9（sx）	戊巴比妥钠麻醉	颈总动脉插管	6
犬	—	133±2.7（sx）	戊巴比妥钠麻醉	颈总动脉插管	30
豚鼠	—	57.2	麻醉	颈总动脉插管	8
家兔	雄	90	麻醉	颈总动脉插管	20
大鼠	雌	88±10.7（sx）	乙醚麻醉	主动脉插管	20
小鼠	—	99±2（sx）	乙醚麻醉	尾部间接测压	40
猴	—	110±10（s）	乙醚麻醉	经座椅训练一周，主动脉插管	13

注：1 mmHg=0.133 kPa。

附表4　常用实验动物心率正常值

动物种类	性别	心率（次/min）	测量时条件	测量方法	测量例数
大鼠	雄	373±7.7（sx）	戊巴比妥钠麻醉	心电图测量	22
小鼠	—	376±4.9（s）	戊巴比妥钠麻醉	心电图测量	10
豚鼠	雄	252±12	笼中静止时	心电图测量	5
家兔	—	246	戊巴比妥钠麻醉	心电图测量	5
犬	—	121±19（s）	经过训练、清醒	心电图测量	30
猫	—	213±14（sx）	戊巴比妥钠麻醉	颈总动脉插管膜检压计	6
猴	雄	227	氯丙嗪、座椅	心电图测量	4

附表5　常用实验动物的体温正常值

动物种类	性别	年龄	体温（℃）	测定部位	测量例数
大鼠	雄	1年以上	36.7±0.9（s）	直肠	10
小鼠	雄	4月至1年	36.5±1.3（s）	直肠	50
豚鼠	雄	1~2年	39.2±0.7	直肠	6
家兔	雄	1~5年	39.6	直肠	33
犬	—	成年犬	38.2±0.6（s）	直肠（麻醉）	77
猴	雌	成年猴	39.7±0.1（s）	直肠（麻醉）	40

附表6 常用实验动物的呼吸频率正常值

动物种类	性别	呼吸频率（次/min）	测量例数	测量时条件	测量方法
大鼠	—	85.5	35	—	呼吸描记器
小鼠	—	94	10	戊巴比妥钠麻醉	呼吸描记器
豚鼠	—	60±20（s）	10	戊巴比妥钠麻醉	呼吸描记器
家兔	雄（幼）	56	5	戊巴比妥钠麻醉	（未注明）
犬	—	28.2±3.25	39	戊巴比妥钠麻醉	体积描记仪
猴	雌	40	8	经座椅训练	呼吸描记器
猫	—	30	4	戊巴比妥钠麻醉	呼吸描记器

附表7 常用实验动物的代谢率、氧耗量的正常值

动物种类	性别	外界温度（℃）	测定条件	测定例数	耗氧量 [Ml/(g·h)]	代谢率 [Cal/(m²·h)]	体表面积（m²）计算公式
大鼠	雄	28	空腹	42	0.69±0.023(sx)	—	—
大鼠	雄	27	空腹	10	—	28.29±0.41（s）	$m^2=9\times$（体重）$^{2/3}$ 体重以克为单位
小鼠	—	31~31.9	安静	50	—	26.6±1.2	$m^2=9.1\times$（体重）$^{2/3}$ 体重以克为单位
豚鼠	—	30~30.9	空腹	6	—	24.70±0.41（s）	$m^2=9\times$（体重）$^{2/3}$ 体重以克为单位
豚鼠	—	25	安静	6	0.833	—	—
家兔	—	28~32	基础状态	20	—	26.00	$m^2=0.001\times$（体重）$^{2/3}$ 体重以克为单位
犬	雄	24	安静	9	—	28.00	$m^2=0.107\times$（体重）$^{2/3}$ 体重以千克为单位
猴	雄	—	—	6	0.432	24.91	$m^2=11.7\times$（体重）$^{2/3}$ 体重以千克为单位

注：1 Cal = 4.184 J

附录三 实验动物管理条例

附录四　动物实验伦理要求、医学伦理委员会及医学伦理审查

一、动物实验伦理要求

1. 尽可能用没有知觉的实验材料代替活体动物，或使用低等动物替代高等动物。
2. 尽可能使用最少量的动物获取同样多的实验数据或使用一定数量的动物获得更多的实验数据。
3. 尽量减少非人道程序对动物的影响范围和程度。

二、医学伦理委员会及医学伦理审查

1. 伦理审查的组织是各级伦理审查委员会（简称伦理委员会）。
2. 伦理委员会对涉及人的生物医学研究和相关技术应用项目进行伦理审查，目的旨在保护人的生命和健康，维护人的尊严，尊重和保护受试者的合法权益，规范涉及人的生物医学研究伦理审查工作。同时，在某种意义上对科研人员也有一定的保护作用。
3. 依据：《赫尔辛基宣言》《涉及人的生物医学研究伦理审查办法（试行）》。
4. 伦理审查的申请。
5. 伦理审查的要求。
6. 伦理审查的内容。
7. 伦理审查的决定：应当得到伦理委员会全体委员的 1/2 以上同意。
8. 伦理审查的特殊方式
（1）简易审查。
（2）跟踪审查。
（3）多中心研究的伦理审查。
（4）与境外的合作研究的伦理审查。
（5）心理研究的伦理审查。
9. 伦理审查的监督管理。

附录五 实验动物伦理学审查参考样表

_____实验动物福利与伦理审查表
_____The Tab of Animal Experimental Ethical Inspection

编号（NO）：_____

一、项目与人员信息（Information of program and personnel）			
课题名称 Program			
课题负责人 Name of principal Investigator			
单位 Department		动物实验负责人 Contact Person	
动物实验负责人及电话 Contact Person Tel. No		信箱 E-mail	
参与动物实验操作人员姓名，Name			
姓名 Name	电话 Tel. No		信箱 E-mail

二、实验动物信息（Information of experimental animal）			
动物来源 Animal origin	（出售方单位全称）	品种/品系 breed/strain	（用什么动物）
数量和性别 Number&SEX（♀；♂）		动物级别 Grade	（SPF）
周/月龄 W/M Age		体重（g） Weight	
拟实验时间： Experimental period			

三、研究项目信息（Information）
1. 研究方法（Research method）：
2. 使用动物的必要性、合理性（the necessity and rationality of using animals）： a. 为达到上述实验目的，目前未发现更好的替代此动物实验的方法。 b. 所用的动物品系和数量经过了精心设计和优化，尽量减少了动物的使用量，整个动物实验设计是必要和合理的。
3. 实验过程动物的福利（the welfare of animals during the experiment）： a. 提供实验动物合适的居住环境，每笼不超过 5 只； b. 提供灭菌过的饮水和全价的饲料，每周更换饮用水和饲料两次； c. 专人负责实验动物的饲养管理，每天观察一次实验动物； d. 凡采样或对实验动物造成疼痛的行为先实施麻醉。
4. 动物实验项目的动物实验方案（Experimental Procedure）

续表

5. 是否使用有毒（害）物质（感染、放射、化学毒、其他）： [Poisonous（harmful）material（infection，radiate，chemical poison and other）being used]：
6. 实验动物的死亡处理（Disposition of animals）： 深度麻醉动物后 CO_2 处死，动物尸体用塑料袋密封好后统一放置于实验动物中心的 $-20℃$ 冰箱，由专业危废公司无害化处理。
四、审查依据（Inspection contents）
1. 该项目是否必须用实验动物进行实验，即能否用计算机模拟、细胞培养等非生命方法替代动物或用低等动物替代高等动物进行实验？ 2. 表中所填申请人资格和所用动物的品种品系、质量等级、规格是否合适，能否通过改良设计方案或用高质量的动物来减少所用动物的数量？ 3. 能否通过改进实验方法、调整实验观测指标、改良处死动物的方法，来优化实验方案、善待动物？
声明： 1. 我将自觉遵守实验动物福利伦理相关法规和各项规定，同意接受伦理委员会和实验动物室管理者的监督与检查。 2. 本人保证本申请表中所填内容真实、详尽和易懂。 Declaration： 1. I will abide by the law and regulation stipulation，and accept the supervision and inspection by the committee and laboratory animal department. 2. The information I have given is accurate，detailed and comprehensive.   声明人：课题负责人签（章） Declarant： Signature（stamp）of PI 　　　　　　　　　　　　　　　　　　　　　　年　　月　　日 动物实验负责人签（章） Signature（stamp）of Director of animal experiment 　　　　　　　　　　　　　　　　　　　　　　年　　月　　日
福利伦理委员会审批意见 Approval opinion □ 批准　　　　□ 不批准 Approval　　　Not approve   　　　　　　　　　　　　　　　　　指定负责人签（章）： 　　　　　　　　　　　　　　　　Authorized Personnel Signature（Stamp） 　　　　　　　　　　　　　　　　　　　　　　年　　月　　日

附录六　医学机能学实验室常见安全警示标识

参考文献

1. 杨宝峰，陈建国．药理学．9版．北京：人民卫生出版社，2020.
2. 黄德斌．中西医结合药理与临床．武汉：湖北科学技术出版社，2005.
3. 黄德斌．药物不良反应与合理应用．武汉：湖北科学技术出版社，2010.
4. 杨芳炬．机能实验学．北京：高等教育出版社，2010.
5. 胡还忠．医学机能学实验教程．2版．北京：科学出版社，2005.
6. 黄德斌．医学机能学实验．北京：高等教育出版社，2016.

郑重声明

高等教育出版社依法对本书享有专有出版权。任何未经许可的复制、销售行为均违反《中华人民共和国著作权法》，其行为人将承担相应的民事责任和行政责任；构成犯罪的，将被依法追究刑事责任。为了维护市场秩序，保护读者的合法权益，避免读者误用盗版书造成不良后果，我社将配合行政执法部门和司法机关对违法犯罪的单位和个人进行严厉打击。社会各界人士如发现上述侵权行为，希望及时举报，我社将奖励举报有功人员。

反盗版举报电话　　（010）58581999　58582371
反盗版举报邮箱　　dd@hep.com.cn
通信地址　　北京市西城区德外大街4号　高等教育出版社法律事务部
邮政编码　　100120

读者意见反馈

为收集对教材的意见建议，进一步完善教材编写并做好服务工作，读者可将对本教材的意见建议通过如下渠道反馈至我社。

咨询电话　　400-810-0598
反馈邮箱　　gjdzfwb@pub.hep.cn
通信地址　　北京市朝阳区惠新东街4号富盛大厦1座　高等教育出版社总编辑办公室
邮政编码　　100029

防伪查询说明

用户购书后刮开封底防伪涂层，使用手机微信等软件扫描二维码，会跳转至防伪查询网页，获得所购图书详细信息。

防伪客服电话　　（010）58582300